妊娠期合理用药

Reasonable Medication  During Pregnancy

主 编 邹威 王华

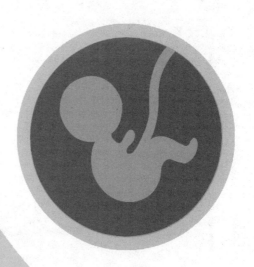

CS K 湖南科学技术出版社·长沙

国家一级出版社 全国百佳图书出版单位

《妊娠期合理用药》编委会

前　言

　　由原卫生部发布的《中国出生缺陷防治报告（2012）》显示，我国的出生缺陷发生率在5.6%左右，每年新增出生缺陷数约90万例。根据湖南省统计局近年来发布的《2018年湖南省儿童发展状况监测报告》显示，我省儿童出生缺陷发生率连续4年下降，比2015年回落5.53个千分点，全省出生缺陷发生率持续升高的态势得到有效的遏制。然而，由于群众优生意识不强、基层服务能力有限等原因，我省出生缺陷发生率依然属于偏高水平。

　　出生缺陷是我国重大公共卫生问题。《"健康中国2030"规划纲要》提出，要加强出生缺陷综合防治，构建覆盖城乡居民，涵盖妊娠前期、妊娠期、新生儿各阶段的出生缺陷防治体系。为提高我省人口素质，减少我省出生缺陷的发生，湖南省科技厅于2019年10月启动湖南省出生缺陷协同防治科技重大专项。

　　研究表明，妊娠期甲状腺功能异常、糖尿病、高血压、癫痫等疾病会导致出生缺陷或不良妊娠结局，需要通过相关药物进行治疗。然而，孕妇用药不仅会作用于母体，大多数药物还可通过胎盘进入胎儿，而胎儿的代谢和排泄功能十分欠缺，使得药物容易蓄积于胎儿体内，从而对胎儿造成一定的损害。据统计，约有80%的女性在妊娠期至少使用过一种处方药或非处方药；我国因药物导致的出生缺陷占2%～3%。因此，妊娠期妇女正确、合理用药，对于控制出生缺陷、提高出生人口素质非常重要。

　　在湖南省科技重大专项（2019SK1010）和湖湘青年英才支持计划（2020RC3065）的支持下，我们邀请来自湖南省妇幼保健院、中南大学湘雅医院、中南大学湘雅二医院等单位的近30位临床经验丰富的专家编写了本书。本书全面介绍了妊娠期各类疾病药物使用的安全性和可行性，方便患者、医生、药师查阅，以帮助妊娠期合理用药。

　　本书虽精心编写，反复斟酌，但时间有限，资料、信息收集可能不够全面，文字表述恐有偏倚，错误难免，诚盼读者不吝指正。

编　者

于长沙

目　　录

第一章　妊娠期用药概述

一、妊娠期用药的现状

出生缺陷的原因主要分三大类，第一类是遗传因素，大概占 40%，主要包括一些遗传性疾病、染色体多基因疾病、还有单基因疾病等；第二类是环境因素，大概占 10%，包括放射线、病毒感染、化学因素如农药等，药物属于环境因素；第三类是环境因素和遗传因素共同作用的不明原因类，占 50%。

许多不良妊娠案例证实，妊娠期用药会导致不良妊娠结局。临床工作中，有相当一部分的服务对象因为妊娠早期用药，选择了终止妊娠。为什么大家对妊娠期药物的应用这么敏感呢？以下几个案例也许能带来解答。

己烯雌酚是妇产科常用药物，1948 年波士顿的一名教授首先在临床上使用己烯雌酚作为治疗先兆流产保胎的措施，疗效较好，这个药物没有经过临床验证就被广泛使用了。直到 1966 年，时隔将近 20 年，波士顿的妇科专科医院在短期内发现了 8 例十多岁的少女患有阴道癌，这个特别的现象引起了人们的注意。经查证，这些得阴道癌少女的母亲们在妊娠期都服用过己烯雌酚保胎。经过流行病学的统计，得出：妊娠期服用己烯雌酚的妇女所生的少女患阴道癌的危险性比不服药的危险性要大 132 倍。这也同时说明了，药物暴露引起的不良反应结局有时要经过 10 年、20 年以后，甚至孩子长大以后才出现。胎儿己烯雌酚的暴露，是引起女婴阴道腺病和透明细胞癌的高风险因素，直到那个时候国际上才对妊娠期用药引起重视。

另一个曾震惊世界的事件是"反应停事件"。妇女妊娠时，有相当一部分人存在早孕反应，有个别孕妇的早孕反应非常严重甚至会危及生命。1961 年，有些医生将沙利度胺用于治疗早期孕吐，这个药物导致的不良妊娠结局波及了全球很多国家，受害人数超过 15 000 多人，它引起的畸形因肢体短缩而被称"海豹畸形"。这个事件的关键点是沙利度胺没有经过严格的临床试验就在市场上流通了，而且生产这个药物的药厂因利益关系又隐瞒了相关毒性报道。直到 1963 年这个药物才被停用，这导致了悲剧的发生。1962 年，美国紧急颁布了新法律，要求所有药物在上市前一定要制定合理的药品试验计划，进行严格的临床试验。药物的合理使用，需要科学实验证明，而不是仅凭医生的临床经验，只看眼前的短期治疗效果，就随意给患者使用。

还有一种经典药物——孕激素。1950 年美国霍普金斯大学医院发现一些女患儿生殖器就像男孩，好似两性人，但进行尿液检查时，雄激素并没有升高。少数父母把她们当作男孩来养，直到青春期乳房发育起来，才发现她原来是女性，手术也证实其腹腔内是女性的内生殖器。经查证，这些孩子的母亲在妊娠期多半服用过孕激素保胎。有妇产科医生在保胎过程中，在患者没有指征的情况下使用了黄体酮。因为孕激素的分布是脉冲式的，有可能孕妇检测时正好处在低值，且无任何症状，医生仅凭激素水平低一点就使用黄体酮，就可能会导致性分化异常、性发育异常的情况。其实早在 1939 年就已经发现孕激素引起男性化：化学合成的孕激素分子结构与雄激素相似，这些孕激素能使多种实验动物的雌性后代发生雄性化现象。1942 年法国两位内分泌学家已经报道，孕兔使用合成孕激素后，生下的雌性后代的外生殖器雄性化；因此，他们提出警告，如果用合成孕激素为孕妇安胎可能会有危险，但可惜没有引起人们的注意。如今在使用孕激素的过程中，我们需要注意区分天然的孕激素和合成的孕激素，天然的孕激素暂未发现这种风险。

还有许多案例如苯甲醇导致胎儿臀肌痉挛症等。因此，妊娠期用药安全引起全社会的广泛关注。

妊娠期妇女因为慢性疾病需要长期药物治疗。那么妊娠期的这些慢性疾病，如果不对它进行治疗，它对出生缺陷有些什么影响呢？

妊娠期糖尿病的孕妇，后代发生心脏畸形的可能性增加，尤其是妊娠早期血糖控制不良，更容易出现胎儿心脏病，所以婚前和孕前的检查尤为重要。准备怀孕的准妈妈，如果孕前就有血糖高或者糖耐量受损，就尤其要关注孕早期的血糖是否控制得当。丹麦的一项全国性队列研究进一步证明，患有急性糖尿病并发症的妇女所生的孩子，其患有先天性心脏病的风险会增加。

妊娠期慢性高血压不仅与高风险的先兆子痫相关，而且与先兆流产和早产有关；在患有严重慢性高血压孕妇中，常见胎盘剥脱症和妊娠期糖尿病；有研究显示，已治疗或未治疗慢性高血压和胎儿先天性心脏病的风险增加是相关的。这说明对患有慢性疾病的孕妇，我们在谨慎用药的同时，还要考虑疾病对胎儿的影响。在实际产前咨询情景下，约有95％以上的孕妇患有感冒但没有用药，只考虑药物对胎儿的影响，忽视了病毒感染导致胎儿畸形发生的可能性，往往得不偿失。

因此，妊娠期用药不可避免。每年大概有超过12亿的处方药被开出，新上市近500种药，还有无限制非处方药的服用。大概8％的妊娠期妇女因为癫痫、炎症性肠病和哮喘等慢性疾病需要长期药物治疗。美国的一项调查显示妊娠期使用过药物的妇女，72.1％患有慢性疾病，65.2％患有妊娠相关疾病。对全球妊娠期用药调查的系统评价研究结果显示，60％～90％的妊娠期妇女需要使用药物，平均用药2～4种，最多达8种。因此，指导妊娠期妇女正确用药，对于控制出生缺陷、提高出生人口素质非常重要。

二、妊娠期药物体内过程的变化

为适应胎儿生长发育需要，孕妇体内各系统发生了一系列的生理性改变，这些变化往往导致药物的体内过程的改变。孕妇药物的吸收、分布、胎盘转运、代谢和排泄过程会和正常人存在差异，以及孕周、分娩、伴随疾病等因素也会造成孕妇体质的特殊性。在此基础上进行药物治疗方案个体化的制订或调整，是我们确保妊娠期用药的安全性和有效性的必要措施。

药物吸收是指药物自体外或给药部位经过细胞组成的屏障膜进入血液循环的过程。大多数药物都以简单扩散进入体内，扩散速度取决于屏障膜的性质、面积及膜两侧药物浓度梯度、药物的性质。相对分子质量小的（1 000以下）、脂溶性大的、不易离子化的药物较易吸收。

药物的酸碱度以及所在溶液的pH，是影响吸收的另一个因素，如弱酸性药物在胃液中非离子型多，较易被吸收，如异戊巴比妥；而弱碱性药物在胃液中离子型多，则胃中吸收差，多在小肠吸收，如安定。很多孕妇在妊娠早期有恶心呕吐的现象，这会减少药物的吸收，我们可以改变药物的给药途径，改用舌下含服或者阴道给药。另外，妊娠期妇女孕酮分泌增加，它会导致胃酸分泌减少，胃排空时间延长，使口服药物的吸收延缓，吸收峰推后，且峰值常偏低。妊娠晚期，由于肺潮气量和肺泡交换量的增加，吸气量增加，使吸入性药物吸收增加。注射给药如静脉注射、肌内注射、皮下注射等，因药物较易或直接进入体循环，可全部被吸收。我们要根据妊娠期药物吸收的特点来给孕妇选择不同的用药方式、用药剂量或者用药剂型，以保证药物疗效。

药物吸收入血后，经循环系统转运到各器官组织的过程称为分布，这一过程贯穿整个妊娠期。药物进入循环后首先与血浆蛋白结合，酸性药物多与清蛋白结合，碱性药物多与α_1酸性糖蛋白结合，少数与球蛋白结合。药物与血浆蛋白的结合量受药物血药浓度、血浆蛋白的种类性质和数量及药物解离常数影响。妊娠期由于肝脏功能改变及血液稀释，使血浆蛋白及白蛋白/球蛋白比值下降，使药物血浆蛋白结合率下降，游离药物浓度上升，易产生毒性反应。特别是慢性疾病的患者，有经验的医生在妊娠期的用药，总是会不断给患者调整，强调用药时只用维持剂量，即最低能保证不发病的剂量。由于妊娠期血容量、组织间液增加使水溶性药物分布容积增大，脂肪组织增多，使脂溶性药物分布容积也增大，药物的使用也要相应进行调整。

妊娠期药物分布的另一个重要场所是胎盘及胎儿，几乎所有的药物都能穿透胎盘屏障进入胚胎循环。药物从母体转移到胎儿是在所难免的，胎盘实质上是母体和胚胎循环系统之间的一层脂质屏障，对亲脂性药物通透性高。大多数药物相对分子质量在 600～800 以下能透过胎盘；某些大相对分子质量物质（如 Vb2 和免疫球蛋白）也可通过特定受体结合穿过胎盘。随着妊娠时间延长，绒毛表面积增加，膜厚度下降，药物的通透性也会增加。胎盘中有子体与母体两个各自独立的循环系统，母血和子血分别在绒毛间隙和绒毛内流动，并同时进行物质交换。正常妊娠期间母血与子血分开，互不干扰，同时又进行选择性的物质交换，这一现象称为胎盘屏障。

体内药物主要在肝脏进行生物转化，失去药理活性，并转化为极性高的水溶性代谢产物，利于排出体外。生物转化与排泄统称为消除。到了妊娠的第 3 个月，实际上胎儿的肝脏已经成熟了，他可以通过氧化的方式对药物进行代谢，但处于比较低的水平，因此药物可能在胎盘内发生蓄积。妊娠期肝血流量变化不大，但肝微粒体酶活性却有较大变化，肝脏的生物转化功能下降，对药物的清除减缓，半衰期延长。胆汁分泌受高雌激素水平影响而减少，胆汁淤积，对存在胆汁排泄或肝肠循环的药物有较大影响。妊娠期肝内胆汁淤积症（ICP）是妊娠中、晚期特有的并发症，ICP 对孕妇本人影响较小，常在妊娠晚期出现皮肤瘙痒，有时合并轻度黄疸；ICP 对胎儿影响较大，可发生胎儿窘迫、妊娠晚期不可预测的胎儿突然死亡、新生儿颅内出血和新生儿神经系统后遗症等。

肾脏是药物的主要排泄器官，游离的药物随血液流经肾小球过滤进入肾小管，随着原尿水份的回收，药物浓度上升；当超过血浆浓度时，极性低、脂溶性大的药物可重吸收，回到血浆，排泄量减少；但经过生物转化后极性高的水溶性代谢物不再被重吸收而顺利排出。妊娠期肾血流量增加，肾小球滤过量增加，可使某些药物排出量增多，如妊娠期尿素、肌酐、氨基酸、葡萄糖、水溶性维生素，尿中含量较高。药物还可通过胆汁自肠道排出，有些药物在肝细胞与葡萄糖醛酸结合，排入胆汁，到小肠后被水解，游离药物被重吸收，即为肝肠循环。

影响母胎间药物转运因素有 3 类。

（1）胎盘因素：胎盘的血流量、有效面积和厚度。

（2）母体因素：母体的血药浓度由给药剂量、给药次数、给药途径以及肝肾功能等因素发生波动。

（3）药物因素：药物与血浆蛋白的结合能力、药物的分子质量、药物的脂溶性和解离度。若孕妇患感染性疾病、合并先兆子痫、糖尿病、妊娠高血压时，胎盘通透性增加，药物更容易通过胎盘。

胎盘面积随胎儿生长迅速增大，母体与胎儿接触面积也相应逐渐增大，有利于药物分子扩散转运，药物通过量增大。随孕程增加，胎盘变薄，转运加快。妊娠后期，胎盘血管合体膜（vasculo-syncytial membrane，VSM）的厚度仅为早期妊娠的 10% 左右，有利于药物扩散。

三、胎儿发育不同过程对妊娠期药物暴露的敏感度变化

沙利度胺（反应停）事件发生后，我们开始关注妊娠前 3 个月的用药注意事项，但仅仅如此是远远不够的。化学物质能影响胎儿出生前后的任何阶段，而且当孕妇得知怀孕时，胎儿已经发育一段时间了，并可能在胚胎早期就受到母体用药的影响。

药物的暴露引起胎儿畸形，主要发生在什么时期呢？胚胎的发育，可以把它分成 3 个时期。①围着床期：临床上称为胚胎未定向分化时期，这个时期一般是在受精后的 2 周；②胚胎期：受精后第 3～8 周，这个时期的各个器官开始成型，药物导致胎儿畸形主要发生在这个时期，临床上又称致畸敏感期；③胎儿期：从受精后第 9 周至足月。

围着床期又称"全或无"期或"致畸的相对不敏感期"。在这段期间合子进行分裂，此时暴露于致畸因子会导致大量胚胎细胞被破坏，通常引起胚胎死亡；如果只有一些细胞受损，则常常能得到弥补，胚胎得以正常发育。胚胎期的发育非常活跃，容易受到外来刺激的影响，如神经组织于受精后第 15～25 天，心脏于第 20～40 天，肢体于第 24～46 天，唇于第 42～56 天最易受到药物的影响。胎儿期是器官功能的持续发展时期，这个时期的胎儿依然可能受到伤害。如华法林在胎儿期使用可引起凝血功能障碍，从而导致颅内出血形成瘢痕引起胎儿中枢神经系统畸形发生；又如在胎儿期暴露于大量的性激素下

则可能导致性行为或某些社会行为的改变。

四、妊娠期用药原则

妊娠期是一个相对特殊的时期，且持续时间较长，没有人能完全避免在此时生病。妊娠期用药的原则是兼顾母亲与胎儿两者，在母亲安全的前提下，尽可能减少对胎儿的危害。遵循单一疗法、最低有效剂量的用药基本原则的同时，还需要考虑以下几点：

（1）在妊娠期，用药指征需明确，避免不必要的用药；并尽量避免同时使用多个药物，尽可能选择安全等级高的药物。

（2）当新药和老药具有同样效用时应选用老药，因为大多数的新药对胎儿及新生儿的影响并未经过充分验证，应避免使用近期上市的药物。

（3）不能只考虑到用药的副作用，应该把注意力集中到疾病上，不能讳疾忌医，因为疾病可能给母亲和胎儿带来更多的危险。疾病本身可能会造成更高的胚胎毒性风险，需要对个体情况和疗法进行风险评估。

（4）不仅药物可以致畸，还要注意到其他的各种致畸因素以及疾病自身也可能造成胎儿畸形，在用药前应对患者做认真的解释。

（5）要注意妊娠早期是胎儿身体各部分及器官分化的关键阶段，尽可能避免在此时用药。但必须注意某些药物，例如乙醇对胎儿的危害，特别是对神经系统，是贯穿整个妊娠阶段的，应该避免。

（6）育龄女性开具处方前询问清楚是否可能怀孕（计划怀孕）；首选已经被证明对妊娠无害的药物进行长期治疗，长期治疗时必须考虑怀孕可能性，使用可能致畸药物必须采取有效避孕手段，有些药物（如抗惊厥药）会降低激素避孕效果。

孕妇应重视妊娠期间的用药安全，需谨慎服用药物。对于患慢性疾病（如甲状腺功能减退症、糖尿病、慢性高血压等）的孕妇，需咨询医生或药师按照实际情况及时调整用药剂量或种类，做好风险评估，最大程度避免胎儿先天性畸形的发生，降低新生儿的出生缺陷率。

五、妊娠期用药安全分级及临床困惑

我们怎么样来评估妊娠期用药的危险性？目前临床上用的比较多的工具是 1978 年瑞典颁布的全球第一个使用临床及动物试验对妊娠用药进行分类的危险性分级系统——FASS。1979 年，美国 FDA 推出的分级系统，涵义明确、科学客观，广为各国医生所接受。

FDA 分级可分为 A、B、C、D、X 5 类。

（1）A 类：是对照研究没有发现在妊娠早期（在妊娠中、晚期也无风险证据）会对人类胎儿有风险，对胎儿伤害的可能性看上去很小，孕妇可以安全使用。

（2）B 类：是动物生殖学研究没有发现对胎儿存在风险，但是无人类怀孕妇女的对照研究；或者动物生殖研究显示有不良影响（不仅仅是生育能力的下降）但是在人类妇女妊娠早期对照研究中没有得到证实（在妊娠中、晚期也无风险证据），孕妇有明确指征时慎用。

（3）C 类：是动物研究显示对胎儿有不良影响（致畸作用或杀胚胎作用等）但是在人类妇女中没有对照研究，或者没有人类妇女和动物研究的资料。只有当对胎儿潜在的益处大于潜在的风险时才可以使用该药物。需要在确有应用指征时，充分权衡利弊决定是否使用。

（4）D 类：是有确切的证据显示对人类胎儿有风险，但是为了孕妇的获益这些风险是可以接受的（例如，在危急生命的时候使用该药物，或者是严重病情，但无法使用安全的药物或安全的药物无效果时）。D 类应避免使用，但在确有应用指征时，且患者受益大于可能的风险时严密观察下慎用。

（5）X 类：是动物或人类的研究都显示存在导致胎儿畸形的风险，或人类的经验显示对胎儿或母婴皆有风险，且怀孕妇女使用该药物的风险明显大于任何可能的益处。该药物在妊娠期或备孕阶段都禁忌使用。

在常用药物中 X 类药物并不多，但因其致畸率高，或对胎儿危害很大，妊娠前及妊娠期禁用。此中最为出名的是沙利度胺（反应停），还有能诱导子代发生阴道腺病或阴道透明细胞癌的己烯雌酚。维生素 A 大剂量口服以及其衍生物维甲酸也是 X 类药物。此外，大量饮酒常被人们忽视，如在妊娠早期大量饮酒，摄入大量乙醇（$\geqslant150$ ml/d）可以使胎儿发育不良或发育畸形。因此，乙醇在 FDA 分类中与剂量相关，饮酒量少属 D 类，量多即归入 X 类。此外，镇静药中氟西泮、氟硝西泮均属 X 类药物，抗肿瘤药氨基喋呤也属 X 类药物。

目前已被证实或被高度怀疑能导致人类畸形的药物非常少。除上述药物外，以下药物也认为和人类出生畸形有关。①雄激素与女胎男性化；②新双香豆素与鼻软骨发育不良、各种中枢系统神经缺陷等；③苯妥英、卡马西平与颅面部畸形、小头畸形、生长、智力受限、肢体缺陷等；④氨基喋呤、甲氨蝶呤、叶酸缺乏与流产、生长受限、智力缺陷等；⑤链霉素与听力损害；⑥丙戊酸与神经管缺陷等。

在实际临床上，运用 FDA 分级会存在一些困惑。部分药物，包括没有被分类的新药，占了 60%～70%；大多数药物被归为 C 类；而且本系统并没有说明从 A 类到 X 类的风险幅度存在的差异，因此很难做出合理的用药决定；大约 60% 的 X 类药物没有任何人类研究依据，如利巴韦林；对药物的风险评估过于简单，缺乏指导临床决策相关的信息；更新慢，不能反映最新研究进展和信息等。对药物风险的简化常常导致不必要的介入性产前检查，甚至终止可能成功的妊娠。因此，在 2015 年时，美国就弃用了 FDA 的妊娠用药安全分类，现在的要求是采用循证的风险和获益信息来替换现有的五级药品的分类。慢性病的妊娠期用药，从"有或无"用药向临床低于致畸剂量但有治疗作用的用药发展，重视临床致畸的剂量效应。另外，循证医学的发展为妊娠期用药的咨询带来了科学依据，进一步提升了咨询水平。

六、怎样确认药物的妊娠期毒性

通过动物实验研究，基本可以在某种药物上市前确定其是否具有生殖毒性。但是，最终的确证只能在该药物上市一段时间后通过流行病学调查得出。确认一种药物是否可能会导致发育异常有以下 4 项基本原则：

（1）特定药物的使用剂量：与其他毒性评估一样，生殖毒性由量效关系控制，只是量效曲线一般非常陡。是否具有剂量依赖性在判断某药物是否具有生殖毒性时至关重要。而且，几乎每种被实际或临床经验验证具有生殖毒性的药物，都有一个阈值。

（2）基因决定对药物的敏感程度：并非所有哺乳动物都对某种化学物质的生殖毒性影响具有同等的易感性或敏感性，这与基因序列有关。基因序列的差异可能使一种物质在某一物种中导致的缺陷与在其他物种中导致的缺陷完全不同。例如我们现在常说的个体化增补叶酸就是个很典型的案例。

（3）受孕体发育是否处于对药物敏感阶段：胚胎在细胞分裂和分化、器官产生的发育阶段最易受某种特定药物的影响。这一时期或许与关键结构形成过程无关，却可能与某种特定受体的出现相关。这就解释了为什么某种物质在胚胎发育初期导致畸形，而在发育的另一阶段却诱发功能异常。

（4）生殖毒性药物的作用模式：生殖毒性的发病机理和最终影响已经研究得比较透彻，而关于毒药对发育早期过程干扰的发生及作用机理的知识则相对较少。为了增进对毒药作用模式的了解，包括早期修复机制，必须明确发育过程中毒药作用的主要分子靶点。

判断了一种药物可能会导致发育异常，我们还需要对胎儿或胚胎进行毒性风险评估。新药的风险评估仅局限于实验室内的动物试验研究，相比而言，针对已上市药品的流行病学研究比动物实验研究更有研究价值。一般认为，动物的致畸性试验和生殖毒性试验结果对于评价化学药物应用于人类的安全性具有一定的预测价值，但是这种预测手段是远远不够的，因为动物试验无法完全反映药物对人类的发育毒性。几乎所有的致畸性药物都是首先在人体内被发现，而非实验动物体内；其中大部分药物的毒性都不是流行病学研究发现的，而是来自临床医生的病例研究。另外，研究者通过前瞻性的群体研究或回顾性对照病例研究为这些观点提供最终证据。

七、我省药源性出生缺陷情况

我们近期进行了一项湖南省妊娠期用药并发出生缺陷的横断面研究，筛选了 2016—2019 年在监测医院内出生或引产的缺陷儿个案库中母亲妊娠期单一用药的个案作为研究对象进行分析，排除环境、年龄、遗传等可能增加出生缺陷风险的因素后，共有 752 个个案入组。尽管本研究缺乏对照组导致证据等级不高，且个案中具体的用药情况信息有一些缺陷，但这是关于我省药源性出生缺陷情况的首次公开报道，对我省妊娠期用药具有一定的指导意义。本研究的主要发现如下：

（1）我们发现出生缺陷男婴多于女婴，且有统计学差异，提示男性对于药物的敏感性比女性强，这一结果与国外情况的一致。

（2）以妊娠期药物安全等级为 C/D/X 为研究对象，我们发现入组案例中，使用抗癫痫药物、抗甲亢药物、预防流产药物较多。

（3）使用 C 级药物后发生婴儿出生缺陷的个案中，泼尼松、羟氯喹、左氧氟沙星、拉贝洛尔、奥卡西平的出现频率较高；D 级药物中，丙硫氧嘧啶、硫酸镁、卡马西平、甲硫咪唑、硫唑嘌呤的出现频率较高；出现 1 例使用绒毛膜促性腺激素（X 级）的个案，胎儿表现为生殖器官畸形。其他安全等级未明确的药物中，地屈孕酮、阿司匹林、丙戊酸、奥美拉唑和拉莫三嗪的出现频率较高。

（4）研究观察到使用华法林的 2 例个案（被生产商定为 D 级）出现文献报道的出生缺陷种类。有一些研究表明剂量＜5 mg/d 时，华法林致畸风险较低，欧洲心脏病学会（2018）和美国心脏学会（2017）认为可以在妊娠早期使用。但这些是针对西方人群，而东方人群的安全剂量还需要进一步研究。

（5）相对甲硫咪唑、放射性碘、卡比咪唑等，丙硫氧嘧啶（D 级）是治疗甲状腺功能亢进症（简称甲亢）的比较安全的药物。然而，本次研究中观察到的妊娠期使用丙硫氧嘧啶并发生出生缺陷的个案出现了 17 例，这可能与甲硫氧嘧啶导致出生缺陷的剂量依耐性有关。因此，如何给孕妇服用低剂量但有效的丙硫氧嘧啶需要引起临床和实验室的进一步关注。

（6）国际安全性研究表明，妊娠期的安全性排序为使用抗癫痫药物拉莫三嗪/左乙拉西坦等新型抗癫痫药＞卡马西平＞丙戊酸。本研究中，观察到较多妊娠期使用卡马西平、丙戊酸后出现出生缺陷的个案，同时也观察到一些新型抗癫痫药拉莫三嗪、奥卡西平等的出生缺陷个案。按照最新的指南，在妊娠期抗癫痫药物的选择上，应该尽量选择安全性较高的药物，尽量降低服药剂量，尽量使用单一药物进行治疗；另外，如果在妊娠期已经使用了一种抗癫痫药，不应该轻易更换药品种类。

参考文献

［1］ Bateman BT, Huybrechts KF, Fischer MA, et al. Chronic hypertension in pregnancy and the risk of congenital malformations: a cohort study [J]. Am J Obstet Gynecol, 2015, 212 (3): 337. e331-314.

［2］ Conway N, Birt BD. Streptomycin in pregnancy: effect on the foetal ear [J]. Br Med J, 1965, 2 (5456): 260-263.

［3］ Curtis EM, Grant RP. Masculinization of female pups by progestogens [J]. JAm Vet Med Assoc, 1964, 144: 395-398.

［4］ Haas DM, Marsh DJ, Dang DT, et al. Prescription and Other Medication Use in Pregnancy [J]. Obstet Gynecol, 2018, 131 (5): 789-798.

［5］ Huo D, Anderson D, Palmer JR, et al. Incidence rates and risks of diethylstilbestrol-related clear-cell adenocarcinoma of the vagina and cervix: Update after 40-year follow-up [J]. Gynecol Oncol, 2017, 146 (3): 566-571.

［6］ Nau H. Valproic acid-induced neural tube defects [J]. Ciba Found Symp, 1994, 181: 144-152; discussion 152-160.

［7］ Øyen N, Diaz LJ, Leirgul E, et al. Prepregnancy Diabetes and Offspring Risk of Congenital Heart Disease: A Nationwide Cohort Study [J]. Circulation, 2016, 133 (23): 2243-2253.

［8］　Perucca E. Birth defects after prenatal exposure to antiepileptic drugs ［J］. Lancet Neurol，2005，4（11）：781 - 786.

［9］　Place NJ，Glickman SE. Masculinization of female mammals：lessons from nature ［J］. Adv Exp Med Biol，2004，545：243 - 253.

［10］　Schaefer C，Peters P，Miller RK. Drugs during pregnancy and lactation：treatment options and risk assessment ［M］. 山丹，杨东凯，罗辉，等译. 北京：科学出版社，2010.

［11］　Van Driel D，Wesseling J，Sauer PJ，et al. Teratogen update：fetal effects after in utero exposure to coumarins o-verview of cases，follow-up findings，and pathogenesis ［J］. Teratology，2002，66（3）：127 - 140.

［12］　Zou W，Xie S，Liang C，et al. Medication use during pregnancy and birth defects in Hunan province，China，dur-ing 2016—2019：A cross-sectional study ［J］. Medicine（Baltimore），2022，101（40）：e30907.

第二章　妊娠期抗精神病药的使用

一、妊娠期精神病的治疗

精神药物可以通过胎盘而使胎儿发生药物不良反应，常出现围产期综合征，严重者可致胎儿畸形，对远期的神经行为也可能产生影响。如何对患有精神障碍的孕妇既进行有效的精神药物治疗，又尽可能地减少对母婴的不良影响就显得十分重要。美国食品药品监督管理局（Food and Drug Administration，FDA）对妊娠期用药作了分级。A 级：对照研究未发现不良反应；B 级：尚无证据证明对人类有不良反应；C 级：不能排除存在不良反应；D 级：已有证据证明有不良影响；X 级：妊娠期禁用。本文以 FDA 对妊娠期用药危险性的分级为线索，就 4 大类精神药物在妊娠期的应用及其安全性进行阐述，以供临床参考。

据世界卫生组织调查，目前精神疾病已经成为世界各国主要的致残性疾病。常见精神疾病的受累人群以青壮年为主，治疗这类疾病的慢性退行性病程需要以长期不间断药物治疗为主的策略。妊娠期、哺乳期女性是罹患各种精神疾病或精神疾病复发的高风险期。越来越多的证据表明，精神疾病会对妊娠分娩和子代的发育产生负面影响。但妊娠期内未经治疗出现的精神紊乱可能导致自然流产、先兆子痫、胎盘畸形、胎儿生长减缓、早产、婴儿出生体重过轻、妊娠期婴儿过小、围产期及分娩并发症等。

服用精神药物时突然停药会导致严重的不良反应，比如产生戒断症状和初期精神紊乱的复发。Cohen 报道，与继续服药的女性相比，那些因备孕停药的女性具有较高的抑郁症复发率。一些育龄/妊娠期女性因轻微情绪紊乱就医时，有些医生竟然直接跳过非药物疗法进行长期服用抗抑郁药的疗法，这种做法是不提倡的。建议妊娠期使用精神类药物时应充分与患者及家属进行风险评估，确认获益较大时才考虑应用药物治疗。

二、妊娠期抗抑郁药的合理使用

在 FDA 分级中，绝大多数抗抑郁药为 C 级，马普替林为 B 级，而帕罗西汀为 D 级。

（一）SSRIs/SNRIs 类抗抑郁药

抗抑郁药物中，SSRIs/SNRIs 类药物在妊娠期使用率最高。常见的 SSRIs（5-羟色胺再摄取抑制剂）类药物包括西酞普兰、艾司西酞普兰、氟西汀、氟伏沙明、帕罗西汀、舍曲林等。常见的 SNRIs（5-羟色胺及去甲肾上腺素再摄取抑制剂）类药物包括度洛西汀、文拉法辛、米那普仑和左旋米那普仑。妊娠期使用 SSRIs/SNRIs 类药物治疗的患者所生的新生儿大多数是健康的，但大约 1/3 的新生儿通常在出生后几小时内会出现新生儿适应不良综合征（PNAS）。可能表现为呼吸困难、喂养困难、神经过敏、易怒、体温不稳定、睡眠问题、颤抖和不安等现象。典型的 PNAS 症状是轻微和短暂的，即使不经治疗，也通常在分娩后 2~3 周内就消失。

Hendrick 研究了 SSRIs 及其代谢产物通过胎盘的能力，发现药物在脐带中的浓度比在母体中要低，比例为 0.29~0.89，其中帕罗西汀和舍曲林最低，西酞普兰和氟伏沙明最高。胎儿好像能够在一定程度上代谢和清除药物，使母体使用的药物在胎儿体内积蓄减少。Heikkinen（2003）发现氟西汀和去甲氟西汀在婴儿体内的浓度在分娩时和出生后一段时间内较高，然后通过代谢慢慢减少，但是大多数婴儿在 2 个月大的时候仍然能够监测到去甲氟西汀。Rampono（2004）的研究的表明，出生之后氟西汀和去甲氟西汀能够在婴儿体内监测到，帕罗西汀、舍曲林和去甲舍曲林等则不能。大多数的研究并没有发现因妊娠早期服用 SSRIs 类药物和单一的氟西汀、西酞普兰和舍曲林而导致新生儿畸形率的上升。所有研究中的胎儿畸形率都在正常范围内。

2013 年一项国家登记研究（近 1 300 000 名新生儿）比较了妊娠早期暴露于 SSRIs 的婴儿（$n>$ 10 000）与未暴露的婴儿。在调整了潜在的混杂因素（如母亲年龄、吸烟和体重指数）后，分析发现两组发生严重先天性畸形的风险相当。随后对来自多个国家的国家登记处进行的一项研究在比较了妊娠早期接触过 SSRIs 或文拉法辛的婴儿（$n>$36 000）和未接触过 SSRIs 的婴儿（$n>$2 100 000）；该分析控制了几个潜在的混杂因素，如母亲年龄、吸烟、糖尿病和使用其他药物（如抗癫痫药）。结果表明，暴露婴儿的出生缺陷发生率高于未暴露婴儿（3.7% vs 3.2%）。然而，通过进一步调整潜在家庭相关混杂因素的分析，暴露和出生缺陷不一致的兄弟姐妹时（2 288 名婴儿），没有观察到这种临床上的小幅增加的现象。兄弟姐妹对照分析发现，暴露与重大出生缺陷风险增加无关；这表明在初始分析中观察到的风险增加是由于残余混杂因素（分析中未控制的其他未测量因素）。另一项对 12 项研究的荟萃分析比较了母亲在妊娠期使用抗抑郁药的婴儿（$n>$50 000；主要是 SSRIs）和未使用抗抑郁药的婴儿（$n>$ 1 200 000）。两组的先天性畸形风险相当。

一些研究指出了妊娠早期服用帕罗西汀与心血管异常（特别是心室和房间隔缺损）有关。但是就个体而言，这个概率较小且需进一步的研究证实。心间隔缺损被认为是主要的出生缺陷，但它们经常自发性闭合使得超声心动图的检测难度增大。妊娠期使用 SSRIs 类药物对后代神经行为的长期影响值得进一步研究。在向 FDA 报告的关于母体服用西酞普兰的新生儿畸形中，超过 20% 的病例出现眼睛异常，视觉信号缺陷，这些情况也被其他报道证实。

研究者发现，母体在整个妊娠期或妊娠后半期服用 SSRIs 类药物会使早产的概率增加。虽然孕妇的抑郁症也可能是一个作用因素，但在大多数的研究中都没有考虑。妊娠晚期使用 SSRIs 还可能对新生儿造成某些影响，尤其是呼吸窘迫及新生儿行为综合征。

日益增长的数据表明，妊娠晚期服用 SSRIs 类药物与新生儿戒断综合征（NAS）有关。Moses-Kolko 等人对大部分数据（如病例报告、病例系列研究和文献中发表的队列研究）进行综合研究后，发现妊娠期接触过 SSRIs 类药物会对胎儿存在潜在的不良影响，可能导致神经过敏、颤抖、肌张力增高、进食与睡眠紊乱、易怒、兴奋、呼吸困难和哭吵等，虽然这些症状通常情况下比较缓和，是过渡性的，但是也使得一些新生儿需在监护室进行特殊治疗。

Levinson-Costiel 发现，在胎儿期长时间接触 SSRI 类药物的 60 名新生儿中，30% 的孩子患有戒断综合征，其中有 8 例比较严重，在分娩后或分娩后 12 小时至 5 天出现急性新生儿中毒症状。大多数新生儿戒断综合征与帕罗西汀有关，妊娠晚期接触帕罗西汀还可能引发新生儿惊厥。

妊娠晚期接触氟西汀可能会导致围产期并发症、精神行为紊乱和戒断综合征。妊娠期暴露会明显增加自然流产率，但也不能贸然停药，需要在临床上权衡。母体停止抗抑郁治疗所带来的风险。

成人的不规则出血和血肿也可能与服用 SSRIs 类药物有关。妊娠期服用 SSRIs 类药物可能会产生生理效应使胎儿血小板 5-羟色胺的吸收减少。Nordeng（2005）在 4 例母体妊娠后期接触帕罗西汀（3 例）和氟西汀（1 例），且患有脑室内出血的胎儿病例总结中提出儿科医生应重视新生儿接触 SSRIs 类药物使溢血倾向增加的现象。基于全国保险索赔数据库进行了研究，研究对象为有情绪障碍的孕妇（主要是抑郁症），她们接受了 SSRIs 治疗（$n>$11 000）或在分娩前 5 个月内未接受抗抑郁药治疗（$n>$ 69 000），对潜在混杂因素（如产妇年龄、凝血病和其他药物的使用）排除后，发现与产后暴露于 SSRIs 的女性相比，女性发生出血的概率更高（4% vs 3%）。

除帕罗西汀外，大多数的研究并没有发现 SSRIs 类药物与新生儿畸形增加之间的关系。平均安全曲线表明，西酞普兰和舍曲林的效果似乎比氟西汀和帕罗西汀更好。氟西汀可能是安全的，但是关于妊娠方面的资料比较缺乏。无论使用何种药物，均应对婴儿开展密切监测。在权衡对母体和婴儿的利弊时，抑郁症的恰当治疗应该是首要考虑的问题。抗抑郁药在妊娠期并不是绝对禁止使用的。大部分指南推荐 SSRIs 作为一线治疗药物，而安全性证据最充分的也是 SSRIs。对于未使用过抗抑郁药的患者，妊娠期前及妊娠期可将 SSRIs 作为第一选择。另外，对备选抗抑郁药反应稳定的妊娠期患者不应服用其他药物，否则可能会导致病情恶化。妊娠期还应补充叶酸并对婴儿进行详细的超声波检查。若服用 SSRIs 类药物至分娩，应该对新生儿进行至少 2 天戒断症状以及适应性问题的观察。在病程允许的情况下，可以同患者协商在分娩前减小剂量或者中断治疗，以免新生儿出现适应性紊乱。但是，在这一脆弱的阶段为了防止病情复发，分娩后应立即恢复到原剂量。临近分娩的时候用 SSRIs 类药物治疗，应密切注意新生儿出血是否有增加的倾向。

一项纳入妊娠早期使用度洛西汀（$n>2\,500$）或未治疗（$n>1\,200\,000$）的孕妇，根据年龄、合并症和其他药物等潜在混杂因素校正使用度洛西汀的倾向性（概率）后，分析发现两组的重大先天畸形风险相近。另一项研究表明，度洛西汀与子痫前期无关，但与产后出血有关；尚不清楚度洛西汀是否与早产（即妊娠 20～37 周的分娩）有关。该项研究也分析了医保数据库，纳入妊娠最初 20 周内使用度洛西汀（$n>2\,900$）和未治疗（$n>1\,300\,000$）的孕妇，根据年龄、合并症和其他药物等潜在混杂因素校正使用度洛西汀的倾向性（概率）后，分析发现两组的早产风险相近。然而，另一项分析评估了妊娠 20 周后度洛西汀使用者的风险，发现相比于未治疗者，该药使用者的早产风险轻度升高。

一般认为文拉法辛的先天性异常风险较低；多数观察性研究发现，文拉法辛宫内暴露与先天畸形的风险增加无关。由于不同研究的结果不一致，尚不清楚产前暴露于文拉法辛是否与自然流产有关。然而，数项研究显示文拉法辛与子痫前期有关；一项研究发现该药物与产后出血有关。由于各研究的结果不一致，尚不清楚文拉法辛是否与早产相关。

De Moor 报道了妊娠期服用文拉法辛可使新生儿出现戒断症状。在 2006 年的一项研究中，32 名曾在出生前服用过文拉法辛的儿童，与出生前服用其他抗抑郁药且母体健康的儿童进行了比较，母体健康组儿童在整体智商、操作智商和语言智商方面明显高于其他组。说明除了抗抑郁药以外的其他因素（如母体的健康和社会环境）可能与儿童的认知能力有关。虽然文拉法辛不会引起大体结构上的畸形，但在妊娠晚期使用会导致新生儿毒症。

新生儿戒断综合征（neonatal abstinence syndrome，NAS）是指母亲在妊娠期有不良嗜好或因疾病需要而大量服用镇静药、麻醉药、镇痛药、致幻药，以致产生对药物的依赖或成瘾，药物通过胎盘使胎儿也产生一定程度的依赖，新生儿出生后由于其血液中药物浓度逐渐下降而出现的一系列神经、呼吸及消化系统症状和体征的情况。据报道，在母体长期服药特别是在临产期服用药物后，新生儿会出现短期的戒断症状，如颤动、易怒、肌阵挛和惊厥。

（二）三环类抗抑郁药

三环类抗抑郁药是上市时间比较长的抗抑郁药，妊娠期治疗抑郁症的可选择药物有阿米替林、地昔帕明、丙咪嗪和去甲替林等。通常认为三环类抗抑郁药的致畸风险较低，多数研究发现，产前暴露于三环类药物与先天性异常无关。但一些数据提示，产前使用氯米帕明可能与先天性异常有关。一项纳入抑郁孕妇国家研究，发现三环类药物（如氯米帕明或去甲替林）使用者与未使用抗抑郁药者中，自然流产风险相近。多项研究发现，使用三环类药物与子痫前期有关。一项基于全国范围保险理赔数据库的研究发现，在患有抑郁症的孕妇中，在妊娠中期和妊娠晚期接受三环类药物治疗的女性（$n=441$）的子痫前期发生率，高于接受 SSRIs（$n=19\,000$）或未接受抗抑郁药的女性（$n=59\,219$）。在妊娠中期或妊娠晚期出现产后出血的症状可能与使用三环类药物有关。在一篇系统评价中，有 1 项观察性研究分析了产前使用三环类抗抑郁药与早产（即 20～37 妊娠周分娩）之间的相关性（共 418 例妊娠患者）；结果显示，妊娠期使用三环类药物与早产无关。

使用这类药物应该对婴儿进行详细的超声波检查。为及时诊断出病情复发或妊娠期并发症，建议对孕妇进行常规的精神和产科护理。若服用此类药物至分娩，至少应该对新生儿进行 2 天戒断症状或适应性问题的观察。在临床病程允许的情况下，可以同患者协商在分娩前减小剂量甚至中断治疗，以免新生儿出现适应性紊乱。但是，为防止病情在这一脆弱的阶段复发，分娩后应立即恢复到原剂量。

（三）其他抗抑郁药

除了以上常见抗抑郁药外，还有其他的非典型抗抑郁药，如安非他酮、米氮平、曲唑酮和阿戈美拉汀等，但产前数据使用较少。

安非他酮是一种氨基酮抗抑郁药，作用于去甲肾上腺素能和多巴胺能系统。这种药是作为抗抑郁药来研发的，但随着研究发现它也有协助戒烟的功能。在葛兰素史克公司（2006）的安非他酮妊娠登记中心，注册了 783 例妊娠期服用过安非他酮的病例。其中 621 例在妊娠早期服用过安非他酮。尽管此前已有关于服用该药物心脏异常率较高的讨论，但初期的结果尚不能证明畸形率和持续性缺陷的升高与之有必然的联系。在妊娠早期发生过宫内接触的 136 名孕妇中，Chun-Fai-Chan 与其同事发现，除了较高的自然流产率，并没有畸形率升高和其他不良出生结果，但是这与研究妊娠期抗抑郁药安全性的其他研究结果是相似的，似乎与妊娠期高血压疾病（如子痫前期）和产后出血均无关。两项小型研究表明，安非他酮与早产无关。

米氮平可抑制去甲肾上腺素和 5-羟色胺的再摄取。米氮平于 1996 年 6 月通过了美国 FDA 认证。一篇系统评价纳入 6 项观察性研究，共 334 例婴儿有过米氮平宫内暴露；与其他抗抑郁药或非致畸药物相比，米氮平并未增加重大先天畸形的发生率。尚不明确妊娠期使用米氮平是否与自然流产有关，但前瞻性研究发现该药与自然流产无关。使用米氮平似乎与子痫前期或产后出血无关。目前尚不明确米氮平是否与早产（20～37 妊娠周时分娩）相关。然而，较大型研究提示该药无此风险，一项研究纳入 3 组婴儿：宫内暴露于米氮平（$n=279$）或 SSRIs（$n=302$），未暴露于抗抑郁药或已知致畸物（$n=302$），米氮平暴露、SSRIs 暴露和无暴露组的早产发生率相近（分别为 11%、11% 和 9%）。

5-羟色胺受体调节剂包括曲唑酮，曲唑酮是苯基哌嗪类抗抑郁药，它们抑制去甲肾上腺素和 5-羟色胺的再摄取，并能在突触抑制 5-羟色胺受体。曲唑酮具有镇静作用，也被用作催眠药。对大约 70 名妊娠早期服用过曲唑酮的孕妇进行研究，结果没有发现畸形现象。目前几乎没有产前使用其他 5-羟色胺受体调节剂的风险信息，包括维拉佐酮和伏硫西汀。

总体而言，对轻中度抑郁症状者的妊娠期抑郁症治疗，可采用人际心理治疗、认知行为疗法等心理治疗；而对于严重抑郁症、反复发作性抑郁症，应及时采用抗抑郁药治疗，可选择 SSRIs（帕罗西汀除外）、文拉法辛、米氮平、曲唑酮等对胎儿相对较为安全的药物。为避免出现新生儿撤药综合征和孕妇分娩时的不良反应，在产前 2 周宜缓慢减少 25%～50% 的剂量。在妊娠早期不慎使用了这类药物并不意味着需要终止妊娠。但尽管如此，还是应该对婴儿进行详细的超声波检查并在用药期间补充叶酸。从诊断到病情复发或妊娠期并发症期间时，建议对孕妇进行常规的精神和产科护理。

对药物治疗无效或有强烈自杀倾向者，电抽搐是治疗有效且相对安全的方法。有研究表明，低频重复经颅磁刺激（repetitive transcranial magnetic stimulation，rTMS）对妊娠期抑郁症有较好的疗效，且对孕妇和胎儿无明显不良反应。

三、妊娠期抗焦虑药的合理使用

（一）苯二氮䓬类药物

SSRIs/SNRIs 类药物是治疗妊娠期合并焦虑障碍的一线用药。失眠是妊娠期常见的情况，既可能是妊娠后正常的生理表现，也可能是精神疾病的一个早期症状如焦虑障碍，或是导致精神疾病复发的诱因。这些药物有镇静或催眠的作用，根据使用剂量不同，用于治疗睡眠紊乱的药物有很多类。在苯二氮䓬类药物问世之前，巴比妥类药物是最主要的催眠类药物，现只有苯巴比妥还在正常使用。在妊娠期使用巴比妥类药物的经验主要来自于患有癫痫的女性。短期使用巴比妥类药物治疗睡眠紊乱或将其用作麻醉药可能是安全的，但在临产时服用苯巴比妥会引起新生儿呼吸抑制，因此在这一时期通常使用苯二氮䓬类药物。

苯二氮䓬类药物是妊娠和育龄女性最常用的抗焦虑药，苯二氮䓬类（benzodiaze-pinge，BZD）药物中，艾司唑仑、氟西泮、三唑仑、夸西泮、羟基西泮为 X 级；阿普唑仑、氯硝西泮、地西泮、劳拉西泮、奥沙西泮、咪达唑仑为 D 级；非 BZD 抗焦虑药如唑吡坦、扎来普隆、佐匹克隆为 C 级。这些药具有抗焦虑、镇静、催眠、抗惊厥和放松肌肉的作用，它们在结构上有一定的联系，作用于特定的苯二氮䓬受体。苯二氮䓬能穿过胎盘，在胎儿体内的代谢很慢，可能会产生蓄积。

关于在妊娠早期服用苯二氮䓬是否引发畸形的问题存在争议。对产前服用过苯二氮䓬的孕妇研究发现，心脏畸形、面裂以及多发性畸形与服用苯二氮䓬有一定的关系。同时一些病例对照研究发现，妊娠早期服用苯二氮䓬与肠道闭锁、口裂和小头畸形存在着较弱但具有统计学显著性的联系。然而，其他研究没有证实这种联系。在一项基于人口的病例对照研究中，Czeizel 发现，在妊娠早期，母体短期内（大约 3 周）服用地西泮后，并没有检测到婴儿畸形。根据 Czeizel 的研究，胎儿在母体妊娠 2～3 个月接触甲氨二氮䓬后，仍不能排除出现新生儿心血管畸形的高风险。由于不同研究的结果相互矛盾，尚不清楚妊娠期接触苯二氮䓬类药物或苯二氮䓬受体激动药（如扎来普隆、唑吡坦或佐匹克隆）是否与先天性畸形风险增加相关。然而，最好的数据来自一项系统评价，该评价包括 9 项针对超过一百万受试者的观察性研究，该研究表明苯二氮䓬类药物与风险增加无关。

苯二氮䓬类药物似乎与自然流产有关。对三项前瞻性观察研究的荟萃分析包括约 600 名在妊娠早期接受苯二氮䓬类药物治疗的孕妇和约 600 名未暴露妊娠的孕妇，发现接受苯二氮䓬类药物治疗与自然流产风险增加相关。产前接受苯二氮䓬类药物可能与早产有关（如，胎龄<37 周）。一项国家登记研究确定了早产的孕妇（$n>42\,000$），包括在妊娠早期接受苯二氮䓬类药物或苯二氮䓬受体激动药治疗的女性（通常是妊娠早期；$n=161$），以及在妊娠后期接受治疗的女性（$n=50$），结果显示，与未接触相比，早期接触的早产发生率更高，早产也与后期暴露相关。根据前瞻性观察研究，苯二氮䓬类药物似乎与低出生体重（如<2 500 g）无关。对 3 项前瞻性观察研究的荟萃分析包括接受苯二氮䓬类药物治疗的孕妇（$n=478$）和未接受苯二氮䓬类药物治疗的孕妇（$n=559$），发现两组低出生体重的风险几乎相同，但也有研究结果与此观点相左。

在妊娠晚期至分娩期间正常使用苯二氮䓬类药物，尤其是为了控制严重的癫痫病或先兆子痫而加大剂量，可能引起婴儿低肌张力疾病和新生儿戒断症状。然而由于药物在胎儿体内的蓄积作用，即使较小的剂量如少于 10 mg 的地西泮也可能引起新生儿疾病。关于其长期作用的数据尚缺乏。

（二）其他苯二氮䓬受体抑制剂

扎来普隆、唑吡坦和佐匹克隆等都是比较新的镇静催眠药物，它们对中枢苯二氮䓬受体具有竞争性拮抗作用。从化学角度讲，它们与苯二氮䓬并无关系，半衰期通常很短。在对 40 名曾在妊娠早期服用过佐匹克隆的女性进行的前瞻性对照研究中，并没有发现主要畸形发生率有上升的趋势。唑吡坦可能升高不良妊娠转归的风险，包括早产及新生儿低体重，但上述风险的幅度仍不清楚。

总而言之，在妊娠期出现焦虑障碍及睡眠障碍的患者，通常不推荐使用 BZD 治疗，属 X 级的 BZD 在妊娠期禁用，若要服用，治疗剂量应尽可能低，时间应尽可能短。若作长期治疗，则抗抑郁药更适合于在妊娠期间使用，应尽量避免长期使用苯二氮䓬类药物。妊娠期焦虑障碍首选疗效肯定的心理治疗，可用认知行为疗法、支持性心理治疗等。在药物的选择上，推荐使用新型抗抑郁药，如舍曲林、文拉法辛等；对伴有失眠者可用曲唑酮、米氮平等具有镇静作用的抗抑郁药，也可用唑吡坦、扎来普隆等非BZD 抗焦虑药作短期治疗，必要时考虑奥氮平、喹硫平等非典型抗精神病药。如妊娠早期不慎使用了这类药物并不需要终止妊娠，在妊娠 16～18 周时应做 B 型超声波检查；如妊娠中晚期服用 BZD，在分娩前 1 个月开始应逐渐减量或停药，以免新生儿出现戒断症状，但撤药速度必须缓慢，否则孕妇出现撤药反应或戒断症状可致早产。

四、妊娠期心境稳定药的合理使用

主要的心境稳定剂如锂盐、丙戊酸盐和卡马西平均为 D 级，而拉莫三嗪、奥卡西平为 C 级。

（一）锂盐类

锂盐类药物是治疗双相性情感障碍的首选药物。锂盐类药物易于被胃肠道吸收，通过肾脏排泄，半衰期为 24 小时。锂能通过胎盘，致使胎儿的血药浓度接近甚至高于母体的血药浓度。对于孕妇来说，锂的排泄增加了 50%～100%。

Viguera 和其同事根据他们的研究认为，医生在治疗那些准备怀孕并患有双相性情感障碍的女性时，在总体风险-利益评估中，应考虑到锂盐的停用会引起病情复发的高风险因素。在 20 世纪 70 年代，人们认为妊娠期使用锂盐药物与新生儿畸形，特别是 Ebstein（埃勃斯坦）畸形密切相关。Ebstein 畸形是一种三尖瓣下移畸形，可以通过胎儿超声心动图检测到。其他与锂盐相关的缺陷包括外耳、中枢神经、输尿管和内分泌等系统异常。现代研究发现，妊娠早期服用锂导致畸形的概率比人们预测的要小。即使两者确实存在联系，也是比较微弱的。在临床可能的情况下，避免在妊娠期服用锂盐，怀孕前缓慢停药是最好的做法，突然停药可能会引起停药反应。如果妊娠期停药不成功，要重新开始并维持用药，但前 3 个月尽量不要服用，如 Shepard 对 1 000 例曾在妊娠早期服用锂盐的孕妇进行调查，只有 1 例受到了影响。其他有过正式报道的不良反应有羊水过多、死产、胎儿/新生儿心律失常、新生儿黄疸以及婴儿和母体甲状腺肿大。

分娩期间，肾排泄的锂大大减少，这可能导致母体和婴儿中毒。胎儿患婴儿松弛综合征，其特点有嗜睡、吮吸无力、呼吸急促、心动过速、呼吸窘迫、发绀和张力过低等。因此在分娩前应减少剂量或中断锂的服用；为防止病情复发，分娩后应立即恢复剂量。一些研究者建议，应对母体和新生儿的甲状腺功能进行控制。双相性情感障碍的治疗药物包括众所周知的致畸剂丙戊酸和卡马西平，以及抗惊厥药加巴喷丁和拉莫三嗪。妊娠早期服用丙戊酸和卡马西平，可导致胎儿患有脊柱裂的概率上升，但大量大型登记研究发现拉莫三嗪没有增加先天畸形的风险。

妊娠期间锂的摄入可能会导致早产。一项前瞻性观察研究发现，在妊娠早期接受锂治疗的患者（$n=131$）比接受非致畸物质治疗的患者（$n=683$；14% vs 6%）发生早产的人数更多。在子宫内接触锂的婴儿的出生体重可能会增加，但这种增加似乎没有临床意义。一项前瞻性观察性研究发现，接触锂的婴儿（$n=138$）的出生体重大于未接触锂的婴儿（$n=148$；3 475 g vs 3 383 g）。母体锂剂量与出生体重无关。

双相障碍在妊娠期复发率较高，对间歇期较长的躁狂症或双相 II 型患者在妊娠早期可减量或停用锂盐；对频繁发作或缓解不彻底的双相障碍患者不宜停用锂盐，否则倾向于迅速复燃；如在妊娠早期已服用锂盐，妊娠 16～18 周时应进行胎儿心脏检查。建议对母体血清中锂的水平每月检查一次；在妊娠最后一个月应每周检查一次；在分娩前每两天一次。应少盐饮食和避免服用利尿药。对婴儿进行详细的心脏超声波心动图检查，控制羊水过多。临近预产期时要调整药物剂量，分娩后要立即恢复。还需控制产妇和婴儿甲状腺功能以及新生儿的中毒症状。

（二）抗癫痫药

在锂盐药物、其他精神药物和抗癫痫药无效的情况下，才能对妊娠期的双相性情感障碍患者使用丙戊酸盐和卡马西平。丙戊酸盐、卡马西平和拉莫三嗪的致畸机制可能与药物致叶酸缺乏有关，在妊娠早期同时服用叶酸（2～4 mg/d）可以降低神经管畸形的风险。丙戊酸盐致畸率高，在妊娠期相对禁忌。在药物选择上，拉莫三嗪可用于双相障碍患者妊娠期的维持治疗。NICE 建议抗精神病药可替代心境稳定剂，尤其是非典型抗精神病药物可单独使用与其他心境稳定剂联合使用。产后双相障碍的复发率较高，分娩后 48 小时内开始服用锂盐，可显著减低复发率，但不能母乳喂养。

五、妊娠期抗精神病药的合理使用

患有精神疾病的女性，特别是在未进行充分治疗的情况下，其妊娠结局往往是比较差的。抗精神病类药可能通过阻止脑内多巴胺受体产生作用。它们具有调节情绪的作用，而且不影响人的智力。妊娠期抗精神病药应用对母婴的影响，抗精神病药除氯氮平为 B 级外，其他均为 C 级。抗精神病药包括吩噻嗪类、硫杂蒽类、丁酰苯类和非典型抗精神病。有研究表明，非典型抗精神病与氟哌啶醇及其他上市时间比较长的典型性精神治疗药物相比，更少导致锥体外系反应，包括迟发性运动障碍。然而，在患者的耐受性方面，关于非典型精神安定药物相对于氟哌啶醇或吩噻嗪类药物奋乃静的优越性仍存在争议。鉴于目前在妊娠期使用吩噻嗪类药物的丰富经验，以及当孕妇需要治疗时使用非典型药物产生神经副作用的危险较低，可以选择相关药物进行个体化治疗。

大多数研究发现，产前接触第一代和第二代抗精神病药并不会增加比一般人群中观察到的发生率更高的主要身体畸形风险。如，一项研究检查了活产婴儿（$n > 1\,300\,000$），其中包括在妊娠早期接触第一代和第二代抗精神病药的婴儿（$n > 9\,000$）。在调整潜在的混杂因素（如母亲年龄、抗精神病药的适应证和伴随用药）后，分析发现，除了利培酮外，暴露和未暴露儿童的先天性和心血管缺陷发生率相当，这与整体畸形风险的小幅增加有关。

（一）吩噻嗪类

吩噻嗪类药物治疗精神病和剧吐非常有效，有抗过敏作用，能抑制组胺受体。它们可以轻易穿过胎盘，在婴儿和胎儿体内的分解要比成人慢得多。氯丙嗪是吩噻嗪类的原形，在结构上与抗组胺药异丙嗪相关。在基底神经节、下丘脑以及边缘系统中，吩噻嗪能抑制多巴胺受体。由于吩噻嗪类药物可以影响多巴胺代谢，因此可能会引起锥体外系反应。现研究有包括氯丙嗪、氟哌啶醇、奋乃静、丙氯拉嗪和三氟拉嗪等药物在妊娠期使用的数据，结果表明，即使治疗妊娠剧吐的使用剂量更小的情况下，吩噻嗪类药物在精神病治疗研究导致先天性畸形的风险小于治疗妊娠剧吐的风险，吩噻嗪可能会使新生儿出现连续数周的剂量依赖戒断症状或过渡性锥体外系反应。

（二）硫杂蒽类

关于硫杂蒽类氯丙硫蒽、氯普噻吨、氟哌噻吨、美托拉宗、甲派丙嗪等药物使用方面的数据很少。

（三）丁酰苯类

氟哌啶醇在丁酰苯类药物中的使用时间最长，是最主要的药物。对400名在妊娠早期服用过氟哌啶醇的女性进行前瞻性及回顾性的研究，结果表明妊娠早期使用氟哌啶醇不会使胎儿畸形率上升。一项范围较广的研究对188名服用过氟哌啶醇和27名服用过五氟利多的孕妇进行了调查，发现了2例肢体短缺婴儿：其中一名服用了氟哌啶醇，另一名服用了五氟利多。有两例早期报道称，女性在妊娠早期服用氟哌啶醇后，新生儿出现肢体短缺。对于其他丁酰苯类药物，如苯哌利多、氟哌利多、甲哌酮、匹洋哌隆，或结构相关性药物匹莫齐特等的数据还比较少。迄今尚没有发现新生儿缺陷方面的影响。但由于数据不充分，尚不能评断畸形风险是否上升。

有报道称，母亲近分娩时大剂量长期服用苯哌利多之后，婴儿出现锥体外系反应和戒断症状，如镇静、进食问题和焦虑等。在个别病例中，母体服用氟哌啶醇后，新生儿出现运动障碍和严重的高热等症状。

第一代抗精神病药的产前暴露可能与自发性早产有关，大规模的研究暂时未发现第一代抗精神病药与出生体重有关联，宫内暴露于抗精神病药可能与新生儿神经运动发育延迟以及其他新生儿疾病相关。

（四）其他抗精神病药

舒必利、阿立哌唑、氯氮平、奥氮平、喹硫平、利培酮、齐拉西酮等被称作非典型或第二代精神治疗药物。与经典的精神治疗药物相比，非典型精神治疗药物的神经系统副作用较小，一般认为与胎儿死亡（死产）或致畸作用无关。其中大多数对5-羟色胺受体的亲和性强于多巴胺受体，这就导致了较低或者不明显的促进催乳素分泌的作用。研究人员观察到使用氯氮平和奥氮平会增加高血糖症和葡萄糖耐受不良的概率。氯氮平、奥氮平、喹硫平和利培酮均可引起体重的增加。抗精神病药可能升高妊娠期糖尿病（GDM）的风险；针对所有使用抗精神病药的女性，均应加强对糖尿病的筛查，以口服糖耐量为标准。另一方面，有报道称，婴儿出生体重较低与这些非典型性精神药物有关。与其他抗精神病药一样，非典型精神药物也会引起新生儿戒断症状和适应紊乱。

氯氮平是第一个使用的非典型精神治疗药物，只有患者对其他药物不适应的情况下才可以使用。使用过程中可能导致免疫过敏性粒细胞缺乏症、心肌炎以及癫痫，使用氯氮平治疗前18周要确保白细胞和细胞分类计数在正常水平，长期接受治疗的患者在此以后应每2周进行一次检查。血液白细胞数量稳定的患者在接受治疗一年以上继续服药的情况下，应该每 4 周检查一次，直至停药后 4 周。

至今尚没有关于氯氮平对胎儿的白细胞有负面影响的报道，但 Barnas 发现氯氮平在胎儿的血液中有蓄积的现象。有关妊娠期服用过氯氮平的报道，其结果显示生产都是正常的，婴儿也均健康。Gentile 回顾了另外 176 例妊娠的结果。这些数据以及生产厂商登记的 500 名妊娠期接触病例，并不能证明服用氯氮平与新生儿畸形相关。有报道称，氯氮平可导致新生儿心率调节减弱、镇静、神经过敏或其他戒断症状。

在 200 多名曾服用过奥氮平的女性中没有出现后代畸形的情况。三例回顾性报道称，母体服用奥氮平至分娩后，新生儿出现癫痫。也有报道称，妊娠期使用奥氮平之后，产生了葡萄糖耐受不良和妊娠期糖尿病。奥氮平也被认为与先兆子痫有关。

一项前瞻性观察性研究包括 71 名在妊娠早期暴露于阿立哌唑（通常与抗抑郁药、抗癫痫药、其他抗精神病药和/或苯二氮䓬类药物联合使用）的孕妇，以及 161 名未暴露于阿立哌唑的孕妇，发现暴露组和未暴露组的主要畸形发生率相当（2.8% 和 1.2%），严重畸形和轻微畸形的发生率（8.5% 和 4.3%）也相当。

制造商收到 298 份关于妊娠期间前瞻性和回顾性使用喹硫平的报道（大多数报道涉及服用其他药物的患者）；先天性异常发生率为 5%，并且没有缺陷模式。

另一项 713 份关于妊娠期使用利培酮的报道。在 68 例已知结果的前瞻性报道妊娠中，4% 发生器官畸形，17% 发生自然流产。然而，一项研究发现，利培酮与整体畸形风险的小幅增加有关。

在一项 57 份关于妊娠期间使用齐拉西酮的报道结果中，正常 50 例，自然流产 5 例，畸形 1 例，死产 1 例。

治疗急性或慢性精神疾病，可以在妊娠期使用吩噻嗪、氟哌啶醇、非典型精神治疗药物。非典型精神药物中，奥氮平和喹硫平可以作为首选药物。若需治疗锥体外系反应，可以在治疗过程中加入比哌立登。在妊娠期使用其他的精神治疗药物并不意味着需要终止妊娠，但是需要对胎儿的生长发育进行详细的超声波检测，尤其使用丁酰苯类要额外关注胎儿的四肢发育。若孕妇在服用某种作用不甚明确的非典型精神药物时，表现出稳定、较好的状态，则不应更换药物，以防病情恶化。在诊断到病情复发或妊娠期并发症时，建议对孕妇进行常规的精神和产科护理。若服用此类药物直至分娩，至少应该对新生儿进行 2 天适应性问题的观察，对吩噻嗪类药物还需额外注意其锥体外系反应和戒断症状。在临床病程允许的情况下，可以同患者协商在分娩前减小剂量甚至中断治疗，以免新生儿出现适应性紊乱。但是，为防止病情在这一脆弱的阶段复发，分娩后应立即恢复到原剂量。

参考文献

[1] Coppola D, Russo LJ, Kwarta Jr RF, et al. Evaluating the postmarketing experience of risperidone use during pregnancy: pregnancy and neonatal outcomes [J]. Drug Saf, 2007, 30 (3): 247-264.

[2] Diav-Citrin O, Shechtman S, Tahover E, et al. Pregnancy outcome following in utero exposure to lithium: a prospective, comparative, observational study [J]. Am J Psychiatry, 2014, 171 (7): 785-794.

[3] Einarson A, Boskovic R. Use and safety of antipsychotic drugs during pregnancy [J]. J Psychiatr Pract, 2009, 15 (3): 183-192.

[4] Einarson A, Fatoye B, Sarkar M, et al. Pregnancy outcome following gestational exposure to venlafaxine: a multicenter prospective controlled study [J]. Am J Psychiatry, 2001, 158 (10): 1728-1730.

[5] National Collaborating Centre for Mental Health. Antenatal and postnatal mental health: clinicalmanagement and service guidance [M]. London: National Institute for Health and Care Excellence (NICE), 2014.

[6] Furu K, Kieler H, Haglund B, et al. Selective serotonin reuptake inhibitors and venlafaxine in early pregnancy and risk of birth defects: population based cohort study and sibling design [J]. BMJ, 2015, 350: h1798.

[7] Gentile S. Tricyclic antidepressants in pregnancy and puerperium [J]. Expert Opin Drug Saf, 2014, 13 (2): 207-

225.

[8] Grigoriadis S, Vonderporten EH, Mamisashvili L, et al. Antidepressant exposure during pregnancy and congenital malformations: is there an association? A systematic review and meta-analysis of the best evidence [J]. J Clin Psychiatry, 2013, 74 (4): e293 - 308.

[9] National Collaborating Centre for Mental Health. Bipolar disorder: The management of bipolar disorder in adults, children and adolescents, in primary and secondary care [M]. London: National Institute for Health and Care Excellence (NICE), 2006.

[10] Huybrechts KF, Bateman BT, Pawar A, et al. Maternal and fetal outcomes following exposure to duloxetine in pregnancy: cohort study [J]. BMJ, 2020, 368: m237.

[11] Huybrechts KF, Hernández-Díaz S, Patorno E, et al. Antipsychotic Use in Pregnancy and the Risk for Congenital Malformations [J]. JAMA Psychiatry, 2016, 73 (9): 938 - 946.

[12] Jones I, Chandra PS, Dazzan P, et al. Bipolar disorder, affective psychosis, and schizophrenia in pregnancy and the post-partum period [J]. Lancet, 2014, 384 (9956): 1789 - 1799.

[13] Kjaersgaard MI, Parner ET, Vestergaard M, et al. Prenatal antidepressant exposure and risk of spontaneous abortion-a population-based study [J]. PLoS One, 2013, 8 (8): e72095.

[14] Mcallister-Williams RH, Baldwin DS, Cantwell R, et al. British Association for Psychopharmacology consensus guidance on the use of psychotropic medication preconception, in pregnancy and postpartum 2017 [J]. J Psychopharmacol, 2017, 31 (5): 519 - 552.

[15] Palmsten K, Hernández-Díaz S, Huybrechts KF, et al. Use of antidepressants near delivery and risk of postpartum hemorrhage: cohort study of low income women in the United States [J]. BMJ, 2013, 347: f4877.

[16] Palmsten K, Huybrechts KF, Michels KB, et al. Antidepressant use and risk for preeclampsia [J]. Epidemiology, 2013, 24 (5): 682 - 691.

[17] Reis M, Källén B. Maternal use of antipsychotics in early pregnancy and delivery outcome [J]. J Clin Psychopharmacol, 2008, 28 (3): 279 - 288.

[18] Reis M, Källén B. Combined use of selective serotonin reuptake inhibitors and sedatives/hypnotics during pregnancy: risk of relatively severe congenital malformations or cardiac defects. A register study [J]. BMJ Open, 2013, 3 (2).

[19] Richardson JL, Martin F, Dunstan H, et al. Pregnancy outcomes following maternal venlafaxine use: A prospective observational comparative cohort study [J]. Reprod Toxicol, 2019, 84: 108 - 113.

[20] Wikner BN, Stiller CO, Bergman U, et al. Use of benzodiazepines and benzodiazepine receptor agonists during pregnancy: neonatal outcome and congenital malformations [J]. Pharmacoepidemiol Drug Saf, 2007, 16 (11): 1203 - 1210.

[21] Winterfeld U, Klinger G, Panchaud A, et al. Pregnancy outcome following maternal exposure to mirtazapine: a multicenter, prospective study [J]. J Clin Psychopharmacol, 2015, 35 (3): 250 - 259.

[22] 邓小芹, 夏君, 李春荣. 新生儿戒断综合征的护理 [J]. 现代护理, 2003, 9 (5): 368.

[23] 翟倩, 张国富, 刘敏, 等. 妊娠期抗精神病药物的合理应用 [J]. 中国全科医学, 2019, 22 (30): 3701 - 3708.

[24] Schaefer C, Peters P, Miller RK. Drugs during pregnancy and lactation: treatment options and risk assessment [M]. 山丹, 杨东凯, 罗辉, 等译. 北京: 科学出版社, 2010.

[25] 广东省药学会. 药师处方审核培训教材 [J], 2019.

[26] Briggs G, Freeman R, Yaffe S, et al. Drugs in pregnancy and lactation [M]. 杨慧霞, 段涛, 译. 北京: 人民卫生出版社, 2008.

[27] 朱怡康, 李春波, 王继军, 等. 抗精神病药在妊娠期的用药安全性 [J]. 中华精神科杂志, 2011, 44 (2): 116 - 118.

第三章　妊娠期抗癫痫药的使用

一、妊娠期抗癫痫治疗

2015 年中国抗癫痫协会（CAAE）新版癫痫临床诊疗指南将癫痫定义为病因基础及临床表现各异，共同表现为反复癫痫发作的一种慢性脑部疾病状态。全世界估计罹患癫痫的妊娠妇女约占所有妊娠妇女的 0.3%～0.4%，约 1/3 的癫痫患者在妊娠后发作频率增加。在接受抗癫痫治疗的同时，育龄期女性癫痫患者将面临一系列重要的生育健康问题。首先，疾病本身及药物治疗可能影响女性生殖激素的分泌，从而导致患者受孕能力下降；第二，抗癫痫药（antiepileptic drugs，AEDs）对胎儿有致畸风险，AEDs 可通过胎盘转移给胎儿，从而导致胎儿生长限制、先天性畸形（如神经管缺畸形和心脏异常）和儿童认知发育受损；第三，妊娠期癫痫发作会增加母亲死亡率及产科并发症的发生率。

目前尚未发现 AEDs 与某种固定类型的畸形完全相关。新型 AEDs 的致畸性小于传统 AEDs。有研究发现，在妊娠期接受多种药物治疗的女性比接受单一药物治疗的女性更容易出现癫痫发作的症状。

妊娠期母亲的癫痫发作会增加早产、流产、生长限制、胎儿的缺氧与心动过缓的风险。Adab（2004）的一项研究指出，妊娠期癫痫大发作超过 5 次的孕妇很可能产下低能儿。但是在 Holmes（2000）的一项研究中，观察了 57 名其母亲有癫痫病史但未服用抗癫痫药或妊娠期没有发作的儿童，与对照组相比，两组儿童在身体特征和智商评分上没有显著差异。

3.5%～5% 的癫痫女性会在分娩期间发作，并且原发性全身性癫痫发作的女性比局灶性癫痫发作的女性更常见。值得关注的是，在分娩过程中孕妇强直阵挛性癫痫发作可能导致产妇缺氧、胎儿缺氧和酸中毒。因此，在分娩期间，应尽可能减少导致癫痫发作的风险因素，另外，硬膜外阻滞的阈值应保持一个较低的水平。如果在妊娠晚期有频繁的强直阵挛或长时间的局灶性癫痫发作，应考虑选择剖宫产，避免发生与产时癫痫发作相关的不良后果。

有学者认为，叶酸缺乏可能是抗癫痫药引起胎儿畸形的途径之一。Blake（1978）的研究表明，大鼠妊娠期使用叶酸可防止苯妥英引起的特殊羟化酶活性的降低，从而可能阻止苯妥英对胎儿的毒副作用。EI Mazar 在 1992 年做的一项小鼠研究中提出，丙戊酸导致的胎儿致畸可以通过叶酸的代谢来调节。作者还指出，虽然亚叶酸和维生素 B_6、维生素 B_{12} 可以有效地降低丙戊酸钠的致畸性，但是保护作用不完全。育龄期女性癫痫患者在妊娠前预先服用叶酸可减少胎儿先天性畸形发育的发生；国内外一致认为，补充叶酸可作为辅助治疗，改善抗癫痫药的不良反应，但具体的使用人群及叶酸给药剂量有较大差别。

女性癫痫患者在妊娠期癫痫发作或服用 AEDs 可能在一定程度上增加产科并发症和胎儿致畸的风险。2021 年《中国围妊娠期女性癫痫患者管理指南》提出了下列关于使用抗癫痫药治疗者的建议。

（1）妊娠前咨询。①建议育龄期女性癫痫患者无发作至少 9 个月再计划妊娠（B 级推荐）。②如果患者最近 3～5 年均无发作，且脑电图正常，参照癫痫减停 AEDs 的一般原则，可考虑逐步停药，但应事先充分告知患者癫痫可能复发及其对患者和胎儿的影响（D 级推荐）。③对于正在联合治疗的女性，考虑到其生育的黄金年龄较短，且大多数患者使用低剂量 AEDs 的致畸风险较低，临床上并不建议完全停药后再妊娠，而应依据患者的具体情况进行调整：a. 改为低剂量单药；b. 替换高致畸率的药物；c. 维持原方案，但减少剂量（D 级推荐）。④建议在妊娠前监测 AEDs 的血药浓度，建立妊娠期药物剂量调整的参考基线值（C 级推荐）。

（2）计划妊娠和妊娠早期管理。①建议在备孕时，优先选择新型 AEDs，尽可能避免使用丙戊酸，尽量保持单药治疗的最低有效剂量（A 级推荐）。②对于已经在使用丙戊酸的女性患者，建议重新评估，尽量改用其他 AEDs 替代后再考虑妊娠（C 级推荐）。③计划外妊娠且正在使用丙戊酸的女性，若发作控制良好，不推荐在妊娠期临时替换丙戊酸，调整到较低剂量即可；若发作控制不佳，可尝试用起效较快的新型 AEDs 进行替换，或添加新型 AEDs，并维持较低的丙戊酸剂量（D 级推荐）。④推荐患癫痫女性从备孕开始每天补充叶酸，并至少持续到妊娠 12 周（A 级推荐）。若未服用 AEDs，建议叶酸日剂量为 0.4 mg；如正在服用叶酸拮抗药或既往有流产史、曾生产过神经管畸形儿的，建议叶酸日剂量为 5 mg（D 级推荐）。

（3）妊娠中晚期管理。①建议对患癫痫孕妇每 2～3 个月进行癫痫门诊随访，动态评估患者的癫痫发作情况，依据妊娠前或妊娠早期 AEDs 血药浓度基线值，及时调整药物剂量或联合治疗。对于服用拉莫三嗪的孕妇，建议每月监测血药浓度（C 级推荐）。②服用 AEDs 的患癫痫孕妇在妊娠期出现抑郁、焦虑等精神心理症状，应请精神心理科医生进行早期干预（D 级推荐）。③建议妊娠期密切监测胎儿健康状况，如果发现胎儿异常，建议咨询产科医生和新生儿科专家，以确定妊娠期间和产后的治疗方案（A 级推荐）。

（4）分娩期和哺乳期管理。①对于癫痫发作频繁和癫痫持续状态风险高的少数孕妇，可以考虑选择性剖宫产，并建议在条件完善的医疗机构实施（A 级推荐）。②患癫痫孕妇分娩时镇痛药优先选择吗啡，而哌替啶可能降低癫痫发作阈值，应谨慎使用（D 级推荐）。分娩期间应当继续服用 AEDs，如果经口不能耐受，则改为具备胃肠外给药途径的药物，如丙戊酸、苯巴比妥和左乙拉西坦等（D 级推荐）。③建议在分娩后 10～14 天对患癫痫孕妇进行血药浓度监测，并根据血药浓度调整 AEDs 剂量（D 级推荐）。④如果母亲妊娠期使用了酶诱导型 AEDs，建议新生儿出生时肌内注射 1 mg 维生素 K。对体重＜1.5 kg 的早产儿，剂量可减半（D 级推荐）。⑤对于单药 AEDs 治疗的癫痫患者，鼓励母乳喂养（B 级推荐）。尽量避免使用苯巴比妥、苯二氮䓬类和托吡酯；如为多药联合治疗的患者，可考虑人工喂养（D 级推荐）。

二、妊娠期传统抗癫痫药的合理使用

（一）卡马西平

卡马西平的化学结构与三环类抗抑郁药相似，主要用于三叉神经痛、局部和失神性发作以及癫痫大发作。卡马西平抗惊厥的作用与产生膜稳定作用有关，易吸收，血浆半衰期为 1～2 天，有很高的蛋白结合率。胎儿体内的卡马西平血药浓度可以达到母体浓度的 50% 以上。不过，Veiby（2015）指出，卡马西平及其活性环氧化物代谢物的血清浓度在哺乳婴儿中通常低于治疗范围，并且很少有副作用被报道。

研究报道的胎儿卡马西平综合征表现为上斜面眼睑裂隙、指趾发育不全、内眦赘皮、长人中、短鼻子、小头畸形等。同时，卡马西平增加了 10 倍患脊柱裂的风险，也增加了小头畸形和尿道下裂、面部畸形以及远端指骨发育不全的缺陷、发育迟缓的风险等。Dean（2002）指出，面部异常和轻度的智力迟钝就是卡马西平综合征的组成要素。

Kaaja（2003）在一个妇产科诊所里开展了一硕前瞻性研究，共随访了 970 位患有癫痫的孕妇，研究发现重大畸形的发生和多种抗惊厥药相关，但是采用卡马西平的单一治疗则发生较少。Gerald（2008）提出，卡马西平联合其他抗癫痫药治疗时，出现胎儿畸形增多的可能机制是在与其他抗癫痫药物如苯巴比妥、丙戊酸等合用时，卡马西平-10，11-环氧化物蓄积，过氧化物代谢产物增加而致畸。这提示了卡马西平的致畸作用可能与环氧化物水解酶的活性降低有关。遗传性的酶的缺陷可在胎儿的羊水细胞中被检测到，但需开发常规临床检查方法。

Ornoy（1996）报道在新生儿发育中单一使用卡马西平会引起儿童认知障碍，并且出现面部畸形的孩子发生率更高。但是，Gaily（2004）进行的一项研究显示，与对照组相比，母亲使用过卡马西平单一治疗的婴儿的平均的语言和非语言智商分数没有什么不同。Gaily 认为，只要单一使用卡马西平的孕妇的血药浓度在参考范围内，就不会损伤产前接触过卡马西平的胎儿的智力。另外，妊娠期使用多种治疗方法或使用其他药物（丙戊酸盐）的癫痫女性，其子女的语言智力能力显著降低。

另外，卡马西平能够引起维生素 K 缺乏，干扰胎儿的凝血功能。

卡马西平在妊娠期可用于治疗癫痫，但要注意风险。如果采用单一卡马西平治疗的方法，应该监测血药浓度，将药物每天控制在最小有效剂量，同时定期检测肝脏和肾脏的功能及血液的参数。

使用卡马西平不需要终止妊娠，但是需要在妊娠中期进行详细的超声诊断，同时还要检测 16 周龄的孕妇血清中的 α 胎儿球蛋白，特别是检测神经管畸形。根据 2015 年妊娠期女性抗癫痫药应用专家共识，为了减少胎儿和新生儿的凝血障碍，足月出生后立即肌内注射 1 mg 维生素 K_1。

（二）苯妥英

苯妥英是一种使用非常广泛的抗癫痫的乙内酰脲衍生物，从 1938 年开始用于治疗癫痫。苯妥英对癫痫大发作、局限性癫痫、复合性局限性发作和持续癫痫状态都有效，没有镇静催眠的作用。Friedman（1993）报告了苯妥英用于治疗子痫的作用。另外，苯妥英也是抗心律失常药。

苯妥英口服后在小肠中被迅速吸收，在肝脏中被代谢为羟基苯妥英。代谢物与葡萄糖醛酸结合并通过尿液排出。苯妥英在体内的半衰期为 20～50 小时。

苯妥英易积聚在脂肪组织中，在孕妇血浆中浓度较低；在妊娠晚期，游离的苯妥英比例增加，部分地补偿了血浆浓度低的问题。较低的血药浓度被认为是癫痫病在妊娠期高发作趋势的原因。另外，苯妥英的血浆蛋白结合率高，其对母乳的渗透程度较低。

Janz 等人 1964 年就报道了苯妥英潜在的致畸性，这些异常被称为"胎儿乙内酰脲综合征"，包括产前及产后生长迟缓、颅面部畸形、心脏缺陷、认知障碍等。其造成的发育异常包括面部、头骨和四肢异常等，这些异常不容易被发现，但通过 X 线检查可以被观察到。

苯妥英单一治疗导致出生缺陷的风险是普通孕妇的 2～3 倍，但也有部分研究者认为苯妥英单一治疗会增加更多的致畸风险。Lindhout（1984）报道，苯妥英和另两个抗惊厥药联合使用后，胚胎毒性的风险急剧增加。其他研究者也观察到，苯妥英与其他抗癫痫药物联用会使致畸率增加。Holmes（2000）发现，与没有接触的对照组相比，87 个单独接触苯妥英的胎儿重大畸形、小头畸形、生长迟缓、面中部和指趾发育不全等畸形的风险增加。

与接触其他的巴比妥类药物相似，接触苯妥英的新生儿可能会引起维生素 K 的缺乏，从而导致凝血障碍。

Bustamante 和 Stumpff（1978）报道了三胞胎在子宫内均接触苯妥英和苯巴比妥后有不同程度的发育迟缓以及面部、指甲和指趾发育不全，三胞胎 A 正常，但三胞胎 C 患唇腭裂，三胞胎 B 颅缝早闭。这说明，因为遗传学上的差异，在近似同样子宫环境生长的三胞胎药物的致畸作用不同。另一个病例是同母异父的双胎妊娠，一个是健康的孩子，一个是患有苯妥英综合征的孩子，这也支持 Phelan（1982）提出的"胚胎的环氧化酶遗传活性对产生畸形的影响，比环氧化物的蓄积更重要"。Buehler（1990）表明，在子宫内接触到苯妥英的胎儿中，环氧化酶活性较低的胎儿患乙内酰脲综合征的风险增加。Lyon（2003）在一个病例报告中推测，胎儿血管受阻后的缓慢性心律失常可能导致畸形的发生。

Dean（2002）发现胎儿在子宫里接触苯妥英后发育迟缓的比例明显提高。但是，Adah（2004）在研究服用苯妥英的 21 位女性时，并未发现苯妥英有导致认识功能障碍和主要畸形方面的重大风险。

Briggs（2005）总结了苯妥英对胎儿可能的致癌风险，并介绍了产前接触苯妥英的 12 名儿童出现神经外胚层肿瘤，其中 6 个为神经母细胞瘤。Satge（1998）也系统地回顾了于妊娠期接触苯妥英相关的肿瘤，不过因为病例量太小，不能确定苯妥英和神经母细胞瘤之间的必然联系。

基于应尽量使用单一药物治疗的原则，如果使用苯妥英可以很好地控制癫痫时，应该继续使用此药。同时，应该监测血药浓度，将每天用量尽可能控制在最小有效剂量。当计划妊娠以及癫痫不再发作时，应该与医生讨论是否可以停用抗癫痫药。

使用苯妥英治疗并不表示一定要终止妊娠，但是需要做好预防措施，扩大产前诊断（包括超声诊断），以排除重大畸形的发生。根据 2015 年妊娠期女性抗癫痫药应用专家共识中提出，为了降低新生儿凝血障碍的风险，新生儿出生后，立即肌内注射 1 mg 维生素 K_1。

（三）苯巴比妥和扑米酮

在巴比妥类中，苯巴比妥和扑米酮是抗癫痫药，它们通过稳定神经细胞膜来发挥抗惊厥作用。扑米酮的代谢物苯巴比妥和苯乙基丙二酰胺有抗惊厥作用。由于妊娠期服用扑米酮和苯巴比妥的适应证、有效性、半衰期及副作用都很相似，所以这里只介绍苯巴比妥。

苯巴比妥和扑米酮对于局限性癫痫和癫痫大发作非常有效。自 20 世纪初，苯巴比妥开始被用来作为镇静剂和抗惊厥药使用，口服易被吸收，50% 以上的药物与蛋白结合，25% 通过尿液以原形排出，其余的以代谢物的形式排出，半衰期 2～6 天。苯巴比妥可以诱导肝药酶，这会影响其他一些药物的代谢，进而改变其他药物的药效和毒性。苯巴比妥能透过胎盘屏障，影响胎儿肝脏中的酶活性。

Heinonen（1977）报道，在 1 415 名妊娠早期用苯巴比妥治疗的孕妇中，既没有增加出生缺陷率，也没有发生异常情况；但是使用不常见的巴比妥类，发生心血管出生缺陷的比例升高。在妊娠早期接触苯巴比妥的 334 名胎儿的病例中，胎儿出生缺陷率是 6%，比自发率（2%～3%）高。Rosa（1993）和 Briggs（2005）讨论了巴比妥类药物和心血管缺陷的可能联系，但是没有确切的结果。北美接触抗癫痫药孕妇的登记数据（Holmes 2004）表明，在出生前经超声检查，用苯巴比妥单一治疗母亲的 77 名胎儿先天性畸形的发病率为 6.5%，是相似年龄女性发病率的 4 倍。在 Canger（1999）和 Kaneko（1999）的研究中，苯巴比妥单一治疗造成的畸形率大约是 5%。与其他抗惊厥药类似，在 46 名接触到苯巴比妥的儿童中，有 15% 出现脸部畸形综合征，包括内眦赘皮、宽鼻梁、鼻尖朝上以及明显的嘴唇突出，有 24% 的儿童有远端指头发育不全，有 3 名在以后的生长中出现发育迟缓（Jones 1992）。

20 世纪 70 年代，有一些报道指出，患者在妊娠期服用苯巴比妥后，宫内和产后胎儿生长迟缓，与在子宫里接触苯妥英和乙醇的胎儿相似。苯巴比妥和咖啡因联用可增加致畸率，Samrén（1999）报道了与这种联合用药有关的 5 名严重畸形的婴儿。

母亲在妊娠的最后一个月服用 60～300 mg/d 苯巴比妥的孩子会出现戒断症状，且在出生后 3～14 天会出现高度过敏和震颤。分娩前短时间内服用大剂量苯巴比妥的孕妇可造成新生儿呼吸抑制。

从发育的角度来看，Adams（2004）的研究显示，在子宫内接触到单一用药的苯巴比妥时，胎儿出生后的一般语言和非语言的神经发育得分偏低；但是，Dean（2002）的研究发现，这种情况下的孩子发育没有延迟。

用苯巴比妥治疗时，类固醇、维生素 D 和维生素 K 的代谢受到影响，在理论上可以引起胎儿血低钙症和凝血功能的障碍。

和长期使用抗惊厥药不同，单一剂量的巴比妥（例如止痛药或者作为麻醉药的一部分）没有发现致畸作用。

苯巴比妥和扑米酮可以用来治疗局限性癫痫、癫痫大发作以及不严重的先兆子痫。在妊娠早期使用苯巴比妥的致畸率是正常孕妇的 2 倍。使用苯巴比妥治疗不必立即终止妊娠，但是需要对胎儿进行超声波检查，以排除胎儿出现发育异常的可能。当治疗持续到分娩时，应该观察新生儿的药物戒断综合征。用苯巴比妥治疗癫痫时，为了降低胎儿和新生儿凝血障碍的风险，足月儿出生后立即肌内注射 1 mg 维生素 K_1，对体重<5 kg 的早产儿，剂量可减至 0.5 mg，并在第 3～5 天、4 周时重复肌内注射维生素 K_1。

（四）乙琥胺及其他琥珀酰亚胺

乙琥胺只对癫痫小发作有效。在一定的条件下，乙琥胺可能通过血-脑屏障促进大脑中葡萄糖的转移，从而提高癫痫发作的阈值。其口服吸收较好，达峰时间为 3～4 小时，血浆蛋白结合率不高，40～100 μg/ml 的血药浓度就可以有效预防癫痫发作。

妊娠期间使用乙琥胺治疗的报道不多。Speidel（1974）报道，在子宫内接触过乙琥胺的新生儿出血报告表明，乙琥胺有潜在的维生素拮抗作用。Lindhout（1992）报道，在 57 名采用乙琥胺治疗癫痫的女性的胎儿中没有发现典型的出生缺陷。Rosa（1993）报道了 18 例在妊娠早期接触过乙琥胺的胎儿，没有发现出生缺陷。尚未发现乙琥胺的致畸作用，但数据有限，无法证实。

对于其他的琥珀酰亚胺类——甲琥胺和苯琥胺，还没有足够的经验来评估其在妊娠期的危害。

乙琥胺可在妊娠期治疗癫痫发作。不推荐使用甲琥胺和苯琥胺。接触琥珀酰亚胺衍生物无需立即终止妊娠，应在 20 周左右进行超声诊断，观察胎儿是否生长发育正常。足月儿出生后应立即肌内注射 1 mg 维生素 K_1，以减少凝血障碍现象的发生。

（五）丙戊酸

丙戊酸（VPA）能够使大脑中的抑制性递质 γ 氨基丁酸（GABA）浓度增加，对于不同形式的癫痫都有效果。

丙戊酸口服吸收良好，血浆蛋白结合率高（95%）；脂溶性较高，能够穿透血-脑屏障和胎盘屏障；母乳中浓度非常低。妊娠晚期，肝脏代谢丙戊酸的速度加快，血浆中游离丙戊酸的比例增加，平衡后，活性丙戊酸的含量大致不变。

胎儿出生时脐带血中丙戊酸的浓度高于母体。因为新生儿的肝脏代谢能力尚未成熟，丙戊酸的半衰期从 8～15 小时延长到 15～60 小时。

在所有 AEDs 中，产前接触丙戊酸盐有导致先天性畸形、早期认知技能延迟和神经发育障碍（如自闭症谱系障碍）的风险。

单一使用丙戊酸导致出生缺陷的整体风险比未经治疗的、没有癫痫的孕妇的风险高出 2～3 倍，也比单一应用其他抗癫痫药的风险高。与妊娠期应用丙戊酸有关的多种畸形明显区别于其他抗惊厥药，并可能组成一种胎儿丙戊酸综合征（FVS）。Di Liberti（1984）定义了胎儿在子宫内接触了丙戊酸导致的 FVS 的特征：眦上赘皮、宽鼻梁、朝上的鼻尖、薄红唇、浅人中和衰退的嘴。也有报道称，胎儿接触了丙戊酸钠后，出现了长、薄而重叠的手指和脚趾，高凸的指甲以及桡侧列骨异常。

Kozma（2001）回顾了 1978—2000 年的文献，他找出了 69 个有丙戊酸综合征特征的病例。胎儿丙戊酸钠综合征的临床表现非常广泛，包括类似的面部表型、多个组织和器官的异常、中枢神经系统的功能障碍以及身体生长的改变。Di Liberti 的文章中对面部表现的描述是小而宽的鼻子、小耳朵、长上嘴唇、浅人中和颌后缩等。在这篇文章统计的丙戊酸钠综合征患者中，62% 有肌肉骨骼异常，30% 有轻微的皮肤缺损，26% 有心血管异常，22% 有生殖器官异常，16% 有肺异常。此外，少数还有大脑、眼睛、肾和听力的缺陷。上述患者中，12% 死于婴儿期，存活者中有 29% 伴有发育缺陷或精神发育迟滞，包括 15% 的患者生长迟缓和 9% 的患者过度生长。其中有 3% 是典型的丙戊酸导致的神经管畸形，会使患脊柱裂或其他神经管畸形的风险至少增加 20 倍。研究在受孕后的第 17～28 天时胎儿中检测到了这些异常。

丙戊酸还与三角头畸形和尿道下裂相关。Arpino（2000）使用 MADRE 监控妊娠早期接触丙戊酸的产妇的胎儿畸形状况，发现丙戊酸与典型畸形（脊柱裂、心脏畸形、尿道下裂、肢体减少缺陷）、不典型畸形（脑穿通畸形和其他异常的大脑、面部异常、主动脉的狭窄等）有关。

英国癫痫和妊娠登记处（2006）报道称，丙戊酸钠致畸率为 5.9%（95% CI 4.3～8.2），比卡马西平的 2.3%（1.4～3.7）和拉莫三嗪的 2.1%（1.0～4.0）高。有研究者称，丙戊酸致畸风险很高，并且有可能是抗癫痫药中致畸性最高的。

Duncan（2001）报道，尽管补充了叶酸，两位女性服用合适剂量的丙戊酸钠后，生出的孩子仍患有神经管畸形，这表明丙戊酸钠的致畸作用有遗传药理学上的易感性。

最近的一些研究发现，丙戊酸的致畸作用和剂量之间的相关性。如果孕妇每天的服用剂量≥1 000 mg，或者血浆水平超过 70 $\mu g/ml$，孩子发生重大畸形的风险将显著增加。

Glover（2002）发现使用丙戊酸会使视觉缺陷的风险增加：在一个回顾性研究里，46 名胎儿在子宫内接触了抗癫痫药，其中 37 名接触了丙戊酸钠，单一使用丙戊酸钠的胎儿中有 50% 是近视；所有接触抗癫痫药的病例组里都发生了眼睛的缺陷：斜视占 20%、散光占 24%、屈光参差症占 11%。

儿童在子宫内接触丙戊酸钠可能出现产后生长缺陷、小头畸形和罕见的新生儿肝细胞坏死，可能会导致新生儿死亡。

20 世纪 90 年代的研究主要集中于妊娠期接触丙戊酸后重大先天性畸形的风险，现在更多的研究探讨应用丙戊酸给儿童认知和行为的发育带来的影响。Moore（2000）的一项临床研究报道了 57 名患有抗惊厥药引发疾病的儿童，其中 46 名在子宫中接触过丙戊酸，这些儿童中有 80% 有行为问题，包括注意力缺陷、多动症、自闭症和 Asperger 疾病等。Koch（1996）在针对宫内接触抗癫痫药的新生儿的行为及以后的神经机能检查中，发现 40 名在子宫中接触到丙戊酸的儿童神经功能最弱，且出生时携带的丙戊酸与新生儿烦躁及 6 岁时的神经功能障碍有关。Rasalam（2005）评估了子宫内接触抗惊厥药儿童的自闭症和 Asperger 疾病的临床特点及发病率，认为丙戊酸钠是与此类疾病最相关的药物。在这个研究中，胎儿抗惊厥药引起自闭症发生的性别比率均等。

Gaily（2004）对 182 名患有癫痫的母亲的孩子（学龄前或学龄时）和 141 名对照组的孩子进行随机双盲试验，发现接受抗癫痫治疗和妊娠期癫痫发作孕妇的孩子的数据与正常孩子有明显区别，接触复合治疗和在妊娠期接触丙戊酸的儿童的语言有关的 IQ 得分明显降低。

Adab（2004）在英国利物浦和曼彻斯特的癫痫诊所进行的回顾性研究中也得到了相似的结果：249 名年龄大于或等于 6 岁的儿童中，41 例接触丙戊酸钠儿童的语言智商明显低于没有接触药物或者接触其他药物的儿童。多元回归分析表明，妊娠时接触丙戊酸及母体癫痫发作与孩子语言智商较低明显有关。Kini（2006）后续也证实了在接触丙戊酸钠的儿童中，语言智商和面部特征之间有明显的相关性。

Eriksson（2005）进行的关于 39 个样本的群体研究发现，在接触丙戊酸单一治疗的儿童中，低智商（<80）的发生率是 19%，极低智商（<70）的发生率是 10%，有轻微神经功能障碍的发生率是 21%。

总之，在子宫内接触丙戊酸钠的长期效应可能确实存在，遗传和积累的环境因素也可能是儿童在子宫内接触丙戊酸后神经识别症状发病率明显增加的原因。

对妊娠期使用丙戊酸的建议如下：

（1）孕妇禁用丙戊酸，只有在不可能妊娠（如严重智力或身体残疾）或者满足妊娠预防条件的情况下，丙戊酸钠可作为一线治疗。考虑到子宫内接触丙戊酸钠的风险，在治疗有生育潜力的女孩和妇女时，应尽可能避免丙戊酸钠。

（2）对于考虑到未来妊娠，已经接受丙戊酸治疗的女性患者来说，妊娠前应完成治疗变更并进行充分评估。对于丙戊酸及其他治疗，应在受孕前确定最低有效剂量。为了对治疗方案进行更好地修改，并对修改后的方案进行充分评估，理想的做法是应在计划妊娠之前一年或更长时间启动。丙戊酸向替代治疗的转换通常会持续至少两三个月。通常首先将新药逐渐添加到丙戊酸盐中，可能需要最多六周的时间才能达到新疗法的潜在有效剂量；此后可以尝试逐渐停用丙戊酸盐。

（3）对于意外妊娠或者妊娠时接受丙戊酸治疗的妇女来说，一般规则是对发现妊娠的妇女继续使用丙戊酸盐治疗。在服用丙戊酸钠时癫痫控制良好的妇女妊娠期间，通常不建议将丙戊酸钠转换为另一种 AEDs。

（4）如果丙戊酸是最合适的治疗选择，则必须充分告知患者和护理人员或监护人妊娠期间使用丙戊酸的相关风险以及替代治疗的相对风险和益处。

（5）我们必须牢记控制药物摄入量是非常重要的，需要使用丙戊酸钠来控制病情的女性不要对妊娠丧失信心，医生可以提供一些心理辅导。

（6）丙戊酸的畸形率属于剂量依赖性。每天剂量 < 650 mg 的畸形率与高剂量卡马西平或拉莫三嗪的畸形率相当。丙戊酸钠每天应保持尽可能低水平的摄入量，每天摄入量不超过 1 000 mg。应该有规律地控制血浆中药物浓度，使其不超过 70 μg/ml。选择丙戊酸时，应开出最低有效剂量，理想情况下不超过 500~600 mg/d。

（7）使用丙戊酸时，不必立即终止妊娠。妊娠 6 周后做产前诊断时，应该检测母体血液中的 α 胎儿球蛋白；妊娠中期要进行详细的超声波检查，以排除干扰组织生长的因素，特别是神经管畸形。我们应该告诉女性，妊娠后会在生理结构和行为上发生异常。还应告知女性有关产前筛查方法的局限性的信息，这些方法不能识别出智商（IQ）和神经发育受到影响的儿童，并且会遗漏一些畸形。

（8）由于理论上存在肝毒性风险，建议监测婴儿是否有黄疸或其他肝功能障碍迹象。

（六）苯二氮䓬类药物

苯二氮䓬类可作为抗癫痫药、镇静药、安眠药使用。以下仅讨论目前用于抗癫痫疗法时的情况。

地西泮、氯硝西泮和氯巴占通过抑制病灶兴奋的扩散起抗癫痫作用，它们在化学性质和结构上非常相似。地西泮口服给药吸收迅速，在肝脏里代谢为去甲西泮，仍然具有活性，然后与葡萄糖醛酸结合，经肾脏排出，半衰期为 1～2 天。由于新生儿肝脏发育不完全，在新生儿体内半衰期会变长。地西泮很容易通过胎盘屏障，在出生时，脐带血中的地西泮浓度是产妇血液的 3 倍。

地西泮对人类胚胎的影响存在争议。尽管 Saxén（1975）研究报道提示地西泮与唇腭裂存在相关性，但在已发表的大量回顾性研究中未能证实该相关性。也曾经有报道称地西泮和腹股沟疝显著相关，但也未得到证实。

有动物实验证明，低剂量地西泮可以造成苯并二氮䓬受体下游反应的永久性改变，从而造成特定的行为改变。根据这些研究的结果可以得出假设，胎儿在子宫内接触这类药，可能会引起特定行为的长期变化和中枢神经系统功能不良。由于胎儿的血脑屏障通透性比成人高，所以母体地西泮暴露进入胎体后易作用于胎儿的大脑，对边缘系统起抑制作用。

目前看来，地西泮不像其他抗惊厥药那样有很高的致畸作用。然而，在出生过程中使用高剂量的地西泮，或者长期（包括在妊娠后期）服用 15～20 mg 地西泮时，要考虑其可能引起新生儿功能紊乱的风险。一方面，使用高剂量的地西泮治疗癫痫时可能会引起胎儿呼吸抑制。陈燕（2014）报道称，1 小时内用药超过 30 mg 可发生呼吸抑制，24 小时总量不宜超过 100 mg。另一方面，地西泮可能导致一些症状在新生儿期出现，例如烦躁不安、震颤、肌肉紧张、呕吐、腹泻和痉挛。当地西泮剂量超过 30～40 mg 或长期服用时，新生儿发生并发症的风险就会增加，如婴儿低肌张力疾病伴有肌肉松弛、嗜睡、体温混乱、弱吮等，可从 1 周持续到好几个月。由于地西泮胎盘透过率高，在胎儿体内会发生蓄积，每天 6 mg 的地西泮就会有新生儿发病的风险。

妊娠期使用氯硝西泮的副作用较低，暂时只在实验动物中发现其致畸作用，且不能确定畸形及中毒的发生率，尚需进一步研究证明。

关于氯巴占和胎儿畸形关系的信息还很少，在新生儿时期，其可能会与地西泮引起同样的并发症。

有迹象显示，低剂量的地西泮或者氯硝西泮可以在妊娠初期使用。如果长期使用，尤其是在妊娠晚期，必须检查新生儿的戒断症状，也应该在孩子出生的早期进行进一步观察。在分娩前或分娩时使用高剂量地西泮可能会出现胎儿呼吸抑制。

使用苯二氮䓬类药物无需立即终止妊娠。在器官形成时，滥用高剂量苯二氮䓬类药物或者使用苯二氮䓬类药物长期治疗时，应进行胎儿超声波检查。如果在妊娠后期使用，可用超声来进行检查胎儿的运动模式。

三、妊娠期新型抗癫痫药的合理使用

（一）拉莫三嗪

拉莫三嗪常用于局部和中等癫痫大发作的辅助治疗。它在母体血浆蛋白结合率约为 50%，并以中等量渗透到母乳中。

拉莫三嗪和丙戊酸钠相比，对女性内分泌、代谢功能的改变更小。在 Isojärvi（1998）的一项研究中，建议用拉莫三嗪取代丙戊酸钠，因为丙戊酸钠增加患多囊卵巢综合征和雄激素增多症、体重增加和超高胰岛素血症的风险。用拉莫三嗪取代丙戊酸钠对 12 例相关患者进行治疗后 1 年，观察 12 个月，发

现患多囊性卵巢综合征的女性数量明显下降。

有研究者提出，较新的抗癫痫药与巴喷丁和拉莫三嗪联用可能对癫痫妇女的好处在于，这些药物不会改变类固醇激素的水平，也不会干扰激素避孕的效果。Sabers（2001）报道，7 名患者口服避孕药后，拉莫三嗪的血药浓度显著降低。药物的相互作用使癫痫发生和重复发作的频率都增加；停止服用避孕药会使发作的频率降低。出现这种现象的原因是拉莫三嗪在妊娠中的清除率是正常的 3 倍，所以妊娠女性的血药浓度水平下降，引起癫痫发作。de Haan（2004）报道了 9 名单独使用拉莫三嗪的妊娠女性癫痫复发的风险增加，因为血药浓度降到了有效浓度的 40%。

Morrow（2006）报道了英国贝尔法斯特癫痫和怀孕登记中心 647 位单独使用拉莫三嗪女性的妊娠结局，其中，有 21 例先天畸形（3.2%，95% CI 2.1～4.9），和未用拉莫三嗪的人群相比，先天畸形发生的概率没有显著差别；同时，5.4% 的病例日用总剂量多于 200 mg（95% CI 3.5～7.3），尿道下裂和胃肠闭锁发生的情况较多，但是拉莫三嗪造成的畸形类型和其他抗惊厥药没有什么不同。在制造商登记的数据中，拉莫三嗪每天剂量达到 400 mg 时仍未观察到致畸的量效关系。

Holmes（2006）报道了北美抗癫痫药登记处登记的 791 例单独使用拉莫三嗪的妊娠女性（都服用过叶酸），共评价了 684 名孩子，18 名孩子出现了畸形（占 2.6%），包括 5 名口裂，2 名唇腭裂，3 名腭裂；发生面部畸形的概率为 7.3/1 000，而对照组为 0.6/1 000。

因为未接触过拉莫三嗪的组发生唇裂的概率特别低，唇裂在人群中的发生有很大的变化，而且母亲的癫痫症也会造成唇裂的发生，所以胚胎接触到拉莫三嗪后的唇裂风险还没有得到确切的结论。需要明确的是，与经典的抗癫痫药不同，拉莫三嗪尚无特异致畸类型的报道。

拉莫三嗪和左乙拉西坦是孕妇（和有生育潜力的妇女）的首要治疗选择。拉莫三嗪每天用量不得超过 200 mg。在妊娠早期治疗后，不需终止妊娠。妊娠中期应通过详细的超声检测来判断胚胎的发育是否正常。妊娠会对 AEDs 的药代动力学特性产生重大影响（例如改变吸收、增加分布体积和肾脏排泄以及诱导肝代谢），因此建议在妊娠前、妊娠期及分娩后即时监测拉莫三嗪的水平，并进行适当的剂量调整。

（二）左乙拉西坦

左乙拉西坦是乙拉西坦的 S 异构体。口服能够完全吸收，血浆蛋白结合率低，不经肝脏代谢，约 1/3 药物通过水解方式代谢，2/3 药物以原型经过肾脏排出，并且其浓度和剂量表现出线性相关的特点。左乙拉西坦的相对分子量低，可大量转移到母乳中；尽管如此，母乳喂养婴儿的血清浓度仍然很低，这表明左乙拉西坦可以被新生儿有效清除。

左乙拉西坦作为第二代 AEDs，具有广谱抗癫痫活性、特殊的药代动力学特点、对（新生儿）认知没有影响等优势，使其在妊娠期癫痫发作患者的应用逐渐增加。

妊娠期左乙拉西坦的血药浓度会出现明显的下降，在妊娠后期，左乙拉西坦的血浆浓度仅为非妊娠期的 40%。这可能是由于左乙拉西坦主要通过肾脏清除，在妊娠期间肾脏血流量增多，肾小球滤过率增加，血浆清除率明显增加，从而使左乙拉西坦在妊娠期间血药浓度显著下降。因此在发现妊娠后，应尽快增加给药剂量，同时应进行血药浓度监测，以便及时进行调整。

Morrow（2006）报道了 22 名女性单独使用了左乙拉西坦后的妊娠结果，其中未发现先天畸形的病例。Ten Berg（2006）进一步报道了 39 名孕妇使用左乙拉西坦的情况：28 个成功出生的孩子中 1 个出现腹股沟疝，其中 9 名单用该药的孕妇，孩子未出现畸形；接受了复合治疗的孩子中 6 个（21%）发育迟缓。

根据黄琳（2016）Meta 分析结果显示，左乙拉西坦组妊娠期癫痫发作率高于丙戊酸钠组，而与拉莫三嗪、托吡酯、卡马西平及苯妥英单药治疗无明显区别；左乙拉西坦新生儿严重先天性畸形发生率低于其他抗癫痫药组，与奥卡西平组无明显区别。

左乙拉西坦作为一种新型的抗癫痫药，在妊娠期间具有较好的癫痫控制效果和较低的后代致畸率。但是鉴于目前缺少关于左乙拉西坦在妊娠期抗癫痫治疗的系统性研究，尤其缺少在妊娠期不同时期及其产后的血药浓度变化曲线相关资料，目前临床多是经验用药。妊娠期使用左乙拉西坦治疗，没有必要终止妊娠。和其他抗惊厥药一样，该药在复合疗法中，可能导致出生缺陷率的升高。临床应用时需要严密监测血药浓度的变化，尤其是妊娠早期及分娩前后孕妇体内激素波动较大的时期，应及时调整药物剂量，避免因血药浓度的波动导致癫痫控制不良以及药物过量可能导致的不良事件。在妊娠中期，详细的胎儿超声波可以检测出组织结构上发生的变化。

（三）奥卡西平

奥卡西平与卡马西平有相似的化学结构，能通过一氧化氮代谢路径变成环氧化物。奥卡西平和它的活性代谢物 10 -羟基- 10,11 -二氢酰胺咪嗪（10-OH-CBZ）能穿过胎盘屏障，分娩时可以在脐带血中被检测到，但其在母乳中的含量相对较低。

奥卡西平及其活性代谢物在妊娠期的血药浓度均会显著下降，产后又迅速回升，癫痫发作频率的增加可能与清除率的增加有直接关系。

在早期多篇文献报道的 37 例妊娠结局中，31 例婴儿是正常的，3 例自然流产，2 例出现中度异常（这种异常后来消失），1 例脊柱裂（母亲曾经使用过丙戊酸钠），1 例有羊膜带。Montouris（2005）报道了 248 名单独使用奥卡西平的妊娠女性，61 名用奥卡西平辅助治疗。在单独使用奥卡西平组中，有 6 例出现了畸形，畸形率为 2.4%，这和人类总畸形率（2%～4%）相比没有明显差异；用奥卡西平辅助治疗的一组出现 4 例畸形（6.6%）。

奥卡西平的致畸率低，但关于神经行为发展的数据很少。奥卡西平对叶酸代谢的影响尚不清楚，目前最安全的方法是在用药同时补充叶酸。使用该药无需终止妊娠，但是在妊娠中期应使用详细的超声波诊断检查作为额外的预防措施，还要在妊娠第 16 周时对孕妇血清中的 α 胎儿球蛋白进行检测。妊娠期奥卡西平的血清浓度下降明显，在妊娠期间和产后可能需要调整剂量。依据 2015 年妊娠期女性抗癫痫药物应用专家共识，为了减少胎儿和婴儿中的凝血障碍，足月儿出生后立即肌内注射 1 mg 维生素 K_1。

（四）托吡酯

托吡酯的相对分子质量低，血浆蛋白结合率为 13%～27%，原型和代谢产物主要经尿液排泄。托吡酯在妊娠期的药物代谢动力学变化较大，血药浓度的变化表明癫痫发作的频率可能增加，故治疗时血浆药物浓度的监测对癫痫的控制非常重要。

在生产商的后期市场监测中，记录了 38 名使用该药的女性中（17 名单独使用该药），3 名接触了多种治疗药物的孩子出现先天异常。Yerby（2003）在给药品公司的报告中提到，110 例婴儿中 5 例出现尿道下裂。英国登记的数据中有 28 名妊娠女性单独使用了托吡酯，有 2 例婴儿出现先天性畸形（唇裂、腭裂和尿道下裂）。

和其他抗惊厥药一样，该药可能会导致出生缺陷率升高，尤其是在复合疗法中。但由于缺乏使用的经验，还不能对该药物的危险性进行评估。在治疗期间不需要终止妊娠。但在妊娠中期进行产前诊断时，详细的胎儿超声波可以检测出组织结构上发生的变化。

（五）加巴喷丁

加巴喷丁是一种抗惊厥药，可以抑制部分中枢神经系统分泌多巴胺，常用于癫痫部分发作时的辅助治疗。

Morrow（2006）报道，31 例单独使用该药后的妊娠结果中，出现了 1 例室间隔缺损。澳大利亚癫痫注册中心报道的相似数量的病例中，有 4 例妊娠时接触过包括加巴喷丁等多种药物的孩子具有出生缺陷。Chambers（2005）报道了 1 例单独接触加巴喷丁的婴儿出现了面部畸形。

总体而言，由于人体临床资料非常有限，尚不能做出加巴喷丁妊娠用药安全性评估，由于这类药物通常与其他抗惊厥药联用，真正导致出生缺陷的原因很难确定。

有效的经验性数据不能解释单独使用加巴喷丁后产生畸形的本质原因。治疗期间无需终止妊娠。抗惊厥药会导致出生缺陷率升高，尤其是在复合疗法中。可在妊娠中期进行产前诊断，用超声波检测胎儿组织结构上是否发生变化。

（六）氨己烯酸

氨己烯酸通过不可逆地抑制 GABA‑转氨酶，增强抑制中枢神经系统的神经递质 GABA 的作用，因此它可以用于抑制癫痫发作。

氨己烯酸可以影响鼠脑的生长，也能够透过动物胎盘。在一些人类胎儿单独接触氨己烯酸的报道中尚未发现先天性畸形；也有报道发现同时使用卡马西平后孩子发生了膈疝和尿道下裂，还报道了两个低钙血症的病例。Vajda（2003）发现，澳大利亚癫痫登记处的 8 名使用该药物的孕妇中，没有出现致畸效应。医药产品委员会（1999）报道，196 名使用了氨己烯酸的孕妇中，有 14.5% 的婴儿出现先天异常（出现异常的孩子中，2/3 是畸形），但部分病例都经过了多种药物联合治疗。关于氨己烯酸的作用仍在讨论之中，在使用者中有 30%～40% 出现集中性视野缺损，但是对于那些在出生前就已经接触到氨己烯酸的儿童，尚无有关集中性视野缺损的信息。

目前氨己烯酸致畸作用的报道较少。当在妊娠早期使用氨己烯酸时，不必立即终止妊娠。和其他抗惊厥药一样，该药可能会增加胎儿的畸形率，尤其是在复合疗法中。在妊娠中期产前诊断时，详细的胎儿超声波可以检测出组织结构上发生的变化。为了减少胎儿和婴儿的凝血障碍，足月儿出生后立即肌内注射 1 mg 维生素 K_1。

（七）唑尼沙胺

唑尼沙胺是氨苯磺胺的衍生物，为部分性癫痫发作的辅助治疗药物，其作用机理尚不清楚。单次口服药物后，唑尼沙胺在红细胞和血浆中的半衰期分别是 105 小时和 50～68 小时。若同时服用肝药酶诱导剂类抗惊厥药（如卡马西平、苯妥英、苯巴比妥或扑米酮），则唑尼沙胺在血浆中的半衰期减少 25～35 小时。

Kondo（1996）报道了 26 名使用唑尼沙胺的妊娠女性，其中 4 名单独使用该药的孕妇未出现出生缺陷；但是使用多种药物治疗（丙戊酸钠和苯妥英）的女性中，有 2 例婴儿发生了房间隔缺损和无脑畸形。另外，Kawada（2002）报道了 2 例抗惊厥药联合治疗后产下健康的婴儿的病例。

这些资料不足以确定唑尼沙胺对胚胎或胎儿致畸的风险。妊娠早期应尽量避免使用此药，若需唑尼沙胺治疗，应先考虑以最低有效剂量单剂疗法。因唑尼沙胺仅为辅助治疗药物，故此法难以实施。在妊娠中期产前诊断时，详细的胎儿超声波可以排除组织结构上发生的变异。

（八）普瑞巴林

现在暂无充足的经验对普瑞巴林在妊娠中的风险进行评价。少部分处于妊娠初期的女性使用该药后未显示有胚胎致畸作用。某些动物实验中发现普瑞巴林可导致骨骼异常和神经管畸形。

使用普瑞巴林无需立即终止妊娠，但是也需要额外的预防措施，应该在妊娠中期进行详细的超声波诊断。

（九）噻加宾

噻加宾是 γ‑氨基丁酸（GABA）的抑制剂，可作为部分性癫痫发作的辅助治疗药物。它的消除半衰期为 7～9 小时，但患者如果同时接受肝药酶诱导剂类抗惊厥药（如卡马西平、苯妥英、苯巴比妥）的治疗，则其消除半衰期减至 4～5 小时。

Leppik（1999）报道了 22 名妊娠妇女使用该药，其中 9 例足月生产，1 例婴儿在出生时出现髋关节脱位现象，其余没有出现出生缺陷。

动物实验证明，正常剂量的噻加宾对母体和胎儿没有毒性，也没有致畸性。关于噻加宾的临床资料太少，无法推断它对人类胚胎或胎儿的影响及风险等级。在治疗期间不需要立即终止妊娠，和其他抗惊厥药一样，该药可能会导致出生缺陷率升高，尤其是在复合疗法中。在妊娠中期产前诊断时，详细的胎儿超声波可以检测出组织结构上的变异。

参考文献

[1] Oxcarbazepine：Experience and Future Role. Proceedings of a satellite symposium at the 20th International Epilepsy

Congress. Oslo，Norway，July 3-8，1993 [J]. Epilepsia，1994，35 Suppl 3：S1-31.

[2] Aarskog D. Letter：Association between maternal intake of diazepam and oral clefts [J]. Lancet，1975，2 (7941)：921.

[3] Abdulrazzaq YM，Padmanabhan R，Bastaki SM，et al. Placental transfer of vigabatrin (gamma-vinyl GABA) and its effect on concentration of amino acids in the embryo of TO mice [J]. Teratology，2001，63 (3)：127-133.

[4] Adab N，Kini U，Vinten J，et al. The longer term outcome of children born to mothers with epilepsy [J]. J Neurol Neurosurg Psychiatry，2004，75 (11)：1575-1583.

[5] Annegers JF，Kurland LT，Elveback LR. Epilepsy，anticonvulsants，and congenital malformations [J]. Trans Am Neurol Assoc，1974，99：184-186.

[6] Ardinger HH，Atkin JF，Blackston RD，et al. Verification of the fetal valproate syndrome phenotype [J]. Am J Med Genet，1988，29 (1)：171-185.

[7] Arpino C，Brescianini S，Robert E，et al. Teratogenic effects of antiepileptic drugs：use of an International Database on Malformations and Drug Exposure (MADRE) [J]. Epilepsia，2000，41 (11)：1436-1443.

[8] Artama M，Auvinen A，Raudaskoski T，et al. Antiepileptic drug use of women with epilepsy and congenital malformations in offspring [J]. Neurology，2005，64 (11)：1874-1878.

[9] Bakke OM，Haram K. Time-course of transplacental passage of diazepam：Influence of injection-delivery interval on neonatal drug concentrations [J]. Clin Pharmacokinet，1982，7 (4)：353-362.

[10] Battino D，Mamoli D，Messina S，et al. [Malformations in the offspring of pregnant women with epilepsy. Presentation of an international registry of antiepileptic drugs and pregnancy (EURAP) [J]. Rev Neurol，2002，34 (5)：476-480.

[11] Bjerkedal T，Czeizel A，Goujard J，et al. Valproic acid and spina bifida [J]. Lancet，1982，2 (8307)：1096.

[12] Boon P，Ferrao Santos S，Jansen AC，et al. Recommendations for the treatment of epilepsy in adult and pediatric patients in Belgium：2020 update [J]. Acta Neurol Belg，2021，121 (1)：241-257.

[13] Buehler BA，Bick D，Delimont D. Prenatal prediction of risk of the fetal hydantoin syndrome [J]. N Engl J Med，1993，329 (22)：1660-1661.

[14] Bülau P，Paar WD，Von Unruh GE. Pharmacokinetics of oxcarbazepine and 10-hydroxy-carbazepine in the newborn child of an oxcarbazepine-treated mother [J]. Eur J Clin Pharmacol，1988，34 (3)：311-313.

[15] Canger R，Battino D，Canevini MP，et al. Malformations in offspring of women with epilepsy：a prospective study [J]. Epilepsia，1999，40 (9)：1231-1236.

[16] Dansky LV，Finnell RH. Parental epilepsy，anticonvulsant drugs，and reproductive outcome：epidemiologic and experimental findings spanning three decades；2：Human studies [J]. Reprod Toxicol，1991，5 (4)：301-335.

[17] DeHaan GJ，Edelbroek P，Segers J，et al. Gestation-induced changes in lamotrigine pharmacokinetics：a monotherapy study [J]. Neurology，2004，63 (3)：571-573.

[18] Dean JC，Hailey H，Moore SJ，et al. Long term health and neurodevelopment in children exposed to antiepileptic drugs before birth [J]. J Med Genet，2002，39 (4)：251-259.

[19] Diliberti JH，Farndon PA，Dennis NR，et al. The fetal valproate syndrome [J]. Am J Med Genet，1984，19 (3)：473-481.

[20] Duncan S，Mercho S，Lopes-Cendes I，et al. Repeated neural tube defects and valproate monotherapy suggest a pharmacogenetic abnormality [J]. Epilepsia，2001，42 (6)：750-753.

[21] Eriksson K，Viinikainen K，Mönkkönen A，et al. Children exposed to valproate in utero—population based evaluation of risks and confounding factors for long-term neurocognitive development [J]. Epilepsy Res，2005，65 (3)：189-200.

[22] Friedman SA，Lim KH，Baker CA，et al. Phenytoin versus magnesium sulfate in preeclampsia：a pilot study [J]. Am J Perinatol，1993，10 (3)：233-238.

[23] Friis ML，Kristensen O，Boas J，et al. Therapeutic experiences with 947 epileptic out-patients in oxcarbazepine treatment [J]. Acta Neurol Scand，1993，87 (3)：224-227.

[24] Gaily E，Kantola-Sorsa E，Hiilesmaa V，et al. Normal intelligence in children with prenatal exposure to carbamaz-

epine [J]. Neurology, 2004, 62 (1): 28 - 32.

[25] Gillberg C. "Floppy infant syndrome" and maternal diazepam [J]. Lancet, 1977, 2 (8031): 244.

[26] Glover SJ, Quinn AG, Barter P, et al. Ophthalmic findings in fetal anticonvulsant syndrome (s) [J]. Ophthalmology, 2002, 109 (5): 942 - 947.

[27] Hanson JW, Smith DW. The fetalhydantoin syndrome [J]. J Pediatr, 1975, 87 (2): 285 - 290.

[28] Hauptmann A. Luminalbei epilepsie [J]. Munch Med Wochenschr, 1912, 59: 1907 - 1909.

[29] Holmes L, Wyszynski D, Baldwin E, et al. Increased risk for non-syndromic cleft palate among infants exposed to lamotrigine during pregnancy [C]. Birth Defects Research Part A-Clinical And Molecular Teratology, 2006: 318 - 318.

[30] Holmes LB, Rosenberger PB, Harvey EA, et al. Intelligence and physical features of children of women with epilepsy [J]. Teratology, 2000, 61 (3): 196 - 202.

[31] Holmes LB, Wyszynski DF, Lieberman E. The AED (antiepileptic drug) pregnancy registry: a 6-year experience [J]. ArchNeurol, 2004, 61 (5): 673 - 678.

[32] Howe AM, Oakes DJ, Woodman PD, et al. Prothrombin and PIVKA-II levels in cord blood from newborn exposed to anticonvulsants during pregnancy [J]. Epilepsia, 1999, 40 (7): 980 - 984.

[33] Isojärvi JI, Rättyä J, Myllylä VV, et al. Valproate, lamotrigine, and insulin-mediated risks in women with epilepsy [J]. Ann Neurol, 1998, 43 (4): 446 - 451.

[34] Jackson MJ. Concise guidance: diagnosis and management of the epilepsies in adults [J]. Clinical medicine, 2014, 14 (4): 422.

[35] Jäger-Roman E, Deichl A, Jakob S, et al. Fetal growth, major malformations, and minor anomalies in infants born to women receiving valproic acid [J]. J Pediatr, 1986, 108 (6): 997 - 1004.

[36] Janz D, Fuchs U. Are anti-epileptic drugs harmful during pregnancy? [J]. Dtsch Med Wochenschr, 1964, 89: 241 - 248.

[37] Jones K, Johnson K, Chambers C. Pregnancy outcome in women treated withphenobarbital monotherapy [J]. Teratology, 1992, 45: 452 - 453.

[38] Jones KL, Lacro RV, Johnson KA, et al. Pattern of malformations in the children of women treated with carbamazepine during pregnancy [J]. N Engl J Med, 1989, 320 (25): 1661 - 1666.

[39] Källén AJ. Maternal carbamazepine and infant spina bifida [J]. Reprod Toxicol, 1994, 8 (3): 203 - 205.

[40] Källén B. Valproic acid is known to cause hypospadias in man but does not reduce anogenital distance or causes hypospadias in rats [J]. Basic Clin Pharmacol Toxicol, 2004, 94 (1): 51 - 54.

[41] Källén B, Robert-Gnansia E. Maternal drug use, fertility problems, and infant craniostenosis [J]. Cleft Palate Craniofac J, 2005, 42 (6): 589 - 593.

[42] Kälviäinen R, Nousiainen I, Mäntyjärvi M, et al. Vigabatrin, a gabaergic antiepileptic drug, causes concentric visual field defects [J]. Neurology, 1999, 53 (5): 922 - 926.

[43] Kaneko S, Battino D, Andermann E, et al. Congenital malformations due to antiepileptic drugs [J]. Epilepsy research, 1999, 33 (2 - 3): 145 - 158.

[44] Kawada K, Itoh S, Kusaka T, et al. Pharmacokinetics of zonisamide in perinatal period [J]. Brain Dev, 2002, 24 (2): 95 - 97.

[45] Kellogg CK, Simmons RD, Miller RK, et al. Prenatal diazepam exposure in rats: long-lasting functional changes in the offspring [J]. Neurobehav Toxicol Teratol, 1985, 7 (5): 483 - 488.

[46] Kini U, Adab N, Vinten J, et al. Dysmorphic features: an important clue to the diagnosis and severity of fetal anticonvulsant syndromes [J]. Arch Dis Child Fetal Neonatal Ed, 2006, 91 (2): F90 - 95.

[47] Koch S, Jäger-Roman E, Lösche G, et al. Antiepileptic drug treatment in pregnancy: drug side effects in the neonate and neurological outcome [J]. Acta Paediatr, 1996, 85 (6): 739 - 746.

[48] Kondo T, Kaneko S, Amano Y, et al. Preliminary report onteratogenic effects of zonisamide in the offspring of treated women with epilepsy [J]. Epilepsia, 1996, 37 (12): 1242 - 1244.

[49] Kozma C. Valproic acid embryopathy: report of two siblings with further expansion of the phenotypic abnormalities

and a review of the literature [J]. Am J Med Genet, 2001, 98 (2): 168-175.

[50] Krämer G. Vigabatrin: Wirksamkeit und Verträglichkeit bei Epilepsien im Erwachsenenalter [J]. Aktuelle Neurologie, 1992, 19 (S 1): S28-S40.

[51] Lajeunie E, Barcik U, Thorne JA, et al. Craniosynostosis and fetal exposure to sodium valproate [J]. J Neurosurg, 2001, 95 (5): 778-782.

[52] Legius E, Jaeken J, Eggermont E. Sodium valproate, pregnancy, and infantile fatal liver failure [J]. Lancet, 1987, 2 (8574): 1518-1519.

[53] Leppik IE, Gram L, Deaton R, et al. Safety of tiagabine: summary of 53 trials [J]. Epilepsy Res, 1999, 33 (2-3): 235-246.

[54] Lindhout D, Höppener RJ, Meinardi H. Teratogenicity of antiepileptic drug combinations with special emphasis on epoxidation (of carbamazepine) [J]. Epilepsia, 1984, 25 (1): 77-83.

[55] Lindhout D, Omtzigt JG. Pregnancy and the risk of teratogenicity [J]. Epilepsia, 1992, 33 Suppl 4: S41-48.

[56] Little BB, Santos-Ramos R, Newell JF, et al. Megadose carbamazepine during the period of neural tube closure [J]. Obstet Gynecol, 1993, 82 (4 Pt 2 Suppl): 705-708.

[57] Long L. Levetiracetam monotherapy during pregnancy: a case series [J]. Epilepsy Behav, 2003, 4 (4): 447-448.

[58] Loughnan PM, Gold H, Vance JC. Phenytoin teratogenicity in man [J]. Lancet, 1973, 1 (7794): 70-72.

[59] Lu MC, Sammel MD, Cleveland RH, et al. Digit effects produced by prenatal exposure to antiepileptic drugs [J]. Teratology, 2000, 61 (4): 277-283.

[60] Lyon HM, Holmes LB, Huang T. Multiple congenital anomalies associated with inutero exposure of phenytoin: possible hypoxic ischemic mechanism? [J]. Birth Defects Res A Clin Mol Teratol, 2003, 67 (12): 993-996.

[61] Malm H, Kajantie E, Kivirikko S, et al. Valproate embryopathy in three sets of siblings: further proof of hereditary susceptibility [J]. Neurology, 2002, 59 (4): 630-633.

[62] Meador KJ, Baker GA, Finnell RH, et al. In utero antiepileptic drug exposure: fetal death and malformations [J]. Neurology, 2006, 67 (3): 407-412.

[63] Meischenguiser R, D'giano CH, Ferraro SM. Major malformations in offspring of women with epilepsy [J]. Neurology, 2003, 61 (11): 1631.

[64] Montouris G. Gabapentin exposure in human pregnancy: results from the Gabapentin Pregnancy Registry [J]. Epilepsy Behav, 2003, 4 (3): 310-317.

[65] Montouris G. Safety of the newer antiepileptic drug oxcarbazepine during pregnancy [J]. Curr Med Res Opin, 2005, 21 (5): 693-701.

[66] Moore SJ, Turnpenny P, Quinn A, et al. A clinical study of 57 children with fetal anticonvulsant syndromes [J]. J Med Genet, 2000, 37 (7): 489-497.

[67] Morrow J, Russell A, Guthrie E, et al. Malformation risks of antiepileptic drugs in pregnancy: a prospective study from the UK Epilepsy and Pregnancy Register [J]. JNeurol Neurosurg Psychiatry, 2006, 77 (2): 193-198.

[68] Nau H, Rating D, Koch S, et al. Valproic acid and its metabolites: placental transfer, neonatal pharmacokinetics, transfer via mother's milk and clinical status in neonates of epileptic mothers [J]. J Pharmacol Exp Ther, 1981, 219 (3): 768-777.

[69] Ohman I, Vitols S, Luef G, et al. Topiramate kinetics during delivery, lactation, and in the neonate: preliminary observations [J]. Epilepsia, 2002, 43 (10): 1157-1160.

[70] Ornoy A, Cohen E. Outcome of children born to epileptic mothers treated with carbamazepine during pregnancy [J]. Arch Dis Child, 1996, 75 (6): 517-520.

[71] Pennell PB, Newport DJ, Stowe ZN, et al. The impact of pregnancy and childbirth on the metabolism oflamotrigine [J]. Neurology, 2004, 62 (2): 292-295.

[72] Petrenaite V, Sabers A, Hansen-Schwartz J. Individual changes in lamotrigine plasma concentrations during pregnancy [J]. Epilepsy Res, 2005, 65 (3): 185-188.

[73] Phelan MC, Pellock JM, Nance WE. Discordant expression of fetal hydantoin syndrome in heteropaternal dizygotic twins [J]. N Engl J Med, 1982, 307 (2): 99-101.

[74] Pienimäki P, Lampela E, Hakkola J, et al. Pharmacokinetics of oxcarbazepine and carbamazepine in human placenta [J]. Epilepsia, 1997, 38 (3): 309-316.

[75] Qiao M, Malisza KL, Del Bigio MR, et al. Effect of long-term vigabatrin administration on the immature rat brain [J]. Epilepsia, 2000, 41 (6): 655-665.

[76] Rasalam AD, Hailey H, Williams JH, et al. Characteristics of fetal anticonvulsant syndrome associated autistic disorder [J]. Dev Med Child Neurol, 2005, 47 (8): 551-555.

[77] Raymond GV, Buehler BA, Finnell RH, et al. Anticonvulsant teratogenesis: 3. Possible metabolic basis [J]. Teratology, 1995, 51 (2): 55-56.

[78] Rivas F, Hernandez A, Cantu JM. Acentric craniofacial cleft in a newborn female prenatally exposed to a high dose of diazepam [J]. Teratology, 1984, 30 (2): 179-180.

[79] Robert E, Guibaud P. Maternal valproic acid and congenital neural tube defects [J]. Lancet, 1982, 2 (8304): 937.

[80] Rodríguez-Pinilla E, Arroyo I, Fondevilla J, et al. Prenatal exposure to valproic acid during pregnancy and limb deficiencies: a case-control study [J]. Am J Med Genet, 2000, 90 (5): 376-381.

[81] Rosa FW. Spina bifida in infants of women treated with carbamazepine during pregnancy [J]. N Engl J Med, 1991, 324 (10): 674-677.

[82] Sabers A, Buchholt JM, Uldall P, et al. Lamotrigine plasma levels reduced by oral contraceptives [J]. Epilepsy Res, 2001, 47 (1-2): 151-154.

[83] Samrén EB, Van Duijn CM, Christiaens GC, et al. Antiepileptic drug regimens and major congenital abnormalities in the offspring [J]. Ann Neurol, 1999, 46 (5): 739-746.

[84] Satgé D, Sasco AJ, Little J. Antenatal therapeutic drug exposure and fetal/neonatal tumours: review of 89 cases [J]. Paediatr Perinat Epidemiol, 1998, 12 (1): 84-117.

[85] Scanlon JW. Letter: Effect of benzodiazepines in neonates [J]. NEngl J Med, 1975, 292 (12): 649-650.

[86] Scolnik D, Nulman I, Rovet J, et al. Neurodevelopment of children exposed in utero to phenytoin and carbamazepine monotherapy [J]. JAMA, 1994, 271 (10): 767-770.

[87] Seip M. Growth retardation, dysmorphic facies and minor malformations following massive exposure to phenobarbitone in utero [J]. Acta Paediatr Scand, 1976, 65 (5): 617-621.

[88] Sharony R, Garber A, Viskochil D, et al. Preaxial ray reduction defects as part of valproic acid embryofetopathy [J]. Prenat Diagn, 1993, 13 (10): 909-918.

[89] Simmons RD, Miller RK, Kellogg CK. Prenatal exposure to diazepam alters central and peripheral responses to stress in adult rat offspring [J]. Brain Res, 1984, 307 (1-2): 39-46.

[90] Sorri I, Herrgård E, Viinikainen K, et al. Ophthalmologic and neurologic findings in two children exposed to vigabatrin in utero [J]. Epilepsy Res, 2005, 65 (1-2): 117-120.

[91] Spencer EL, Harding GF. Examining visual field defects in thepaediatric population exposed to vigabatrin [J]. Doc Ophthalmol, 2003, 107 (3): 281-287.

[92] Ten Berg K, Samrén EB, Van Oppen AC, et al. Levetiracetam use and pregnancy outcome [J]. Reprod Toxicol, 2005, 20 (1): 175-178.

[93] Tomson T, Marson A, Boon P, et al. Valproate in the treatment of epilepsy in girls and women of childbearing potential [J]. Epilepsia, 2015, 56 (7): 1006-1019.

[94] Vajda FJ, Eadie MJ. Maternal valproate dosage and foetal malformations [J]. Acta Neurol Scand, 2005, 112 (3): 137-143.

[95] Vajda FJ, O'brien TJ, Hitchcock A, et al. The Australian registry of anti-epileptic drugs in pregnancy: experience after 30 months [J]. J Clin Neurosci, 2003, 10 (5): 543-549.

[96] VanDer Pol MC, Hadders-Algra M, Huisjes HJ, et al. Antiepileptic medication in pregnancy: late effects on the children's central nervous system development [J]. Am J Obstet Gynecol, 1991, 164 (1 Pt 1): 121-128.

［97］ Vanoverloop D，Schnell RR，Harvey EA，et al. The effects of prenatal exposure to phenytoin and other anticonvulsants on intellectual function at 4 to 8 years of age ［J］. Neurotoxicol Teratol，1992，14（5）：329-335.

［98］ Veiby G，Bjørk M，Engelsen BA，et al. Epilepsy and recommendations for breastfeeding ［J］. Seizure，2015，28：57-65.

［99］ Wide K，Winbladh B，Källén B. Major malformations in infants exposed to antiepileptic drugs in utero，with emphasis on carbamazepine and valproic acid：a nation-wide，population-based register study ［J］. Acta Paediatr，2004，93（2）：174-176.

［100］ Yerby MS. Clinical care of pregnant women with epilepsy：neural tube defects and folic acid supplementation ［J］. Epilepsia，2003，44 Suppl 3：33-40.

［101］ 陈燕. 孕期地西泮暴露对新生儿的影响 ［D］. 泰山医学院，2014.

［102］ 陈玥，姜薇. 妊娠期女性抗癫痫药物研究进展与药学监护 ［J］. 中国现代应用药学，2018，35（7）：1102-1106.

［103］ 黄琳，赵京玉，文睿婷，等. 左乙拉西坦治疗妊娠期癫痫疗效及胎儿安全性的 Meta 分析 ［J］. 中国医院药学杂志，2017，37（1）：43-47.

［104］ 姜倩. 1 例癫痫发作患者抗癫痫用药联合叶酸治疗的药物分析 ［C］. 福建省药学会，2013：1-4.

［105］ 李洪葳，尹倩，钟梅. 英国皇家妇产科医师学会（RCOG）"妊娠期癫痫指南 2016 版"要点解读 ［J］. 现代妇产科进展，2017，26（8）：629-633.

［106］ 龙自华. 左乙拉西坦在女性癫痫患者妊娠期间的运用效果研究 ［J］. 中国社区医师，2020，36（31）：42-43.

［107］ 鲁丛霞，马琪林. 抗癫痫药对育龄期女性癫痫患者生殖相关激素的影响 ［J］. 临床药物治疗杂志，2010，8（4）：23-27.

［108］ 罗宸婧，杨勇，于锋. 妊娠期妇女新型抗癫痫药的药物浓度监测研究进展 ［J］. 中国药房，2017，28（8）：1140-1143.

［109］ 马润玫，李红瑜，张燕. 妊娠期抗癫痫药物治疗和妊娠期药物依赖 ［J］. 实用妇产科杂志，2008，23（10）：588-590.

［110］ Schaefer C，Peters P，Miller RK. Drugs during pregnancy and lactation：treatment options and risk assessment ［M］. 山丹，杨东凯，罗辉，等译. 北京：科学出版社，2010.

［111］ 吴洵. ［AAN2014］癫痫研究进展撷萃 ［J］. 中国医学论坛报，2014.

［112］ Briggs G，Freeman R，Yaffe S，et al. Drugs in pregnancy and lactation ［M］. 杨慧霞，段涛，译. 北京：人民卫生出版社，2008.

［113］ 尹晓桐，谭小平，郭阳. 左乙拉西坦治疗妊娠期癫痫的研究进展 ［J］. 实用药物与临床，2020，23（3）：193-197.

［114］ 中国医师协会神经内科分会癫专委会. 妊娠期女性抗癫（痫）药物应用中国专家共识 ［J］. 中国医师杂志，2015，17（7）：969-971.

［115］ 中华医学会神经病学分会脑电图与癫痫学组，肖波，周东，等. 中国围妊娠期女性癫痫患者管理指南 ［J］. 中华神经科杂志，2021，54（6）：539-544.

第四章　妊娠期镇痛抗炎药的使用

一、妊娠期镇痛抗炎治疗

(一) 解热镇痛抗炎药

解热镇痛抗炎药又称非甾体抗炎药 (nonsteroidal antiinflammatorydrugs，NSAIDs)，是一类具有解热、镇痛，且大多数还有抗炎、抗风湿作用的药物。NSAIDs 的适应证包括早产、羊水过多和妊娠期高血压等妊娠期相关的症状。NSAIDs 与胃肠道不良事件有关，包括消化性溃疡病、胃炎、食管炎及其并发症。

这类药物的主要作用是抑制前列腺素的合成。所有非甾体抗炎药，包括非选择性非甾体抗炎药，都会抑制环氧合酶-2 (cyclooxygenase-2，COX-2) 合成，从而潜在地增加心血管风险。选择性 NSAIDs 能优先抑制 COX-2，从而减少非选择性 NSAIDs 对上消化道粘膜和由 COX-1 衍生的前列腺素介导的血小板功能的有害影响。目前应用的药物绝大多数为非选择性 COX 抑制剂，它既影响组成性 COX-1 (抑制胃、血小板和肾脏的前列腺素的生成)，又影响 COX-2 (通常由炎症所诱导)。抑制 COX-2 可防止局部前列腺素的高水平的产生，从而减轻疼痛、水肿、炎症和发热。此类药物大多数都很容易通过胎盘。

NSAIDs 是否会通过抑制排卵从而损害生殖功能或者导致流产，至今仍存在争议。对于长期尝试妊娠却未成功的女性，有时医生会建议中断 NSAIDs 治疗。

研究显示，在妊娠前 3 个月，使用 NSAIDs 并不会增大患先天缺陷的风险。两个已注册的研究结果显示使用 NSAIDs 会增加心脏间隔缺陷风险，但是这个结果未被 Cleves 2004 及 Nielsen 2001 的研究证实；这些研究表明，在妊娠前 3 个月使用 NSAIDs 药物似乎与心脏间隔缺陷风险增加无关联，但是还需进行更多的证据来证实或否定这种相关性。

NSAIDs 主要通过抑制前列腺素合成对胎儿产生影响。NSAIDs 能够在妊娠的最后 3 个月，降低子宫收缩力，延长妊娠期和产程。

众所周知，非选择性 NSAIDs 和选择性 NSAIDs 有肾毒性，其分为几种不同的临床表现，包括肾前性氮质血症、低肾素血症 (低肾素、血管紧张素 II 和醛固酮状态，以轻度高钾血症为特征)、高血压、钠潴留、急性间质性肾炎和肾病综合征。NSAIDs 也会影响胎儿的肾脏功能，导致其尿量减少，羊水减少。

很多病例报道和回顾性研究报道了 NSAIDs 对早产和极低出生体重 (VLBW) 婴儿的不利影响，如增加了新生儿坏死性小肠结肠炎 (necrotizing enterocolitis，NEC) 和心室内出血 (intravetricular hemorrhage，IVH) 的发生率。

(二) 阿片类镇痛药和其他镇痛药

镇痛药包括麻醉性镇痛药和非麻醉性镇痛药。麻醉性镇痛药，通过激动中枢神经系统特定部位的阿片受体而产生镇痛作用，又称阿片类镇痛药。非麻醉性镇痛药的镇痛作用与阿片受体无关，如解热镇痛抗炎药。

阿片类药物是一种作用于中枢神经系统的强效镇痛药，其作用与吗啡相似并且具有成瘾性。阿片类药物可以分为 4 类。①第一类是强激动药，包括吗啡、可待因、氢吗啡酮和尼可吗啡；②第二类是中等强度激动药，包括美沙酮及其衍生物、右吗拉胺、右旋丙氧芬、阿芬太尼、芬太尼、哌替啶、哌腈米特、瑞芬太尼、舒芬太尼和曲马多；③第三类是小拮抗剂/部分激动药，即有双重作用的药物，包括丁丙诺啡、纳布啡和喷他佐辛；④第四类是阿片受体完全拮抗剂，如纳洛酮，用作解毒剂。

所有的阿片类药物对新生婴儿都有呼吸抑制和戒断症状的影响，其影响强度与治疗间隔、用药时间（长期使用作为替代治疗）和剂量相关。由于在妊娠期使用阿片类药物均为短期镇痛作用（如在围生期阶段），因此，在妊娠期使用此类药物的毒性评价不同于对阿片滥用或阿片滥用替代治疗的评价。

（三）抗痛风药

尿酸是嘌呤代谢的终产物，其在血液和组织中的升高导致痛风的发生。在痛风发作的间隔期，可使用促尿酸排泄药和别嘌醇来降低尿酸水平。

（四）抗风湿药

缓解疾病的抗风湿药（disease modifying anti-rheumatic drugs，DMARD）包含氯喹、羟化氯喹、金化合物、来氟米特、甲氨蝶呤、环磷酰胺、D-青霉胺、柳氮磺胺吡啶、硫唑嘌呤和环孢素，这些药物在治疗风湿类疾病较常见。在 DMARD 的处方中可以加入 NSAIDs、COX-2 抑制剂和糖皮质激素可增强药效。

二、妊娠期镇痛抗炎药的合理使用

（一）妊娠期解热镇痛抗炎药的合理使用

1. 对乙酰氨基酚　对乙酰氨基酚又称扑热息痛。具有镇痛和解热的作用，易通过胎盘屏障。短期用药比较安全，然而连续每天大剂量用药 1 个月，可能导致母亲严重贫血（溶血性）及新生儿肾脏疾病。

可以选用对乙酰氨基酚作为解热镇痛药，常规剂量的对乙酰氨基酚可以在妊娠期的各个阶段使用，但妊娠期长期使用对乙酰氨基酚会增加儿童哮喘风险。

2. 阿司匹林（乙酰水杨酸，ASA）　水杨酸盐为亲脂性药物，口服后吸收迅速，可透过胎盘屏障，平稳地向胎儿体内分布。由于该药物在肝脏内的葡萄糖醛酸化受到胎儿和新生儿的体内酶活性和肾小球过滤速率的限制，因此其在体内的代谢和消除非常缓慢。

妊娠期使用低剂量的阿司匹林（75～300 mg/d）可预防血栓和先兆子痫。目前认为妊娠期每天使用低剂量阿司匹林 81 mg/d 比较安全，相关的严重孕妇及胎儿并发症发生率较低。该药物的上述治疗作用，对抗心磷脂抗体或抗磷脂抗体阳性系统性红斑狼疮的患者可以起到预防流产的作用，对其他女性妊娠期并发症也非常有效。

对于有子痫前期风险的孕妇，预防性的使用低剂量阿司匹林的使用（特别是在妊娠 16 周前开始治疗）可降低胎儿生长受限的风险。

妊娠期服用高剂量阿司匹林可能对母亲产生副作用，包括：贫血、产前或产后出血，过期妊娠和产程延长等。宫内阿司匹林暴露对胎儿和新生儿的影响，除了先天性缺陷，还可能包括围生儿死亡率增加，胎儿宫内发育受限，先天性水杨酸盐中毒和胎儿白蛋白结合力下降。低剂量阿司匹林的使用不会增加腹壁裂的风险。同时，美国预防服务工作组指出，低剂量阿司匹林的使用也不会增加胎盘早剥、产后出血或平均失血量增多等并发症的风险。

已经有多个报道指出，若在妊娠期的最后一个周内，母亲服用阿司匹林，将出现早产婴儿颅内出血事件。反之，当婴儿健康足月时使用阿司匹林，似乎仅仅影响凝血相关的参数，未观察到颅内出血现象。

使用小剂量的阿司匹林，无导致动脉导管提前关闭的风险，母亲、胎儿和新生儿的凝血系统均不会受到药物的影响。

在妊娠晚期，不能定期服用水杨酸盐，更不能服用该药物的抗炎剂量，但是偶尔使用镇痛剂量可能不会增加用药风险。针对抗炎药而言，非甾体抗炎药（如布洛芬）是更好的选择。若母亲从妊娠第 28 周开始定期服用高剂量的阿司匹林，需用多普勒超声观察胎儿动脉导管的情况。同时，也需要考虑即使单独应用 500 mg 镇痛剂量的阿司匹林时，增加分娩出血的风险（尤其是在早产婴儿中）。针对妊娠患者的适应证，服用低剂量的阿司匹林没有特殊限制。

妊娠期应该停止使用安乃近、安替比林和异丙安替比林，选择对乙酰氨基酚作为镇痛药。

3. 吲哚美辛　吲哚美辛又称消炎痛，可缓解中重度类风湿关节炎、骨关节炎、痛风性关节炎、强直性关节炎和急性肩痛。吲哚美辛透过胎盘进入胎儿体内可达到与母体相同的浓度，胎儿血液和羊水中的药物浓度不随孕龄变化。一项回顾性研究把吲哚美辛作为一线抗分娩药，发现出生前使用该药物可能增加脑室内出血的发生率，但是和坏死性小肠结肠炎或新生儿的死亡关联不大。使用吲哚美辛或其他NSAIDs会增加动脉导管收缩的风险，这个风险与妊娠时间有关，一般在妊娠27周之前发生可能性较少；在妊娠32周后发生率可增至50%～70%；而在妊娠34周后这种风险会达到100%，这些影响与用药剂量无关。停用吲哚美辛48小时内动脉收缩现象会消失。在接近分娩期使用吲哚美辛会导致新生儿肺动脉高压，对个别婴儿甚至是致命的。

临床上有时会发生持续动脉导管未闭导致吲哚美辛治疗无效的现象，常通过外科手术治疗。这个现象与一些学者推测的吲哚美辛可能通过破坏动脉导管内膜阻止动脉导管自发闭合的机制相矛盾，真实情况还有待证实。

吲哚美辛会影响胎儿的肾脏功能，使其尿量减少，因此，在临床上也被用于治疗羊水过多。孕妇使用吲哚美辛（或者使用双氯芬酸、异丁苯丙酸或甲氧萘丙酸）治疗之后，超声检查显示羊水量有所减少，该作用可能是由于肾脏灌注的减少和循环中抗利尿激素的增加，使尿量减少而导致的，不过这种情况在很多病例中是可逆的。研究未发现母亲在围生期使用吲哚美辛与2～4岁儿童的肾脏发育、结构或功能长期影响的相关性。但是，吲哚美辛使用时间的延长（几周），会引起肾脏形态和功能不可逆的损伤，以及胎儿羊水过少和持续无尿，甚至会有致命的影响。有研究证实在妊娠中期或之后使用吲哚美辛造成的影响可能和剂量相关。

在妊娠期使用吲哚美辛治疗的风险仍未完全明确。但长时间使用（＞72小时）或分娩和用药之间的时间间隔较短（＜8小时）似乎与上文所提及的严重后遗症有关。近来对经吲哚美辛保胎治疗后的新生儿安全性评估所进行的荟萃分析，并未指出其显著增加不良反应的风险，但是该统计学数据有限，亦不能排除其可能导致婴儿不良反应的风险。

大部分非选择性COX抑制剂具有与吲哚美辛类似的不良反应。目前还没有证据表明吲哚美辛的不良反应比其他NSAIDs小。虽然经验有限，但由于NSAIDs药物都具有抑制前列腺素的作用，因此怀疑在妊娠期任何种类NSAID的使用都会产生不良反应是合理的。有报道指出，如因镇痛或抗炎而在生产前使用双氯芬酸，会造成胎儿在导管收缩之后（时间可能过长）产生持续性肺动脉高压。如果母亲在接近围生期使用尼美舒利，会使新生儿肾脏发育不全（甚至要进行透析治疗），并导致血管收缩。苯基丁氮酮和相关化合物的解热镇痛作用较弱，但它们是前列腺素拮抗剂，因而具有强抗炎作用。苯基丁氮酮衍生物通过破坏造血功能使液体在体内潴留并严重蓄积，其消除半衰期为30～170小时，这个现象是我们不愿意在妊娠期看见的；虽然其在动物研究中已观察到致畸性，至今在人体研究也还未发现其有显著的致畸性，但在妊娠期使用该药物还是应受到限制。

在妊娠早期和中期，可以考虑使用作用较明确的NSAIDs进行抗炎治疗，如布洛芬和双氯芬酸钠。从28周开始，用上述药物抗炎或镇痛都是相对禁忌的。如果确需使用这些药物治疗，应该定期用多普勒超声监测胎儿的循环（频率为1～2次/周），并在出现导管收缩后立即停药。不应考虑用吲哚美辛治疗羊水过少，但可考虑其安胎作用。采用前列腺素拮抗剂安胎是受争议的，并且应在有特殊症状时才可使用。但是如果在妊娠早期使用了上述药物之外的此类药物，并不需要终止妊娠或者启动侵入性诊断程序。

4. 选择性COX-2抑制剂　此类药物对炎症过程中产生的COX-2有选择性的抑制作用，因而人们认为它们产生的胃肠副作用明显小于传统NSAIDs，且不会引发抗血小板的副作用。塞来考昔、艾托考昔、鲁米考昔、帕瑞考昔、罗非考昔和伐地考昔属于此类药物。妊娠期使用这类药物的病例报道极少，到目前为止没有证据表明其对人类的致畸性；在动物研究中得到的数据显示其没有胚胎毒性，但是观察到了对前列腺素合成（动脉导管收缩）的抑制作用。在动物研究中，COX-2 存在于胎儿的肾脏中，并能调节胎儿动脉导管的弹性。如传统 NSAIDs 一样，其在妊娠晚期的使用可能对心脏血管和肾脏产生不利的影响，且在妊娠期的治疗可能影响生育能力。

目前仍缺乏选择性 COX-2 抑制剂在妊娠期的使用数据，故并不推荐使用。若在妊娠前 3 个月期间意外使用，并不需要终止妊娠或启动侵入性诊断程序，可以考虑使用超声波对胎儿进行详细检测。

5. 非甾体抗炎药的合用　除对乙酰氨基酚和可待因以外，原则上不建议药物合用。即使药物合用后可能未出现任何胎儿毒性的迹象，但随着合用成分的增加，中毒的风险将变得无法估量。此外，许多复方制剂亦没有体现更好的疗效。但是，孕妇偶然使用镇痛药的联合制剂后不需要终止妊娠或启动侵入性诊断程序。

（二）妊娠期阿片类和其他镇痛药的合理使用

1. 吗啡　吗啡是来自于罂粟种皮的一种阿片类生物碱。该药物具有强效的镇痛镇静作用，且易成瘾。动物实验研究发现其具有致畸作用，但目前为止并没有证据表明吗啡、氢吗啡酮或者尼可吗啡会使人类先天缺陷的发生率增加。孕妇在分娩期使用吗啡或其他同类药物后容易导致新生儿呼吸抑制，若滥用或长期使用吗啡，新生儿则可能出现戒断症状（如颤动、神经过敏、打喷嚏、腹泻、呕吐和偶尔的癫痫发作）；各种阿片类药物的使用均可能出现这些反应，但是学者认为吗啡导致的症状会更加严重。在胎儿出生之前或围生期，母亲使用阿片类药物后，容易引起后代的行为异常。曾进行过脱毒治疗（美沙酮或丁丙诺啡）的女性，将不会出现严重的不良反应。

在接近分娩期使用吗啡，可能会引起新生儿的呼吸抑制，长期使用可能会导致戒断症状。若确有必要在妊娠期使用吗啡，可以在妊娠期使用。

2. 可待因　可待因是一种吗啡衍生物，其镇痛镇静作用弱于吗啡。可待因主要作为镇咳药单用，也可与对乙酰氨基酚和乙酰水杨酸合用镇痛。使用时应注意可待因容易成瘾。

在对乙酰氨基酚的镇痛效果不理想时，可以使用可待因，但早期的医学文献中曾指出，该药物可能增加先天缺陷发生率，不过目前尚未证实这一观点。同所有阿片类衍生物一样，在胎儿出生前孕妇使用可待因后，将导致新生儿呼吸抑制，在滥用药物的情况下，新生儿可能会出现颤动、神经过敏、腹泻和食欲不振的戒断症状。

3. 哌替啶（度冷丁）　哌替啶对分娩有显著的镇痛效果，它是分娩期间的首选镇痛药。在分娩期使用该药物，不会延长分娩时间也不会降低子宫的收缩力，更不会引起严重的出血或影响产后子宫收缩。胎盘转运哌替啶速度非常快，静脉给药 2 分钟后即可出现在脐血中，肌内注射 30 分钟可从羊水中检出。哌替啶在成人体内半衰期为 3～4 小时；不过在新生儿中，由于其代谢能力有限，哌替啶的分解速度较慢，有相当长的半衰期，大约 18 小时。

哌替啶是分娩期间可使用的镇痛药中研究得最为详细的一种。有报道指出，注射该药物后可能会出现代谢性酸中毒，这可能是由于个体用药过量和母体体内的低张力循环。在流行病学的研究中，尚未发现在妊娠前 3 个月使用哌替啶与先天性畸形之间有关联。哌替啶会造成新生儿的呼吸抑制、新生儿的某些行为（如吮吸行为）以及脑电图紊乱，这种紊乱甚至可能持续到婴儿出生几天以后，且影响的强度随着时间和药物剂量的变化而变化。根据哌替啶的药物代谢动力学性质，在分娩前 1～4 小时之内给药，将能够发挥非常明显的作用。母亲长期服用大剂量哌替啶，可使该药及其代谢产物的聚集，对早产儿产生更大的风险。目前，临床研究没有发现其会对新生儿器官功能造成持续损害。

哌替啶有解痉镇痛作用，可以用于分娩期间有危急适应证的情况，但如果是早产，则禁止使用该药。不推荐在妊娠期使用该药镇痛，但意外使用时不需要终止妊娠或进行额外的诊断程序。

4. 芬太尼、阿芬太尼、瑞芬太尼和舒芬太尼　芬太尼在产科中的使用非常普遍，一般采用静脉和硬膜外注射给药，也可以通过口服、经口腔黏膜和经皮的方式给药。在妊娠早期使用时，芬太尼会经胎盘转运。尚未有芬太尼致畸作用的报道，此药在妊娠前 3 个月或更长的时间中使用的记录几乎没有；但动物实验显示，该药不仅损害生育能力且有胚胎毒性。长期使用高剂量芬太尼经皮对孕妇进行治疗后，会出现轻微的戒断综合征，其他影响并不明显。

芬太尼在分娩期间使用时，其在母体血液和脐带血中的浓度相当。此外，芬太尼相比哌替啶较少引起孕妇恶心、呕吐或镇静时间过长的情况，且芬太尼引起婴儿呼吸抑制的风险很小。大多数研究以使用该药进行治疗的女性为研究对象，结果发现其没有导致婴儿呼吸抑制，关于阿普加新生儿评分（apgar-score）、对纳洛酮的需求以及其他神经学参数也没有改变。静脉或硬膜外注射使用芬太尼时也不会影响新生儿的耐受性。

多个文献描述了在产科中经静脉和硬膜外注射阿芬太尼的应用。阿芬太尼可以快速通过胎盘到达婴儿体内，该药在脐带中的浓度大概只有母亲血中的 30%。新生儿对该药的耐受性与对芬太尼的耐受性相似，但有报道，在产后最初 30 分钟出现了神经肌肉轻微的不规律性调节。目前没有使用该药与胎儿畸形有关的报道，但动物实验表明使用该药可导致胚胎死亡。

目前，临床关于药物雷米芬太尼和舒芬太尼的调查报道较少。一项以 351 名在妊娠期使用过舒芬太尼的女性为对象的研究表明，舒芬太尼导致张力过弱的概率低于其他镇痛药；但是，该药会影响婴儿心率，如心动过缓。目前为止，尚未有报道指出在妊娠期前 3 个月使用这些药物会导致胎儿畸形。

当有紧急适应证时，芬太尼和上述其他药物可以在妊娠期的任何阶段使用，但临近分娩时使用此类药，很可能会和所有阿片类镇痛药一样，引起婴儿呼吸抑制。

5. 其他麻醉性镇痛药和作用于中枢神经系统的镇痛药　喷他佐辛是一种拮抗作用较弱的阿片类镇痛药，会增强子宫的收缩力，在围生期很容易通过胎盘。喷他佐辛经常与抗组胺药曲吡那敏联合静脉注射使用，被称为"T's and Blues"。在大鼠实验中发现，这种联合用药可导致子宫内生长受限及用药后胎鼠行为异常；在产前使用这种药物的女性中也发现了类似的情况，但没有产生严重的畸形情况。

有报道指出静脉注射喷他佐辛在妊娠期被滥用，但无证据表明在妊娠期使用喷他佐辛会增加后代畸形风险。如果在妊娠结束前，一直常规使用戊唑辛，也可能出现鸦片戒断症状，如典型的烦躁情绪、神经过敏、肌张力亢进、腹泻、呕吐等。

曲马朵是一种合成的、类似于可待因并作用于中枢神经系统的镇痛药。到目前为止，没有任何该药相关的胚胎毒性报道。该药越来越多地被滥用导致患者对药物产生依赖。似乎分娩期间使用曲马朵比使用阿片类药物对胎儿产生的呼吸抑制作用较小。但是，这些结论在近来的报道中并未被证实，也没有结论性的研究能够指出妊娠早期使用曲马朵产生的影响。丁丙诺啡、右丙氧芬、氟吡丁、甲氮草酚、环丁甲羟氢吗啡、奈福泮和氰苯双哌酰胺都具有上述相同的性质。

在个体病例中，妊娠期间，作用更为确定的药物（如曲马朵）可以考虑使用。但是根据用药指征，对乙酰氨基酚（可能与可待因合用）、异丁苯丙酸（具有限制性，详见非甾体抗炎药部分）或哌替啶等标准疗法会更佳。在妊娠前 3 个月中，如果使用了这一部分提到的其他药物，并不需要终止妊娠或者启动侵入性诊断程序。在接近分娩期，使用麻醉性镇痛药可能导致新生儿呼吸抑制，长期使用还可能会引起戒断症状。

6. 纳洛酮　纳洛酮可以逆转阿片类药物对婴儿所产生的呼吸抑制。目前未发现纳洛酮有潜在的致畸作用。若母亲在妊娠期滥用阿片类药物，纳洛酮的使用会使孩子产生戒断症状；但出现适应证时，纳洛酮可以使用。

7. 其他镇痛药　加巴喷丁、普加巴林、托吡酯和丙戊酸可止痛，但主要应用于癫痫导致的慢性疼痛，不建议其在妊娠期作为镇痛药使用，甚至应禁止其使用。

（三）妊娠期抗痛风药的合理使用

1. 促尿酸排泄药和别嘌醇　在痛风间隔期，促尿酸排泄药和别嘌醇可以用来降低尿酸水平。促尿酸排泄药（如苯溴马隆和丙磺舒）通过抑制肾脏吸收从而促进尿酸排泄。丙磺舒可以被传递给胚胎，但已证明母亲和婴儿对其有较好的耐受性。

别嘌醇通过抑制黄嘌呤氧化酶使血液中的尿酸水平降低。由于别嘌醇是黄嘌呤的结构类似物，因而理论上该药物或其代谢产物有可能进入胚胎的核酸中。在动物研究中，别嘌醇对大鼠没有致畸作用；但在小鼠体内有增加腭裂的危险。其在人类的应用经验较少，仅有少数病例报道。由于其他混杂的危险因素，如产妇疾病及其他药物的影响，这些病例无法评估产前别嘌醇耐受性。在妊娠晚期使用别嘌醇治疗暂未诱发新生儿症状。

在妊娠期，可以选择使用丙磺舒清除尿酸，而别嘌醇是相对禁忌的。尽管使用别嘌醇及苯溴马隆并不需要终止妊娠，但是应换用丙磺舒，在妊娠早期使用别嘌醇后，应该对胎儿做详细的超声检查。

2. 秋水仙素　秋水仙素是除了非甾体抗炎药外经典的抗痛风药，在痛风发作期使用。秋水仙素通过损伤细胞有丝分裂纺锤体，进而阻止细胞分裂，它有诱导突变的特性和基因毒性，各种动物实验中也发现其存在胚胎毒性。目前已发现，秋水仙素对患者淋巴细胞具有致突变作用。秋水仙素是预防家族性地中海热（familial mediterraneanfever，FMF）发作和治疗 FMF 并发的肾淀粉样变的唯一有效药物，但是其本身可能造成产妇及胎儿的并发症。截至目前，有一些报道指出，妊娠女性长期使用秋水仙素治疗 FMF 后，并未发现其致畸作用和其他不良作用。在一项研究中，对患有 FMF 的 225 名母亲所生的足月婴儿进行评估，其中有 131 名女性在妊娠前 3 个月使用秋水仙素进行治疗，未发现该药对胎儿有致畸作用。另一项回顾性研究中，以 1 124 名患有 FMF 的母亲所生婴儿为调查研究对象，结果显示，在妊娠前或妊娠期使用秋水仙素也并未造成不良的妊娠结果。但在近期一组以秋水仙素治疗的 444 名女性所产婴儿中，发现 2 个非整倍体病例，1 个为 21-三体综合征，另 1 个为先天性睾丸发育不全症。由于使用秋水仙素可能导致染色体异常，且临床研究数据不充足，有些学者建议进行羊膜穿刺术监测胎儿发育情况。

在妊娠期出现痛风发作的稀少病例可以选择使用布洛芬治疗，但是仍然受到在非甾体抗炎药所讨论内容的限制。秋水仙素是二线药物，意外使用无须终止妊娠或者启动侵入性诊断程序。长期使用秋水仙素治疗可以改善患有 FMF 孕产妇和胎儿的预后。在妊娠早期使用秋水仙素治疗后，对胎儿进行详细的超声检查可减少生产畸形胎儿的风险，但不能确定胎儿染色体是否出现异常。

（四）妊娠期其他抗炎和抗风湿药的合理使用

1. 氯喹和羟化氯喹　氯喹和羟化氯喹属于 4-氨基喹啉类，属抗痢疾药，也常用于治疗风湿性关节炎系统性红斑狼疮（SLE），尤其在病因与抗磷脂抗体有关时使用。氯喹能通过胎盘到达胎儿体内，胎儿体内药物浓度和母体相似。动物研究发现氯喹存在于胎儿的视网膜和中枢神经系统中。现在已经证明胎儿视网膜和内耳的伤害与孕妇长期高剂量日常服用氯喹有关。使用常规量的氯喹预防疟疾或者采用 3 天疗程治疗疟疾感染，对胚胎和胎儿都没有毒害。

另外 300 多例使用氯喹或者羟化氯喹来治疗全身性红斑狼疮或者风湿病的孕妇的研究显示，氯喹和羟化氯喹不会增加胎儿先天性畸形发病率或者其他不利影响。终止孕妇的系统性红斑狼疮治疗，对母子双方都可能产生不良后果，因此，在没有好的治疗方法可供选择的前提下，认为妊娠期间使用抗疟药持续治疗系统性红斑狼疮是合理的。由于氯喹比羟化氯喹在体内分布更为广泛，且缺乏关于胎儿中毒方面的报道，因此认为在治疗孕妇系统性红斑狼疮方面，使用羟化氯喹比氯喹更好。

2. 硫代葡萄糖金、金硫苹果酸盐与口服金盐（金诺芬）　肌内注射硫代葡萄糖金、金硫苹果酸盐与口服金盐（金诺芬）用于类风湿关节炎、银屑病关节炎及青少年慢性关节炎等长期慢性炎症的治疗。与动物研究结果不同，目前未发现金类药物在人类中的致畸可能性。然而，有报道指出金类药物存在于胎盘、胎儿肝脏和肾脏中，且脐血血清水平达到孕妇血清浓度水平。在许多病例分析中（其中一项以 119 名在妊娠早期用金类化合物治疗支气管哮喘的孕妇为研究对象），没有显示出任何特定的发育紊乱现象。但是这些资料还不足以排除药物对发育的影响，因此一旦妊娠，应当停止使用金类化合物。

3. 来氟米特　来氟米特被越来越多地用于治疗急性类风湿关节炎。它是一种嘧啶合成抑制剂，在使用相当于人类使用的剂量来研究大鼠和兔子的实验中发现其可诱发母体毒性，具有导致生长迟缓和胎儿死亡的胚胎毒性，并可致出生缺陷，如骨骼畸形、无眼、小眼球和脑积水等。尽管在妊娠期使用此药的约 50 份病例报道尚未显示致畸作用，但目前的资料还不足以排除药物对发育的影响。

对于可能妊娠的女性，在开始使用来氟米特之前，应确保妊娠检查是阴性且使用了安全的避孕方法；当计划妊娠时，应停止来氟米特的使用。来氟米特半衰期长达2周多，且血浆清除过程缓慢，建议在尝试受孕前进行药物清除，即每天3次服用考来烯胺，每次8g，共11天。只有血浆水平低于0.02 mg/L这一水平（从动物研究中推断），才认为不会增加致畸性和生殖风险。意外怀孕后，为降低对胎儿的影响，建议以同样手段进行药物清除，同时要注意考来烯胺对胎儿的影响。

4. D-青霉胺　D-青霉胺是一种螯合剂，用于治疗Wilson病、胱氨酸尿症和验证的风湿性关节炎，该药可穿过胎盘到达胎儿。虽然在治疗风湿性疾病方面，很大程度上青霉胺已被其他抗风湿药取代，但它仍然是少数可治疗Wilson病的药物之一。因此，在这些患者中，继续治疗的意义也许大于药物的致畸风险（可能很小）。青霉胺与维生素B_6可产生拮抗作用，因此治疗时应补充维生素B_6（25 mg，吡哆醇）。

5. 柳氮磺胺吡啶　妊娠期首选的DMARD是柳氮磺胺吡啶，而硫唑嘌呤、环孢素、羟化氯喹/氯喹，以及金化合物和D-青霉胺是治疗的保留性选择。在治疗除风湿性疾病以外的疾病（如Wilson病）时，使用D-青霉胺应尽可能选择低的剂量，在治疗的同时不建议补铜，因为会明显降低青霉胺的效用。

6. 环磷酰胺、甲氨蝶呤　在妊娠期禁止使用环磷酰胺、甲氨蝶呤以及一些生物制品。在第30周之前可以使用非甾体抗炎药（NSAID），在整个妊娠期泼尼松是可以使用的。

即使使用了低剂量的甲氨蝶呤，也没有必要终止妊娠或启动任何侵入性诊断。但是，使用上述任何一种药物进行治疗以后，均应对胎儿进行详细的超声波检查。

参考文献

[1] CLASP：arandomised trial of low-dose aspirin for the prevention and treatment of pre-eclampsia among 9364 pregnant women. CLASP (Collaborative Low-dose Aspirin Study in Pregnancy) Collaborative Group [J]. Lancet，1994，343 (8898)：619-629.

[2] Desai SP，Solomon DH，Abramson SB，et al. Recommendations for use of selective and nonselectivenonsteroidal antiinflammatory drugs：an American College of Rheumatology white paper [J]. Arthrit Care Res，2010，59 (8)：1058-1073.

[3] Backos M，Rai R，Baxter N，et al. Pregnancy complications in women with recurrent miscarriage associated with antiphospholipid antibodies treated with low dose aspirin and heparin [J]. Br J Obstet Gynaecol，1999，106 (2)：102-107.

[4] Balasubramaniam J. Nimesulide and neonatal renal failure [J]. Lancet，2000，355 (9203)：575.

[5] Ben-Chetrit E，Levy M. Reproductive system in familial Mediterranean fever：an overview [J]. Ann Rheum Dis，2003，62 (10)：916-919.

[6] Berkenstadt M，Weisz B，Cuckle H，et al. Chromosomal abnormalities and birth defects among couples with colchicine treated familial Mediterranean fever [J]. Am J Obstet Gynecol，2005，193 (4)：1513-1516.

[7] Borba EF，Turrini-Filho JR，Kuruma KA，et al. Chloroquine gestational use in systemic lupus erythematosus：assessing the risk of child ototoxicity by pure tone audiometry [J]. Lupus，2004，13 (4)：223-227.

[8] Borden MB，Parke AL. Antimalarial drugs in systemic lupus erythematosus：use in pregnancy [J]. DrugSaf，2001，24 (14)：1055-1063.

[9] Brent LH，Beckman DA，Brent RL. The effects of antirheumatic drugs on reproductive function [J]. ReprodToxicol，1997，11 (4)：561-577.

[10] Brent RL. Teratogen update：reproductive risks ofleflunomide (Arava)：a pyrimidine synthesis inhibitor：counseling women taking leflunomide before or during pregnancy and men taking leflunomide who are contemplating fathering a child [J]. Teratology，2001，63 (2)：106-112.

[11] Caldwell J，Notarianni LJ. Disposition of pethidine in childbirth [J]. Br J Anaesth，1978，50 (3)：307-308.

[12] Chakravarty EF，Sanchez-Yamamoto D，Bush TM. The use of disease modifying antirheumatic drugs in women

with rheumatoid arthritis of childbearing age: a survey of practice patterns and pregnancy outcomes [J]. J Rheumatol, 2003, 30 (2): 241-246.

[13] Chambers C, Johnson D, Macaraeg G, et al. Pregnancy outcome following early gestational exposure to leflunomide: the OTIS Rheumatoid Arthritis in Pregnancy Study [J]. Pharmacoepidemiol Drug Safety, 2004, 13: S252.

[14] Cleves MA, Savell VH, Jr, Raj S, et al. Maternal use of acetaminophen and nonsteroidal anti-inflammatory drugs (NSAIDs), and muscular ventricular septal defects [J]. Birth Defects Res A Clin Mol Teratol, 2004, 70 (3): 107-113.

[15] Cooper J, Jauniaux E, Gulbis B, et al. Placental transfer of fentanyl in early human pregnancy and its detection in fetal brain [J]. Br J Anaesth, 1999, 82 (6): 929-931.

[16] Costedoat-Chalumeau N, Amoura Z, Duhaut P, et al. Safety of hydroxychloroquine in pregnant patients with connective tissue diseases: a study of one hundred thirty-three cases compared with a control group [J]. Arthritis Rheum, 2003, 48 (11): 3207-3211.

[17] Cuzzolin L, Dal Cerè M, Fanos V. NSAID-induced nephrotoxicity from the fetus to the child [J]. Drug Saf, 2001, 24 (1): 9-18.

[18] De Boer FC, Shortland D, Simpson RL, et al. A comparison of the effects of maternally administered meptazinol and pethidine on neonatal acid-base status [J]. Br J Obstet Gynaecol, 1987, 94 (3): 256-261.

[19] Debooy VD, Seshia MM, Tenenbein M, et al. Intravenous pentazocine and methylphenidate abuse during pregnancy. Maternal lifestyle and infant outcome [J]. Am J Dis Child, 1993, 147 (10): 1062-1065.

[20] Di Sessa TG, Moretti ML, Khoury A, et al. Cardiac function in fetuses and newborns exposed to low-dose aspirin during pregnancy [J]. Am J Obstet Gynecol, 1994, 171 (4): 892-900.

[21] Doyle NM, Gardner MO, Wells L, et al. Outcome of very low birth weight infants exposed to antenatal indomethacin for tocolysis [J]. J Perinatol, 2005, 25 (5): 336-340.

[22] Ericson A, Källén BA. Nonsteroidal anti-inflammatory drugs in early pregnancy [J]. Reprod Toxicol, 2001, 15 (4): 371-375.

[23] Gülmezoğlu AM, Hofmeyr GJ, Oosthuisen MM. Antioxidants in the treatment of severe pre-eclampsia: an explanatory randomised controlled trial [J]. Br J Obstet Gynaecol, 1997, 104 (6): 689-696.

[24] Hafström M, Kjellmer I. Non-nutritive sucking by infants exposed to pethidine in utero [J]. Acta Paediatr, 2000, 89 (10): 1196-1200.

[25] Hammerman C, Glaser J, Kaplan M, et al. Indomethacin tocolysis increases postnatal patent ductus arteriosus severity [J]. Pediatrics, 1998, 102 (5): E56.

[26] Hart CW, Naunton RF. The ototoxicity of chloroquine phosphate [J]. ArchOtolaryngol, 1964, 80: 407-412.

[27] Janssen NM, Genta MS. The effects of immunosuppressive and anti-inflammatory medications on fertility, pregnancy, and lactation [J]. Arch Intern Med, 2000, 160 (5): 610-619.

[28] Källén BA, Otterblad Olausson P. Maternal drug use in early pregnancy and infant cardiovascular defect [J]. ReprodToxicol, 2003, 17 (3): 255-261.

[29] Kariniemi V, Rosti J. Intramuscular pethidine (meperidine) during labor associated with metabolic acidosis in the newborn [J]. J Perinat Med, 1986, 14 (2): 131-135.

[30] Keskin HL, Keskin EA, Avsar AF, et al. Pethidine versus tramadol for pain relief during labor [J]. Int J Gynaecol Obstet, 2003, 82 (1): 11-16.

[31] Klinger G, Morad Y, Westall CA, et al. Ocular toxicity and antenatal exposure to chloroquine or hydroxychloroquine for rheumatic diseases [J]. Lancet, 2001, 358 (9284): 813-814.

[32] Kopecky EA, Ryan ML, Barrett JF, et al. Fetal response to maternally administered morphine [J]. Am J Obstet Gynecol, 2000, 183 (2): 424-430.

[33] Kuhnert BR, Kuhnert PM, Philipson EH, et al. Disposition of meperidine and normeperidine following multiple doses during labor. II. Fetus and neonate [J]. Am J Obstet Gynecol, 1985, 151 (3): 410-415.

[34] Landau D, Shelef I, Polacheck H, et al. Perinatal vasoconstrictive renal insufficiency associated with maternal nimesulide use [J]. Am J Perinatol, 1999, 16 (9): 441-444.

[35] Levy M, Spino M. Neonatal withdrawal syndrome: associated drugs and pharmacologic management [J]. Pharmacotherapy, 1993, 13 (3): 202 - 211.

[36] Levy R, Matitiau A, Ben Arie A, et al. Indomethacin and corticosteroids: an additive constrictive effect on the fetal ductus arteriosus [J]. Am J Perinatol, 1999, 16 (8): 379 - 383.

[37] Levy RA, Vilela VS, Cataldo MJ, et al. Hydroxychloroquine (HCQ) in lupus pregnancy: double-blind and placebo-controlled study [J]. Lupus, 2001, 10 (6): 401 - 404.

[38] Li DK, Liu L, Odouli R. Exposure to non-steroidal anti-inflammatory drugs during pregnancy and risk of miscarriage: population based cohort study [J]. BMJ, 2003, 327 (7411): 368.

[39] Loe SM, Sanchez-Ramos L, Kaunitz AM. Assessing the neonatal safety of indomethacin tocolysis: a systematic review with meta-analysis [J]. Obstet Gynecol, 2005, 106 (1): 173 - 179.

[40] Loftus JR, Hill H, Cohen SE. Placental transfer and neonatal effects of epiduralsufentanil and fentanyl administered with bupivacaine during labor [J]. Anesthesiology, 1995, 83 (2): 300 - 308.

[41] Major CA, Lewis DF, Harding JA, et al. Tocolysis with indomethacin increases the incidence of necrotizing enterocolitis in the low-birth-weight neonate [J]. Am J Obstet Gynecol, 1994, 170 (1 Pt 1): 102 - 106.

[42] Mas C, Menahem S. Premature in utero closure of the ductus arteriosus following maternal ingestion of sodium diclofenac [J]. Aust N Z J Obstet Gynaecol, 1999, 39 (1): 106 - 107.

[43] Moise KJ, Jr. Effect of advancing gestational age on the frequency of fetal ductal constriction in association with maternal indomethacin use [J]. Am J Obstet Gynecol, 1993, 168 (5): 1350 - 1353.

[44] Mordel N, Birkenfeld A, Rubinger D, et al. Successful full-term pregnancy in familial Mediterranean fever complicated with amyloidosis: case report and review of the literature [J]. Fetal DiagnTher, 1993, 8 (2): 129 - 134.

[45] Motta M, Tincani A, Faden D, et al. Follow-up of infants exposed to hydroxychloroquine given to mothers during pregnancy and lactation [J]. J Perinatol, 2005, 25 (2): 86 - 89.

[46] Nielsen GL, Skriver MV, Pedersen L, et al. Danish group reanalyses miscarriage in NSAID users [J]. Bmj, 2004, 328 (7431): 109.

[47] Nielsen GL, Sørensen HT, Larsen H, et al. Risk of adverse birth outcome and miscarriage in pregnant users of non-steroidal anti-inflammatory drugs: population based observational study and case-control study [J]. Bmj, 2001, 322 (7281): 266 - 270.

[48] Nikkola EM, Ekblad UU, Kero PO, et al. Intravenous fentanyl PCA during labour [J]. Can J Anaesth, 1997, 44 (12): 1248 - 1255.

[49] Nissen E, Widström AM, Lilja G, et al. Effects of routinely given pethidine during labour on infants' developing breastfeeding behaviour. Effects of dose-delivery time interval and various concentrations of pethidine/norpethidine in cord plasma [J]. Acta Paediatr, 1997, 86 (2): 201 - 208.

[50] Norton ME, Merrill J, Cooper BA, et al. Neonatal complications after the administration of indomethacin for preterm labor [J]. NEngl J Med, 1993, 329 (22): 1602 - 1607.

[51] Ofori B, Oraichi D, Blais L, et al. Risk of congenital anomalies in pregnant users of non-steroidal anti-inflammatory drugs: A nested case-control study [J]. Birth Defects Res B Dev ReprodToxicol, 2006, 77 (4): 268 - 279.

[52] Ojala R, Ala-Houhala M, Ahonen S, et al. Renal follow up of premature infants with and without perinatal indomethacin exposure [J]. Arch Dis Child Fetal Neonatal Ed, 2001, 84 (1): F28 - 33.

[53] Ojala R, Ikonen S, Tammela O. Perinatal indomethacin treatment and neonatal complications in preterm infants [J]. Eur J Pediatr, 2000, 159 (3): 153 - 155.

[54] Østensen M. Drugs in pregnancy. Rheumatological disorders [J]. Best Pract Res Clin Obstet Gynaecol, 2001, 15 (6): 953 - 969.

[55] Østensen ME, Skomsvoll JF. Anti-inflammatory pharmacotherapy during pregnancy [J]. Expert OpinPharmacother, 2004, 5 (3): 571 - 580.

[56] Pall M, Fridén BE, Brännström M. Induction of delayed follicular rupture in the human by the selective COX-2 inhibitor rofecoxib: a randomized double-blind study [J]. Hum Reprod, 2001, 16 (7): 1323 - 1328.

[57] Parke A, West B. Hydroxychloroquine in pregnant patients with systemic lupus erythematosus [J]. J Rheumatol,

1996，23 (10)：1715 - 1718.

[58] Peruzzi L，Gianoglio B，Porcellini MG，et al. Neonatal end-stage renal failure associated with maternal ingestion of cyclo-oxygenase-type-1 selective inhibitor nimesulide as tocolytic [J]. Lancet，1999，354 (9190)：1615.

[59] Phillips-Howard PA，Wood D. The safety of antimalarial drugs in pregnancy [J]. Drug Saf，1996，14 (3)：131 - 145.

[60] Rabinovitch O，Zemer D，Kukia E，et al. Colchicine treatment in conception and pregnancy：two hundred thirty-one pregnancies in patients with familial Mediterranean fever [J]. Am J Reprod Immunol，1992，28 (3 - 4)：245 - 246.

[61] Ransjö-Arvidson AB，Matthiesen AS，Lilja G，et al. Maternal analgesia during labor disturbs newborn behavior：effects on breastfeeding，temperature，and crying [J]. Birth，2001，28 (1)：5 - 12.

[62] Rayburn WF，Smith CV，Parriott JE，et al. Randomized comparison of meperidine and fentanyl during labor [J]. Obstet Gynecol，1989，74 (4)：604 - 606.

[63] Regan J，Chambers F，Gorman W，et al. Neonatal abstinence syndrome due to prolonged administration of fentanyl in pregnancy [J]. BJOG，2000，107 (4)：570 - 572.

[64] Shaw GM，Malcoe LH，Swan SH，et al. Congenital cardiac anomalies relative to selected maternal exposures and conditions during early pregnancy [J]. Eur J Epidemiol，1992，8 (5)：757 - 760.

[65] Sibai BM，Caritis SN，Thom E，et al. Prevention of preeclampsia with low-dose aspirin in healthy，nulliparous pregnant women. The National Institute of Child Health and Human Development Network of Maternal-Fetal Medicine Units [J]. N Engl J Med，1993，329 (17)：1213 - 1218.

[66] Stone S，Khamashta MA，Nelson-Piercy C. Nonsteroidal anti-inflammatory drugs and reversible female infertility：is there a link? [J]. Drug Saf，2002，25 (8)：545 - 551.

[67] Van DeVelde M，Vercauteren M，Vandermeersch E. Fetal heart rate abnormalities after regional analgesia for labor pain：the effect of intrathecal opioids [J]. Reg Anesth Pain Med，2001，26 (3)：257 - 262.

[68] VanDer Heijden B，Gubler MC. Renal failure in the neonate associated with in utero exposure to non-steroidal anti-inflammatory agents [J]. Pediatr Nephrol，1995，9 (5)：675.

[69] VanDer Heijden BJ，Carlus C，Narcy F，et al. Persistent anuria，neonatal death，and renal microcystic lesions after prenatal exposure to indomethacin [J]. Am J Obstet Gynecol，1994，171 (3)：617 - 623.

[70] Vermillion ST，Scardo JA，Lashus AG，et al. The effect of indomethacin tocolysis on fetal ductus arteriosus constriction with advancing gestational age [J]. Am J Obstet Gynecol，1997，177 (2)：256 - 259；discussion 259 - 261.

[71] Viegas OA，Khaw B，Ratnam SS. Tramadol in labour pain in primiparous patients. A prospective comparative clinical trial [J]. Eur J Obstet Gynecol Reprod Biol，1993，49 (3)：131 - 135.

[72] Wunsch MJ，Stanard V，Schnoll SH. Treatment of pain in pregnancy [J]. Clin J Pain，2003，19 (3)：148 - 155.

[73] Zenker M，Klinge J，Krüger C，et al. Severe pulmonary hypertension in a neonate caused by premature closure of the ductus arteriosus following maternal treatment with diclofenac：a case report [J]. J Perinat Med，1998，26 (3)：231 - 234.

[74] 单楠，刘骎遥. 2018 美国妇产科医师协会"妊娠期低剂量阿司匹林的应用"指南要点解读 [J]. 中国实用妇科与产科杂志，2019，35 (7)：788 - 792.

[75] Schaefer C，Peters P，Miller RK. Drugs during pregnancy and lactation：treatment options and risk assessment [M]. 山丹，杨东凯，罗辉，等译. 北京：科学出版社，2010.

[76] 国家卫生健康委员会医管中心加速康复外科专家委员会，浙江省医师协会临床药师专家委员会，浙江省药学会医院药学专业委员会. 中国加速康复外科围手术期非甾体抗炎药临床应用专家共识 [J]. 中华普通外科杂志，2019，34 (3)：283 - 288.

[77] Briggs G，Freeman R，Yaffe S，et al. Drugs in pregnancy and lactation [M]. 杨慧霞，段涛，译. 北京：人民卫生出版社，2008.

第五章 妊娠期全身麻醉药、局部麻醉药和肌肉松弛药的使用

一、妊娠期麻醉

全身麻醉药具有脂溶性，可穿过胎盘屏障，也能迅速穿过血-脑屏障，对大脑产生瞬时效应。全身麻醉药对呼吸中枢有抑制作用，需要考虑妊娠期是否会导致母体组织缺氧，这些麻醉药在分娩过程中（如剖宫产）可能会导致新生儿呼吸困难。

局部麻醉药常做成注射剂或喷雾剂，可扩散到母亲的体液循环中，再到达胎儿。当局部麻醉药被吸入后，会刺激中枢神经并抑制心脏的电刺激。使用血管收缩药可以减少其在循环系统中的吸收，从而保持和改善局部麻醉效果，最终减少其对胎儿的影响。肾上腺素或去甲肾上腺素通常被用作联合药物来收缩血管，来减少局部麻醉药的吸收。局部麻醉药中含有能被非特异性酯酶迅速去活化的酯，也有被酰胺酶慢速去活化的酰胺类。一般情况下，这种药物在妊娠期的所有时期都能很好地耐受，并且不会对婴儿的神经系统产生作用。但是无论注射器官、硬膜外隙或脑脊髓，都会有一定量的麻醉药进入婴儿体内。经硬膜外阻滞，胎儿的血中的药量只有母亲的一半左右。在阴道麻醉时，脐血中的药物含量较少。目前尚未找到孕妇应用局部麻醉药造成胎儿致畸的影响。

肌肉松弛药通常用作全身麻醉下大多数手术的辅助药物，可进入胎儿体内。局部消毒剂很少被皮肤吸收，通常不能到达胎儿。

临床剂量下，目前临床常用的去极化神经肌肉阻滞药或非去极化神经肌肉阻滞药都可安全应用于产科麻醉。大多数麻醉药本身不能完全放松骨骼肌，因此，在手术麻醉中经常使用肌肉松弛药。与全身麻醉药和局部麻醉药不同，肌肉松弛药电离度高，脂肪溶解度有限，只有少量成分通过血-脑屏障和胎盘屏障。因此，这种药物在胎儿组织中的浓度只能达到母亲血液浓度的 $5\%\sim10\%$，在常规麻醉下，这些药物在胎儿血液中的浓度低于引起胎儿肌肉松弛的有效剂量。一项研究发现，25 名妇女在妊娠中晚期使用了筒箭毒碱，生产的胎儿没有发现任何异常。然而，在一份病例报告中，一名婴儿出生时有多处先天性多关节挛缩，其母亲曾使用了多种剂量的筒箭毒碱。实际上，该病例是注射了与手术中使用该药物的剂量和方法不同的筒箭毒碱引起的。在目前使用的肌肉松弛药中，氯化阿库溴铵、阿曲库铵、顺式阿曲库铵、美维松、潘库溴铵、罗库溴铵和维库溴铵的使用范围似乎与筒箭毒碱相同。它们可以完全或可逆地阻断神经肌肉连接。在一段时间内，脐带血清中的药物浓度是母体血清中药物浓度的 $10\%\sim20\%$，这意味着虽然药物转移减少，但确实存在转移到胎儿的情况。在分娩期间使用这些药物耐受性良好。需要注意的是，对于所有按体重给予的静脉注射药物，体重应根据标准体重，而不是实际体重计算。

虽然很少有针对特定和个别麻醉药的流行病学研究，但也有一些关于妊娠手术效果（使用多种麻醉药）的大规模研究。一般来说，这些研究并没有证明麻醉药对妊娠有重大损害。一些报道证明了自然流产的可能性增加，但很难将其归因于麻醉药的直接作用。根据目前知识水平可以推断，没有哪一种常规使用的麻醉药会使先天畸形发生的概率增加。然而，研究发现，使用麻醉药的并发症可能出现危害母亲呼吸或循环功能的症状（肺动脉高压）和恶性高热（MH），从而对胎儿产生不良影响。MH 是一种具有家族遗传性的肌肉病，主要由挥发性吸入麻醉药和去极化神经肌肉阻滞药——琥珀胆碱所触发的骨骼肌异常高代谢状态，表现为全身肌肉痉挛、体温急剧持续升高，产生呼吸性和代谢性酸中毒。一般的临

床降温及治疗措施难以控制病情发展，最终患者可因多器官功能衰竭而死亡。因此所有拟行全身麻醉的患者（特别是吸入性麻醉药和琥珀酰胆碱者）应常规仔细询问家族麻醉史。目前最有效的治疗药物是丹曲林钠。

妊娠早期麻醉可能导致自发性流产，对胎儿神经发育的长期影响目前缺少临床证据；妊娠中期是胎儿对麻醉最敏感的时期，动物实验证明，妊娠中期麻醉会显著损害胎儿认知功能；妊娠晚期麻醉主要为剖宫产手术中的麻醉，由于作用时间短，影响较小。

有大型回顾性研究关注了妊娠晚期的全身麻醉暴露，尤其是剖宫产手术中的暴露与胎儿神经发育的关系。在临床实践中，一氧化二氮因其温和的抗焦虑和镇痛作用而被广泛应用。近年，氯胺酮被发现对难治性抑郁具有疗效，但其能否用于预防产后抑郁仍没有定论。目前仅有的临床试验并没有得出妊娠晚期麻醉会对胎儿神经发育产生长期影响的结论。相比于妊娠期其他阶段，关于妊娠晚期的相关临床试验稍多，但仍难以下定结论。FDA 持续关注全身麻醉药和镇静药是否对幼儿神经发育造成长期影响，近年，FDA 公布了药物安全讨论称"在 <3 岁的小儿或孕妇妊娠晚期，使用时间 >3 小时或重复使用全身麻醉药或镇静药可能会影响大脑的发育"。

正在接受剖宫产手术的所有妇女都建议使用 H_2 受体拮抗药（口服或静脉注射）。如果计划进行全身麻醉，建议在紧急剖宫产前口服 30 ml 柠檬酸钠（0.3 mol）。

无论有无辅助药物，连续硬膜外输注（continuous epidural infusion，CEI）、低剂量稀释的硬膜外局部麻醉药（如程序性间歇性硬膜外阻滞，programmed intermittent epidural bolus，PIEB）和耐心控制的硬膜外阻滞（patient controlled epidural analgesia，PCEA）与显著并发症的发生率都有极低的相关性。

长期职业性接触麻醉药的人，如手术室内的工作人员，应特别注意。通过接触气管导管或面罩，在手术室工作的孕妇可能长期受到多种挥发性和气态吸入性麻醉药的作用。现代手术室一般配备净化系统，可大大减少员工接触残留气体麻醉药的数量。但是研究表明，工作人员仍可能接触高浓度的残留麻醉气体，这可能是净化系统没有定期维护或工作场所的保护措施不同产生的缺漏，甚至牙科工作人员使用一氧化二氮时未采用气管导管也可能接触高浓度的残留麻醉气体。因常用的麻醉气体很容易穿透胎盘，会给胎儿和孕妇带来较高的风险。目前，许多关于吸入性麻醉药对动物繁殖力影响的研究已经发表，包括对生殖能力、交配行为、胚胎、胎儿畸形、先天性异常、产后生存和行为表现的研究。唯一对实验动物有直接致畸作用的吸入性麻醉药是一氧化二氮。

基于职业安全，不同国家对手术室麻醉浓度的限制标准设定不同。1999 年，美国职业安全局提出了麻醉药废气的建议：暴露于卤化麻醉药废气的最高允许标准不得超过 2 ppm，持续时间不超过 1 小时；与一氧化二氮联用时，不得超过 0.5 ppm；一氧化二氮单独使用时，不得超过时间加权平均值 25 ppm。这些浓度低于动物实验中副作用的浓度，且没有证据表明这些浓度水平会危害人体健康。

在过去的 30 年里，关于吸入性麻醉药对妊娠的影响的研究集中在其对生育能力和先天性异常的影响上。麻醉药对发育期胎儿的影响尚无明确结论。有报道称，因长期与吸入性麻醉药打交道，尤其是一氧化二氮，导致了手术室工作的妇女出现了更高的自然流产风险。Rowland 的一份回顾性调查显示，在工作环境中不使用清洁装置，每周暴露于空气中 3 个多小时的女牙医助手的自然流产概率更高。然而，这一结果未能排除其他原因的影响，如工作压力、咖啡、吸烟、身体姿态和习惯性流产等。另外，其他的流行病学研究也未见相似的结果。

有研究发现氟烷、安氟醚和异氟醚在大鼠中不会致畸。但是另有研究认为，妊娠期慢性职业性暴露于手术室的氟烷气体环境中可能会导致自然流产。一项 2004 年的研究发现，妊娠期女性职业性暴露于氟烷废气中与孩子的发育缺陷增多明显相关，这些方面包括总体和精细运动功能、注意力不集中或过度亢奋和 IQ 测试表现。

一些研究认为，那些职业性接触麻醉药的女性群体，其新生儿的体重较轻且分娩过程中对应的孕龄也较短。目前，关于儿童长期生长发育与母亲职业性接触麻醉药之间关系的研究很少。在一项包括多名

5～13 岁的儿童的研究中，有 40 名儿童的母亲是麻醉师或者是在手术室工作的护士，在工作中会暴露在残余麻醉药气体中；另有 40 名儿童的母亲是护士或医生，在妊娠期在医院工作，但不在手术室工作。在发育方面，新生儿或 5～13 岁儿童群体之间没有明显差异。然而，暴露于麻醉药的组的平均总运动能力得分显著低于未暴露于麻醉药的组。在测量思维活动的问卷调查中（家长-教师问卷，PTQ），麻醉药接触组的相应分数较高，这表明他们在思考问题时容易粗心。推测接触麻醉药可能会显著降低儿童的运动能力和 IQ 值。但由于这些孩子太小，很难得出明确的结论。

大多数医疗系统都配备了高科技净化系统，孕妇在使用挥发性麻醉药的现代手术室工作是安全的。然而，监测空气中的药物浓度仍然非常重要，任何麻醉药的含量不得超过最大允许浓度（阈值，TLV）。关于麻醉药与自然流产和发育迟缓相关性的数据需要进一步确认。在妊娠期尽可能避免在没有净化系统的含有一氧化二氮的房间内工作。职业性暴露于注射麻醉药不会对妊娠产生特别影响。目前的共识是，这些药物的致畸作用与给药途径有关，职业接触微量麻醉药废气与生殖能力之间没有相关性。

后面的内容将会对目前使用的各种麻醉药分别进行描述。在外科手术中经常会使用多种麻醉药的组合，因此妊娠手术结果的数据可能比单个麻醉药的数据更充分。因为基本没有详尽的人类数据可用，本章将会引用动物实验的一些研究数据。动物实验中经常重复和大剂量给药，不能代替人类流行病学研究，因此麻醉药对人类妊娠的安全性并不能从动物实验中推导出来。

二、妊娠期麻醉药的合理使用

（一）妊娠期全身麻醉药的合理使用

1. 卤化吸入型全身麻醉药　氟烷、异氟烷、地氟烷、恩氟烷、七氟烷是具有相似临床作用的卤化吸入型麻醉药。它们可以通过胎盘屏障，低浓度进入母乳。有关在妊娠期使用异氟烷的人类研究很少，至今还没有发现其对人类胎儿的任何毒性效应。对宫缩的抑制作用：氟烷＞安氟烷＞异氟烷。

（1）氟烷：氟烷是第一个被用作全身麻醉药的氟化烃类物质，有很多针对动物的研究，但有关其是否影响人类胎儿发育的研究非常少。已经在一些动物实验中发现了其与骨骼和其他组织异常、胎儿发育迟缓和死亡以及后代的行为异常有关。在另一些动物实验中，氟烷显示了一定的致畸性和毒性，但实验中使用的药物剂量可能已达到母体的毒性剂量。药物对动物和人类长期行为致畸性的潜在作用仍有待研究。事实上，目前并没有观察到妊娠期女性使用全身麻醉药使后代异常发生概率的增加。氟烷用于女性分娩（剖宫产）过程中，会导致子宫松弛、收缩减缓和呼吸抑制，不过这种情况很少发生，因此仍然认为氟烷用于分娩是安全的。

在卤化吸入型麻醉药中，氟烷具有最强的循环镇静作用和较为适宜的血气分配系数（2.5）。能快速起效以及从循环系统中迅速排泄，这使它成为很好的门诊麻醉药。需要注意的是，当大剂量氟烷与 α 肾上腺素受体激动药同时使用时，可能导致心律失常和心搏骤停。反复使用还会蓄积有毒代谢产物，引起肝损伤。因其有循环系统抑制作用和肝毒性，人们更倾向于选择恩氟烷和异氟烷。

（2）异氟烷：人类妊娠期使用异氟烷的研究很少，无法证实其对人类胎儿有任何有毒效应。澳大利亚药品监督管理局（AUTGA）将此药判定为 B_3 级别的妊娠期药物。de Amivi 发现，在剖宫产手术中使用异氟烷除了可能会引起血浆中胆红素水平增高外，几乎未对胎儿产生其他伤害。动物研究显示，妊娠期内被大剂量异氟烷反复麻醉，可引发多种先天异常的发病率增加、限制胎儿生长和改变幼鼠的习性，但动物实验结果与人类的相关性低。

（3）恩氟烷：恩氟烷是一种不易燃烧的通过汽化器作用于全身的吸入性麻醉药，其应用指征为手术中麻醉的诱导和维持，亦可用于阴道分娩镇痛，低浓度的恩氟烷可用于剖宫产术中其他全身麻醉药的辅助药。

还没有妊娠期外科手术中使用恩氟烷麻醉的流行病学研究，也没有研究认为在剖宫产中使用恩氟烷与胎儿异常有关。尽管有少数动物研究证明，在妊娠期反复大剂量使用该药后，兔、鼠的肢体会增加或产生其他缺陷，但多数动物实验研究认为恩氟烷无致畸性影响。

（4）地氟烷和七氟烷：暂时没有妊娠期或剖宫产使用地氟烷和七氟烷的相关研究。已有报道2例因使用七氟烷麻醉药引起胎儿并发症的病例和2例因使用地氟烷麻醉药引起恶性高热的病例，但是并不能从这些病例报道中确定事件的因果关系。

不论是在妊娠期还是在分娩过程（主要是剖宫产）中，卤化麻醉药是产科学里可在妊娠的任何阶段使用的标准药物。在分娩过程中使用时，应注意观察新生儿可能出现的呼吸和循环影响。

2. 乙醚　乙醚是一种沸点为35℃的液体，因其不稳定的性质和并发症（如麻醉后呕吐、兴奋），现应用极少。乙醚可快速经胎盘到达胎儿体内，并达到稳态血药浓度。几乎没有关于乙醚对人妊娠期影响的流行病学研究。大鼠和小鼠的实验研究报道称，反复使用乙醚麻醉会引起骨骼异常增生和大脑发育减慢，但这些研究与人类的相关程度不大。

建议在妊娠期和分娩过程中不使用乙醚，可使用其他副作用小的麻醉药。

3. 一氧化二氮（笑气）　气体一氧化二氮具有良好的止痛和有限麻醉的效果，但起效较慢，必须和其他麻醉药或肌肉松弛药联合使用。其经常被用于牙科止痛和部分麻醉。

相比于卤化吸入型麻醉药，一氧化二氮有良好的耐受性，且对循环系统和子宫无毒副作用。在分娩过程中，吸入一氧化二氮和氧气可以达到最迅速、最直接且易于控制的麻醉作用。一氧化二氮较少引起婴儿的新生儿呼吸窘迫症。

在一项共1 000多例妊娠期女性流行病学研究显示，受试者在妊娠期使用一氧化二氮与先天畸形发生概率的增高无关。Burgos等人的一项前瞻性研究表明，在臀位外倒转术期间，吸入50%的一氧化二氮可缓解剧烈的手术性疼痛，且没有不良的母体或胎儿影响。另一方面，也有研究发现分娩时使用一氧化二氮对新生婴儿存在毒性。如Taylor发现在分娩时大量使用一氧化二氮会导致儿童发育迟缓，Polvi发现了婴儿大脑血管弹性的改变。但因为没能解释好混淆因素，这些研究证据并不充分。同时，动物研究证明，在使用一氧化二氮之后，大鼠先天畸形、再吸收、发育迟缓、行为改变的发生率增加，仓鼠则没有上述效应。

职业性暴露于一氧化二氮被认为与自然流产率增加和生育能力下降相关。研究资料显示职业性接触女性的后代可能有远期神经发育缺陷且与窦房阻滞、不孕的发生率增高有关。其剂量和作用意义有待进一步的研究。

目前已有的资料并未显示妊娠期长期或短期接触一氧化二氮可导致严重的先天畸形。最安全的做法是将手术择期安排在妊娠终止后或者至少安排在器官形成期后。手术室中应配备降低一氧化二氮浓度的净化装置。在怀孕和分娩过程中，一氧化二氮可以作为吸入性麻醉药使用，在分娩中使用时，应注意监测婴儿的呼吸状况。

4. 注射型麻醉药　注射型麻醉药包括依托咪酯、氯胺酮、美索比妥、异丙酚、硫喷妥钠等。注射型麻醉药经血管给药可以迅速达到最大浓度。由于药物在血浆中重新分配和排泄很快，其浓度会迅速下降。麻醉药在分娩过程中被使用后，麻醉和新生儿的生产之间的间隔越久，新生儿体内的药物浓度越低，麻醉效果就会降低。一般情况下，它们都可以在妊娠期使用。以下将对一些重要的药品进行论述。

（1）依托咪酯：依托咪酯是一种类固醇生物合成抑制剂，研究发现母亲分娩时使用依托咪酯的新生婴儿血清皮质醇浓度下降，但不产生任何长期影响。依托咪酯这种非巴比妥酸盐咪唑衍生物可被非特异性酯酶活化。FDA妊娠药物分级为C类。

依托咪酯没有任何心脏抑制特性。它的半衰期非常短，在血清中大概只有3分钟，适用于血流动力学不稳定的孕妇。类似于巴比妥酸盐，依托咪酯作用的持续时间依赖于大脑的重新分配，因为相比血管密度不高的肌肉和脂肪等组织，大脑的血液供应较充足。静脉注射0.2～0.3 mg/kg可用于产妇的麻醉诱导，阿普加新生儿评分（apgar score）与硫喷妥钠相似。目前没有关于妊娠期使用依托咪酯的流行病学调查，也没有长期的跟踪调查。关于动物先天性畸形的研究结论尚不明确，在大鼠身上即使应用高剂量药物也并未引起后代畸变。

在妊娠期可以使用依托咪酯，但是在分娩过程中使用时，应关注婴儿发生呼吸抑制的可能。

（2）氯胺酮：氯胺酮起效快速，具有很好的麻醉效果，且极少有呼吸副作用。氯胺酮能增加拟交感神经的敏感性，引起显著的心血管效应（如心率增加和血压升高等），因此对于有哮喘和轻度低血容量的孕妇服用氯胺酮具有优势，高血压及严重血容量不足的孕妇禁用。氯胺酮增加子宫收缩力和收缩频率的作用与剂量相关，其常规用法为静脉注射 $1\sim1.5$ mg/kg，如果剂量过高则可能产生精神症状以及子宫张力的增加，也会对新生儿产生呼吸抑制。应用氯胺酮母体与新生儿合并症报道包括促进子宫收缩、新生儿抑制及新生儿骨骼肌肉系统紧张度增强。这些不良反应通常与在早期研究期间给予较高剂量（$1.5\sim2.2$ mg/kg 肌内注射）而不是常用的给予较低剂量（$0.2\sim0.5$ mg/kg 肌内注射）有关。

氯胺酮在剖宫产使用时，曾导致几例严重的恐慌症。此外，1 个在剖宫产时使用氯胺酮的产妇，其新生儿初生行为有所改变（包括吸奶减少）。一项 20 名妇女在剖宫产使用氯胺酮的研究中发现，若给药到分娩和切至分娩之间的时间短，则无明显的新生儿抑制反应，但若两者之间的间隔分别超过 10 分钟和 1.5 分钟，则可能出现上述并发症。在研究动物的先天畸形时，即使使用了人类剂量的 $10\sim25$ 倍，大部分的实验结果依然是阴性的。但从微观上来看，妊娠期大量使用氯胺酮的老鼠，其子代的个别组织发生了退行性改变。

建议妊娠期不宜使用氯胺酮，因为氯胺酮会引起血压升高，尤其是在妊娠期高血压或先兆子痫，以及在子宫极度兴奋或分娩时可能存在胎儿缺氧的情况下，禁止使用该药物。

（3）异丙酚：异丙酚是一种静脉给药的全身麻醉药。1990 年报道了剖宫产手术中妇女的异丙酚药物代谢动力学情况，异丙酚能快速穿过胎盘到达胎儿，胎儿：母亲比率（脐静脉：母体静脉）约为 0.7。据报道，从妊娠 $12\sim18$ 周女性体内采集的样本也发现了类似的结果。

几篇报道指出，在分娩过程中应用异丙酚对胎儿的身体没有不良的作用。这些研究或者无对照组，或者与戊硫代巴比妥组的对比，大部分的结果是基于阿普加新生儿得分（apgar score）。一项报道利用婴儿的神经活动水平（ENNS）来进行观测，结果显示，在分娩过程中，应用异丙酚进行麻醉的婴儿与应用戊硫代巴比妥组相比，在一些神经系统的表现上有所下降，这种影响往往很短。Gin 的研究显示，在妇女的剖宫产麻醉时，使用异丙酚优于戊硫代巴比妥组。而厂家所报道的关于麻醉药的动物试验亦为阴性结果。

在妇产科中，异丙酚用于妊娠期内和分娩时手术时的诱导麻醉，也可应用于卵子传输和体外受精（IVF）。在分娩中使用时应注意观察新生儿出现呼吸抑制的情况。

（4）硫喷妥钠与美索比妥（钠）：因为脑部的血液供应充足，硫喷妥钠会在脑部聚集并迅速发挥作用，随后硫喷妥钠重新分布到肌肉和脂肪中，使药物在脑部的浓度很快下降到临界点，使得患者很快苏醒。最快在注射后 1 分钟内，即可在胎儿血液中检出硫喷妥，其含量仅略低于母体。但是因为胚胎的肝脏快速吸收，所以在胚胎的脑部药物含量并不高。在分娩过程中，采用最低的剂量（不能高于 5 mg/kg）不会对胎儿造成伤害。若应用更高剂量，新生儿可能会有窒息的表现。有一项关于 152 名女性的流行病学研究，也表明使用硫喷妥钠麻醉并没有增加先天性异常的发生概率。在产科实践中，硫喷妥钠是英国、澳大利亚、美国等最常用的诱导剂之一。

美索比妥也是一种巴比妥酸盐，药效较短，属于辅助性麻醉药，它可以通过静脉给药用于剖宫产等。目前没有任何有关美索比妥在妊娠期用于人体的安全资料。然而这种药物已经得到了普遍使用，而且没有关于妊娠的不良影响报道。因为它的溶解性和缺少蛋白的结合，这种药能很容易地通过胎盘，所以胎儿中的药物含量与母亲的水平是一样的。

在动物研究中，大鼠、小鼠或兔在妊娠期内使用这两种药物并没有增加它们后代的先天性异常发生概率。在动物生殖研究中，该药物的剂量分别为人类剂量的 4 倍和 7 倍，显示对胎儿没有伤害。在大脑发育高峰期间，使用阻断 NMDA 受体和/或增强 GABA 活性的麻醉药和镇静药，当使用时间超过 3 小时时，会增加后代正在发育的大脑中的神经元凋亡率。

在妊娠期手术中，类似于美索比妥药效较短的巴比妥酸盐类药物，可以用于诱导麻醉。在分娩过程中使用时，应注意观察新生儿是否有呼吸抑制症状。

（二）妊娠期局部麻醉药的合理使用

1. 利多卡因　利多卡因心脏毒性小，对母婴影响小，是产科麻醉中常用的局部麻醉药，多用于剖宫产的麻醉。1.5%～2%的利多卡因用于硬膜外阻滞，对母婴安全有效。这一被广泛使用的局部麻醉药可以迅速穿过胎盘，在母亲注射数分钟后即可出现于胎儿循环，但其对妊娠结局并没有表现出任何不良影响。在一项针对 1 200 多例孕妇的前瞻性研究中，并没有发现先天性异常增加。美国 FDA 妊娠分级为 B 类。

利多卡因在分娩期间也被应用于硬膜外镇痛，减少了妊娠妇女的疼痛的同时不会对子宫收缩造成影响。但是，利多卡因能进入胚胎，已经发现有非常少量的副作用，包括胎儿的心肺的适应性瞬时变化、脑干诱导的电位改变和体温调控功能的可能性丧失等。虽然有些研究指出，儿童神经系统的行为异常与硬膜外阻滞相关，但是最近的几项最新的调查表明，此类情况极少见，即便出现也很轻、时间短暂。另外极少见的还有在延长分娩产程期间，应用硬膜外阻滞导致体温调控功能的丧失，从而出现新生儿高热的情况。实验结果表明，刚出生的老鼠在短期内会发生一些行为上的改变，这个研究与人体的关系尚不明确。

2. 布比卡因与罗哌卡因　这些药物对心血管的影响较轻，因此经常用于硬膜外阻滞和蛛网膜下腔阻滞脊髓麻醉以减轻疼痛。药物通过胎盘进入胎儿体内，在胎儿血液中的浓度大约是母体的 1/3。布比卡因美国 FDA 分级为 C 级；罗哌卡因美国 FDA 妊娠分级为 B 类。

布比卡因作为一种具有良好安全性的长效酰胺类麻醉药，具有代谢缓慢、起效迅速、作用时间长、分布广等特点，常用于产科蛛网膜下腔阻滞或硬膜外腔阻滞的剖宫产与分娩镇痛。罗哌卡因则是一种新型长效酰胺类麻醉药，是单纯 s 异构体，表现出相对低的脂溶性，半衰期较短，作用于机体可实现对神经细胞钠离子通道的有效调节，抑制钾离子，对神经兴奋及神经传导予以阻断；并且罗哌卡因对机体中枢神经系统及心血管系统毒性水平偏低。

罗哌卡因比布比卡因具有较低的心血管毒性和较弱的运动阻滞效应，因此在分娩时硬膜外阻滞中更具优势。一项荟萃分析显示，分娩时使用罗哌卡因进行硬膜外阻滞，其辅助分娩发生毒性的概率比布比卡因较低，且产后 24 小时婴儿的神经学及适应能力较高。

分娩镇痛时常联用 0.04%～0.125% 布比卡因和 1～2 μg/ml 芬太尼或 0.4～0.6 μg/ml 舒太尼。布比卡因的心脏毒性大于利多卡因，且布比卡因引起的心搏骤停很难复苏，产科麻醉时禁用 0.75% 浓度的布比卡因原液。

低浓度时运动-感觉神经阻滞分离的特点较其他局部麻醉药明显。罗哌卡因常用于蛛网膜下腔阻滞或硬膜外阻滞的剖宫产与分娩镇痛。硬膜外分娩镇痛时常联用 0.0625%～0.1% 罗哌卡因和 1～2 μg/ml 芬太尼或 0.4～0.6 μg/ml 舒芬太尼，其中，以 0.1% 罗哌卡因和 2 μg/ml 芬太尼或 0.5 μg/ml 舒芬太尼较为常用，其对运动神经的影响比布比卡因更小，心脏毒性和神经毒性也低于布比卡因，对母婴更安全可靠。

3. 氯乙烷　氯乙烷是一种致冷剂和局部麻醉药。虽然没有关于这种药物在人体中的应用资料，但是因为它通常是局部使用，且具有很小的吸收率，所以在妊娠期使用它是比较安全的。研究发现妊娠期的老鼠吸入了氯乙烷，其子代没有任何的致畸性和毒害效应。

妊娠期可以使用局部麻醉药用于浸润（如牙科）和传导麻醉。联合使用肾上腺素和去甲肾上腺素来收缩血管，可以减少对药物的吸收。这种药物的早期品种，如布比卡因或依替卡因会迅速失去活性，且可与多种蛋白结合，使其对胎盘的渗透能力受到限制，因此是首选。代谢产物的蓄积也应当被考虑到给药途径的选择中，而且不能超出建议的用量。

4. 妊娠期使用硬膜外阻滞和脊髓镇痛或麻醉药　硬膜外阻滞、蛛网膜下腔阻滞或二者联合使用，可以立即起作用，常在分娩和剖宫产中使用，可减轻产妇疼痛，麻醉效果不佳和并发症的现象发生率低。甚至孕妇在应用了这种麻醉方法后可以下床行走，并且不会对分娩进程造成影响。此类麻醉药有很多种，如罗哌卡因、布比卡因和芬太尼。大多数关于这种麻醉药对新生儿的作用的调查表明，这种麻醉药会引起一些轻微的短期影响，但是 24 小时后，这些副作用就会消失，而且药物也会通过婴儿的血液循环排出。目前尚无有关硬膜外阻滞或蛛网膜下腔阻滞药物在孩子生长和发育中可能的长期作用的研究。

（三）妊娠期肌肉松弛药的合理使用

1. 泮库溴铵　泮库溴铵是一种竞争性神经肌肉阻滞药。目前还没有针对泮库溴铵对人类妊娠影响的研究。这种药物在分娩过程中用处较大。一项针对 800 例分娩的研究显示，母体使用 0.03 mg/kg 泮库溴铵，并未发现对新生儿产生任何毒副作用。泮库溴铵还可通过注射进入胎儿体内，直接引起胎儿麻痹以对其进行直接子宫内输血。反复使用这种药物可能引起大鼠关节挛缩；但大鼠和兔每天 1 次的药物注射似乎不会产生任何异常。

在妊娠后半期曾直接给胎儿应用泮库溴铵，剖宫产时有孕妇也使用此药，均未发现对胎儿有危害。已知此药能通过人类胎盘到达胎儿，但妊娠早期胎盘是否能转运此药尚无报道。大量或反复用药和/或延长给药至分娩的时间间隔可能导致新生儿抑郁，但其临床意义不大，而且其他的麻醉药也可能导致上述现象。

2. 阿曲库铵　阿曲库铵苯磺酸盐是竞争性神经肌肉受体阻滞药，被用来在手术时和机械通气时提供肌肉松弛作用。此药在血浆中快速、非酶催化、自发降解，不依赖肝或肾功能代谢。

少数几个病例中，为降低子宫血管内输血过程中胎儿的活动性，将阿曲库铵作为一种胎儿肌肉松弛药使用。一个研究小组认为阿曲库铵在这种应用中要优于泮库溴铵。

还没有报道显示胎儿在子宫内暴露于阿曲库铵有任何的副作用。因其相对分子质量以及它在生理 pH 下的高离子化状态，只有少量药物可通过胎盘，这一点减少了胎儿的暴露。

3. 维库溴铵　维库溴铵通过与运动终板胆碱能受体竞争性结合起作用，是全身麻醉的一种辅助用药，用于辅助气管内插管、外科手术和机器通气时使肌肉松弛。一些研究人员指出，与其他肌肉松弛药相比，维库溴铵对胎儿的心脏功能和新生儿的后遗效应小，因此在剖宫产手术中具有一定优势。维库溴铵（1～10 mg）已用于输卵管内配子转移术（GIFT）麻醉的辅助用药，对经输卵管内配子转移术妊娠率的影响尚无报道。

4. 琥珀胆碱　琥珀胆碱（又称琥珀酰胆碱）是一种去极化的肌肉松弛药，被用做麻醉添加药、辅助气管内插管以及在外科手术和机械通气中使骨骼肌松弛。26 名孕妇在妊娠期使用琥珀酰胆碱，其生产的婴儿没有出现任何异常。因为它的相对分子质量大、脂溶性较小无法通过胎盘，琥珀胆碱对子宫及其他的平滑肌群无直接影响。有报道孕妇在分娩期间使用琥珀酰胆碱出现瞬时的呼吸抑制，但是这种并发症很少见。在 3%～4% 的患者中，血浆胆碱酯酶的活力非常低下，那么该药的肌肉松弛时间就会被延长，甚至有可能导致新生儿窒息。为了防止发生上述的并发症，须对婴儿进行适合的护理，且应使用最小的有效剂量。在全身诱导麻醉时，建议使用琥珀胆碱 1.0～1.5 mg/kg。

使用琥珀胆碱前需要仔细询问家族麻醉史，若是有异常高代谢性麻醉不良反应病史、患有先天性骨骼肌肉病、恶性高热（MH）易感者一级亲属等患者，要提高警惕，尽量避免使用琥珀胆碱。

在妊娠和分娩期间，常规的肌肉松弛药可以用作麻醉程序中的一种，也可以用于胎儿的肌肉松弛。多次重复使用会造成一定的损伤，但是在这种情形下，使用这种药物的益处比使用它所造成的危害要大。低剂量能减少给药后的不良反应。

参考文献

[1]　Abboud TK，Kim SH，Henriksen EH，et al. Comparative maternal and neonatal effects of halothane and enflurane for cesarean section [J]. Acta Anaesthesiol Scand，1985，29（7）：663-668.

[2]　Abdel-Rahman MS，Ismail EE. Teratogenic effect of ketamine and cocaine in CF-1 mice [J]. Teratology，2000，61（4）：291-296.

［3］　Abouleish E，Wingard Jr. LB，De La Vega S，et al. Pancuronium in caesarean section and its placental transfer [J]. Br J Anaesth，1980，52（5）：531-536.

［4］　Albright GA，Forster RM. The safety and efficacy of combined spinal and epidural analgesia/anesthesia（6，002 blocks）in a community hospital [J]. Reg Anesth Pain Med，1999，24（2）：117-125.

［5］　Allen GC，Brubaker CL. Human malignant hyperthermia associated with desflurane anesthesia [J]. AnesthAnalg，1998，86（6）：1328-1331.

［6］　Anderson E. Anesthesia and surgery during pregnancy [J]. South Dakota journal of medicine，1985，38（9）：19-23.

［7］　Baeder C，Albrecht M. Embryotoxic/teratogenic potential of halothane [J]. Int Arch Occup Environ Health，1990，62（4）：263-271.

［8］　Baraka A，Louis F，Dalleh R. Maternal awareness and neonatal outcome after ketamine induction of anaesthesia for Caesarean section [J]. Can J Anaesth，1990，37（6）：641-644.

［9］　Bonnin M，Mercier FJ，Sitbon O，et al. Severe pulmonary hypertension during pregnancy：mode of delivery and anesthetic management of 15 consecutive cases [J]. Anesthesiology，2005，102（6）：1133-1137.

［10］　Bozynski ME，Rubarth LB，Patel JA. Lidocaine toxicity after maternal pudendal anesthesia in a term infant with fetal distress [J]. Am J Perinatol，1987，4（2）：164-166.

［11］　Bozynski ME，Schumacher RE，Deschner LS，et al. Effect of prenatal lignocaine on auditory brain stem evoked response [J]. Arch Dis Child，1989，64（7 Spec No）：934-938.

［12］　Brodsky JB，Cohen EN，Brown Jr. BW，et al. Surgery during pregnancy and fetal outcome [J]. Am J Obstet Gynecol，1980，138（8）：1165-1167.

［13］　Camann WR. Epidural analgesia in labor and fetal hyperthermia [J]. Obstet Gynecol，1993，81（2）：316-317.

［14］　Cederholm I. Preliminary risk-benefit analysis ofropivacaine in labour and following surgery [J]. Drug Saf，1997，16（6）：391-402.

［15］　Celleno D，Capogna G，Tomassetti M，et al. Neurobehavioural effects of propofol on the neonate following elective caesarean section [J]. Br J Anaesth，1989，62（6）：649-654.

［16］　Cherala SR，Eddie DN，Sechzer PH. Placental transfer of succinylcholine causing transient respiratory depression in the newborn [J]. Anaesth Intensive Care，1989，17（2）：202-204.

［17］　Cohen EN，Bellville JW，Brown Jr. BW. Anesthesia，pregnancy，and miscarriage：a study of operating room nurses and anesthetists [J]. Anesthesiology，1971，35（4）：343-347.

［18］　Cohen-Kerem R，Railton C，Oren D，et al. Pregnancy outcome following non-obstetric surgical intervention [J]. Am J Surg，2005，190（3）：467-473.

［19］　Crawford JS，Lewis M. Nitrous oxide in early human pregnancy [J]. Anaesthesia，1986，41（9）：900-905.

［20］　D'alessio JG，Ramanathan J. Effects of maternal anesthesia in the neonate [J]. Semin Perinatol，1998，22（5）：350-362.

［21］　Das S，Bhattacharjee M，Maitra S. Study of neonatal status after use of vecuronium as a muscle relaxant in caesarean section [J]. J Indian Med Assoc，1993，91（3）：54-56.

［22］　DeAmici D，Delmonte P，Martinotti L，et al. Can anesthesiologic strategies for caesarean section influence newborn jaundice? A retrospective and prospective study [J]. Biol Neonate，2001，79（2）：97-102.

［23］　Decocq G，Brazier M，Hary L，et al. Serum bupivacaine concentrations and transplacental transfer following repeated epidural administrations in term parturients during labour [J]. Fundam Clin Pharmacol，1997，11（4）：365-370.

［24］　Demetriou M，Depoix JP，Diakite B，et al. Placental transfer of org nc 45 in women undergoing Caesarean section [J]. Br J Anaesth，1982，54（6）：643-645.

［25］　Diaz M，Graff M，Hiatt IM，et al. Prenatal lidocaine and the auditory evoked responses in term infants [J]. Am J Dis Child，1988，142（2）：160-161.

［26］　Doenicke A，Haehl M. Teratogenicity of Etomidate [M]. Etomidate：Springer，1977：23-24.

［27］　Ericson A，Källén B. Survey of infants born in 1973 or 1975 to Swedish women working in operating rooms during their pregnancies [J]. AnesthAnalg, 1979, 58 (4): 302-305.

[28] Fernando R, Bonello E, Gill P, et al. Neonatal welfare and placental transfer of fentanyl and bupivacaine during ambulatory combined spinal epidural analgesia forlabour [J]. Anaesthesia, 1997, 52 (6): 517-524.

[29] Fu ES, Scharf JE, Mangar D, et al. Malignant hyperthermia involving the administration of desflurane [J]. Can JAnaesth, 1996, 43 (7): 687-690.

[30] Gin T, O'meara ME, Kan AF, et al. Plasma catecholamines and neonatal condition after induction of anaesthesia with propofol or thiopentone at caesarean section [J]. Br J Anaesth, 1993, 70 (3): 311-316.

[31] Guay J, Gaudreault P, Boulanger A, et al. Lidocaine hydrocarbonate and lidocaine hydrochloride for cesarean section: transplacental passage and neonatal effects [J]. Acta AnaesthesiolScand, 1992, 36 (7): 722-727.

[32] Hanley T, Scortichini B, Johnson K, et al. Effects of inhaled ethyl chloride on fetal development in CF-1 mice [J]. Toxicologist, 1987, 7: 189.

[33] Heinonen OP, Slone D, Shapiro S. Birth defects and drugs in pregnancy [M]. Massachusetts: Publishing Sciences Group Inc., 1977.

[34] Hemminki K, Vineis P. Extrapolation of the evidence on teratogenicity of chemicals between humans and experimental animals: chemicals other than drugs [J]. Teratog Carcinog Mutagen, 1985, 5 (4): 251-318.

[35] Herman NL, Li AT, VanDecar TK, et al. Transfer of methohexital across the perfused human placenta [J]. J Clin Anesth, 2000, 12 (1): 25-30.

[36] Hodgkinson R, Bhatt M, Kim SS, et al. Neonatal neurobehavioral tests following cesarean section under general and spinal anesthesia [J]. Am J Obstet Gynecol, 1978, 132 (6): 670-674.

[37] Hood DD, Holubec DM. Elective repeat cesarean section. Effect of anesthesia type on blood loss [J]. J Reprod Med, 1990, 35 (4): 368-372.

[38] Jago RH. Arthrogryposis following treatment of maternal tetanus with muscle relaxants [J]. Arch Dis Child, 1970, 45 (240): 277-279.

[39] Jauniaux E, Gulbis B, Shannon C, et al. Placental propofol transfer and fetal sedation during maternal general anaesthesia in early pregnancy [J]. Lancet, 1998, 352 (9124): 290-291.

[40] Johnston RR, Eger EI II, Wilson C. A comparative interaction of epinephrine with enflurane, isoflurane, and halothane in man [J]. AnesthAnalg, 1976, 55 (5): 709-712.

[41] Klasco R K. USP DI ® Drug Information for the Health Care Professional. Thomson Micromede [M]. Colorado: Greenwood Village Co., 2005.

[42] Koëter HB, Rodier PM. Behavioral effects in mice exposed to nitrous oxide or halothane: prenatal vs. postnatal exposure [J]. Neurobehav Toxicol Teratol, 1986, 8 (2): 189-194.

[43] Krissel J, Dick WF, Leyser KH, et al. Thiopentone, thiopentone/ketamine, and ketamine for induction of anaesthesia in caesarean section [J]. Eur J Anaesthesiol, 1994, 11 (2): 115-122.

[44] Kuczkowski KM. The safety of anaesthetics in pregnant women [J]. Expert Opin Drug Saf, 2006, 5 (2): 251-264.

[45] Kuhnert BR, Zuspan KJ, Kuhnert PM, et al. Bupivacaine disposition in mother, fetus, and neonate after spinal anesthesia for cesarean section [J]. Anesth Analg, 1987, 66 (5): 407-412.

[46] Levin ED, Deluna R, Uemura E, et al. Long-term effects of developmental halothane exposure on radial arm maze performance in rats [J]. Behav Brain Res, 1990, 36 (1-2): 147-154.

[47] Macaulay JH, Bond K, Steer PJ. Epidural analgesia in labor and fetal hyperthermia [J]. Obstet Gynecol, 1992, 80 (4): 665-669.

[48] Mattingly JE, D'alessio J, Ramanathan J. Effects of obstetric analgesics and anesthetics on the neonate: a review [J]. Paediatr Drugs, 2003, 5 (9): 615-627.

[49] Mazze RI, Fujinaga M, Rice SA, et al. Reproductive and teratogenic effects of nitrous oxide, halothane, isoflurane, and enflurane in Sprague-Dawley rats [J]. Anesthesiology, 1986, 64 (3): 339-344.

[50] Mazze RI, Källén B. Reproductive outcome after anesthesia and operation during pregnancy: a registry study of 5405 cases [J]. Am J Obstet Gynecol, 1989, 161 (5): 1178-1185.

[51] Moise Jr，KJ，Carpenter Jr，RJ，Deter RL，et al. The use of fetal neuromuscular blockade during intrauterine procedures [J]. Am J Obstet Gynecol，1987，157（4 Pt 1）：874 - 879.

[52] Moore J，Bill KM，Flynn RJ，et al. A comparison between propofol and thiopentone as induction agents in obstetricanaesthesia [J]. Anaesthesia，1989，44（9）：753 - 757.

[53] Mouw RC，Klumper F，Hermans J，et al. Effect of atracurium or pancuronium on the anemic fetus during and directly after intra-vascular intrauterine transfusion，A double blind randomized study [J]. Acta obstetricia et gynecologica Scandinavica，1999，78（9）：763 - 767.

[54] Murdoch H，Scrutton M，Laxton CH. Choice of anaesthetic agents for caesarean section：a UK survey of current practice [J]. Int J Obstet Anesth，2013，22（1）：31 - 35.

[55] Natsume N. Teratogenicity caused by halothane and enflurane，and changes depending on O_2 concentration [C]. Program of the 45th Anniversary Meeting of ACPA，1988，1988.

[56] Ong BY，Baron K，Stearns EL，et al. Severe fetal bradycardia in a pregnant surgical patient despite normal oxygenation and blood pressure [J]. Can J Anaesth，2003，50（9）：922 - 925.

[57] Persaud TV. Animal experimental studies on the problem of the teratogenic effect of barbiturates [J]. Acta Biol Med Ger，1965，14：89 - 90.

[58] Pharoah PO，Alberman E，Doyle P，et al. Outcome of pregnancy among women in anaesthetic practice [J]. Lancet，1977，1（8001）：34 - 36.

[59] Ratzon NZ，Ornoy A，Pardo A，et al. Developmental evaluation of children born to mothers occupationally exposed to waste anesthetic gases [J]. Birth Defects Res A Clin Mol Teratol，2004，70（7）：476 - 482.

[60] Reddy BK，Pizer B，Bull PT. Neonatal serum cortisol suppression by etomidate compared with thiopentone，for elective caesarean section [J]. Eur J Anaesthesiol，1988，5（3）：171 - 176.

[61] Rice S. Behavioral-effects ofinutero isoflurane exposure in young SW mice [C]. Teratology，1986：C100 - C101.

[62] Rice SA. Reproductive and developmental toxicity of anesthetics in animals，Anesthetic Toxicity [M]. CRC Press，1994，171 - 188.

[63] Rodier PM，Koëter HB. General activity from weaning to maturity in mice exposed to halothane or nitrous oxide [J]. Neurobehav Toxicol Teratol，1986，8（2）：195 - 199.

[64] Rosenberg PH，Vänttinen H. Occupational hazards to reproduction and health in anaesthetists and paediatricians [J]. Acta Anaesthesiol Scand，1978，22（3）：202 - 207.

[65] Rowland AS，Baird DD，Shore DL，et al. Nitrous oxide and spontaneous abortion in female dental assistants [J]. Am J Epidemiol，1995，141（6）：531 - 538.

[66] Rowland AS，Baird DD，Weinberg CR，et al. Reduced fertility among women employed as dental assistants exposed to high levels of nitrous oxide [J]. N Engl J Med，1992，327（14）：993 - 997.

[67] Sakuma S，Oka T，Okuno A，et al. Placental transfer of lidocaine and elimination from newborns following obstetrical epidural and pudendal anesthesia [J]. Pediatr Pharmacol（New York），1985，5（2）：107 - 115.

[68] Schwartz DA，Moriarty KP，Tashjian DB，et al. Anesthetic management of the exit（ex utero intrapartum treatment）procedure [J]. J Clin Anesth，2001，13（5）：387 - 391.

[69] Smith RF，Wharton GG，Kurtz SL，et al. Behavioral effects of mid-pregnancy administration of lidocaine and mepivacaine in the rat [J]. Neurobehav Toxicol Teratol，1986，8（1）：61 - 68.

[70] Straube LE，Fardelmann KL，Penwarden AA，et al. Nitrous oxide analgesia for external cephalic version：A randomized controlled trial [J]. J Clin Anesth，2021，68：110073.

[71] Tannenbaum TN，Goldberg RJ. Exposure to anesthetic gases and reproductive outcome. A review of the epidemiologic literature [J]. J Occup Med，1985，27（9）：659 - 668.

[72] Taylor DJ，Nelson J，Howie PW. Neurodevelopmental disability—a sibling-control study [J]. Dev Med Child Neurol，1993，35（11）：957 - 964.

[73] Tunstall ME，Sheikh A. Comparison of 1.5% enflurane with 1.25% isoflurane in oxygen for caesarean section：avoidance of awareness without nitrous oxide [J]. Br J Anaesth，1989，62（2）：138 - 143.

[74] Vessey MP，Nunn JF. Occupational hazards of anesthesia [J]. Br Med J，1980，281（6242）：696 - 698.

［75］ Watson WJ，Atchison SR，Harlass FE. Comparison of pancuronium and vecuronium for fetal neuromuscular block-ade during invasive procedures ［J］. J Matern Fetal Med，1996，5（3）：151-154.

［76］ Wharton RS，Mazze RI，Wilson AI. Reproduction and fetal development in mice chronically exposed to enflurane ［J］. Anesthesiology，1981，54（6）：505-510.

［77］ Yerby MS. Clinical care of pregnant women with epilepsy：neural tube defects and folic acid supplementation ［J］. Epilepsia，2003，44 Suppl 3：33-40.

［78］ Yun EM，Santos AC. Nitrous oxide inhalation：effects on maternal and fetal circulations at term ［J］. Obstet Gy-necol，1996，88（5）：899；author reply 900.

［79］ Schaefer C，Peters P，Miller RK. Drugs during pregnancy and lactation：treatment options and risk assessment ［M］. 山丹，杨东凯，罗辉，等译. 北京：科学出版社，2010.

［80］ 么佳鑫，赵平. 麻醉对发育期脑神经发育长期影响的临床研究进展 ［J］. 中国医师进修杂志，2019，42（3）：277-281.

［81］ 王晓飞，杨正波. 罗哌卡因与布比卡因腰麻在剖宫产手术中的麻醉效果对比观察 ［J］. 中国实用医药，2019，14（36）：133-134.

［82］ Briggs G，Freeman R，Yaffe S，et al. Drugs in pregnancy and lactation ［M］. 杨慧霞，段涛，译. 北京：人民卫生出版社，2008.

［83］ 张瑾，陈亮，姚淑萍，等.《中国产科麻醉专家共识（2017）》解读 ［J］. 河北医科大学学报，2019，40（2）：128-132.

［84］ 中华医学会麻醉学分会. 关于处理麻醉气体泄漏的专家共识 ［J］. 临床麻醉学杂志，2009，25（3）：194-196.

［85］ 中华医学会麻醉学分会，产科麻醉学组. 中国产科麻醉专家共识（2017）［J］. 中华麻醉在线，2017.

［86］ 中华医学会麻醉学分会骨科麻醉学组. 中国防治恶性高热专家共识 ［J］. 中华医学杂志，2018，98（38）：3052-3059.

第六章　妊娠期抗心血管疾病药的使用

一、妊娠期心血管疾病的治疗

（一）妊娠期高血压疾病

妊娠妇女体内的血流动力学改变很大。到了妊娠期第 5 周，孕妇的血液总量开始上升。至妊娠末期，血量增加 50%，同时，血管阻力和血压都会下降，在平静的时候，每分钟脉搏的次数上升 10~20 次/min，心脏的输出血量会提高 30%~50%。在分娩时，心输出量随着血压的升高而升高。在产后 1~3 天或 1 周，心脏会回复到妊娠之前的水平。一般来说，妊娠中出现心脏病很少见（低于 1%），但常出现高渗性和低渗性体液失调，所以要及时进行干预治疗。

妊娠期高血压疾病是产科常见的并发症，也是孕产妇死亡的重要原因之一，严重时会威胁母亲和胎儿的健康安全，尤其是子痫前期-子痫，是导致孕产妇及围生儿病死率升高的主要原因之一。可以将妊娠相关的高血压疾病概括为 4 类，分别为妊娠期高血压疾病、子痫前期-子痫、妊娠合并慢性高血压、慢性高血压伴发子痫前期。通常而言，妊娠期高血压疾病往往不能被及时发现，发现时普遍已成为重症。更糟的情况是，孕妇出现严重的靶器官并发症，需要转诊到三级医疗救治中心，并需要多学科联合救治。理论上，发生在各级医疗助产机构的妊娠期高血压疾病导致的相关孕产妇死亡约有一半是可以避免的。如何早期排查和筛选风险因素、如何做好早期预防和预警和如何早诊断、早干预、早处理，是诊治妊娠期高血压疾病的重要临床措施。

妊娠期高血压疾病诊断标准为血压收缩压≥140 mmHg 或舒张压≥90 mmHg，并根据血压分为轻度高血压（140~159/90~109 mmHg）和重度高血压（≥160/110 mmHg）。妊娠期高血压疾病包括了以下几种情况。

（1）妊娠前高血压：妊娠前或妊娠 20 周时发现血压≥140/90 mmHg，并持续到产后 42 天以上，可能和蛋白尿相关。

（2）妊娠期高血压：妊娠 20 周后形成的高血压合并或不合并蛋白尿，占妊娠期高血压疾病的 6%~7%。多见于妊娠 20 周以后，多数于产后 42 天内缓解，主要以器官灌注不良为特点。

（3）子痫前期：妊娠期高血压疾病伴有显著蛋白尿（>0.3 g/24 h 或 ACR≥30 mg/mmol）。其常见于初次妊娠、多胎妊娠、葡萄胎、抗磷脂综合征、妊娠前已患高血压、肾病和糖尿病患者。通常和胎盘功能不全所致胎儿生长受限相关，也是早产的常见原因，可能引发水肿。唯一解决方法为分娩。

（4）妊娠前高血压疾病合并妊娠期高血压并伴有蛋白尿：妊娠前高血压患者在妊娠 20 周后血压和蛋白尿恶化（>3 g/24 h）。

（5）未分类的妊娠高血压：妊娠 20 周后首次测量并诊断为高血压，需要在产后 42 天内进一步评估。

妊娠期高血压疾病的管理分为两方面。①非药物管理：妊娠期高血压疾病的非药物管理所扮演的角色有限，饮食和生活方式干预的随机研究提示其对于妊娠预后方面影响最小。一般建议孕妇应慎重进行有规律的锻炼，肥胖者应避免体重增加高于 6.8 kg。②药物管理：高血压治疗的原则是降低产妇风险，选择对胎儿有效且安全的药物。欧洲指南建议血压持续升高≥150/95 mmHg 的孕妇和血压>140/90 mmHg 合并以下情况之一的孕妇需开展药物治疗：妊娠期高血压疾病（有或无蛋白尿）、妊娠前已患高血压合并妊娠期高血压疾病并伴有蛋白尿和妊娠时高血压合并亚临床器官损害等症状。

（二）妊娠期肺动脉高血压

慢性肺原性高血压疾病以肺血管阻力永久性增高为特征，即在休息时平均肺动脉动脉压超过 25 mmHg，运动时超过 30 mmHg。

治疗方法包含对症处理，如提供氧气、利尿或使用洋地黄及某些特殊步骤。药物治疗主要是为了治疗基础疾病，如为了预防局部血栓（香豆素），为了治疗血管收缩（硝苯地平/地尔硫䓬）以及预防血管重构。妊娠时身体状况的改变使该病加重，增加了孕妇的死亡率，如果没有医疗干预，死亡比例可达 30%～50%。所以，建议这类患者不要受孕，或是停止受孕。但是，也有一部分妇女仍会选择怀孕。孕妇患有肺动脉高压症时，在妊娠晚期及产后有较高的死亡率，因此必须到专业医疗机构进行护理。

自发形式和由其他因素（如自身免疫性疾病硬肿症）引起的肺动脉高压（pulmonary arterial hypertension，PAH）是一种罕见的、会逐渐加重的病症。

治疗 PAH 的新物质的共同点之一，就是都缺乏在妊娠期用于治疗的经验。不同的国家可能将这些药物批准用于不同的适应证，但有些用法在所有国家都是禁止的。

（三）妊娠期低血压

心血管系统健康的人也会出现低血压，这种情况往往是由于血压降低导致脑部血液流量下降，从而导致头晕和昏迷。低血压最常见的病症是直立性低血压，其主要发生在突然的站起和坐下时，药物也可能导致直立性低血压（如抗抑郁药），某些病症（如糖尿病）也可引起直立性低血压，或是由于神经系统的损伤，干扰了对血压的控制导致低血压。在大多数情况下，要根据病因来进行低血压的治疗。

在 20 世纪 80 年代，若不进行任何干预治疗，早产儿低血压的发生率可高达 17%，因此，孕妇的慢性低血压引起了人们的注意，通常提倡在妊娠期对低血压进行治疗。氢化麦角胺的使用效果优于肾上腺素，尽管曾报道过使用这种药物治疗妊娠期低血压，但其潜在的催产作用可能会引起胎儿的血管损害，导致妊娠的不良后果，所以其在妊娠期的使用存在争论。

（四）妊娠期心律失常

孕妇与胎儿的心律失常是两种不同的情况，应当区别对待。对于心律失常的孕妇，可以选择通过胎盘剂量少的药物治疗；对于心律失常的胎儿，需要通过母体进行运输，应使用能够穿透胎盘达到治疗效果的药物。孕妇和胎儿的室上性早搏和室性早搏无须进行治疗。

二、妊娠期抗心血管疾病药的合理使用

目前，几乎所有的心血管系统药物均可透过胎盘，为了避免妊娠期用药导致的出生缺陷的发生，了解妊娠期心血管药物的使用方式是十分有必要的。

美国 FAD 把妊娠期药物分为 A、B、C、D、X 5 类。

（1）A 类：在有对照组的妊娠早期妇女中，未显示对胎儿有危险（并在中、晚期妊娠中亦无危险的证据），对胎儿伤害的可能性极小。这类药物可安全用于孕妇。

A 类药物中不包含心血管系统药物。

（2）B 类：在动物繁殖试验中未显示对胎儿的危险，但无孕妇的对照组，或对动物繁殖试验显示有副反应（较不育为轻），但在妊娠早期妇女的对照组中并不能肯定其副反应（并在妊娠中、晚期并无危险证据）。这类药物可用于孕妇。

利多卡因、小剂量的阿司匹林、氯吡格雷、硝酸甘油、甲基多巴、低分子肝素（LMWH）和洋地黄类药物，属 B 类药物。

（3）C 类：动物研究证明对胚胎有副作用（致畸、致死或其他），但在妇女中无对照组研究或在孕妇和动物的研究中无可以利用的资料。这类药物仅在明确对孕妇的益处大于对胎儿的危害时才能给予。

α 受体阻滞药、大部分 β 受体阻滞药、钙拮抗药、所有常用的血管扩张药、利尿药如呋塞米和螺内酯等、大多数抗心律失常药、肝素（UFH）以及拟肾上腺素药、多巴胺等，均为 C 类药物。

（4）D 类：对人类胎儿的危险有肯定的证据。尽管有害，但孕妇用药绝对获益。这类药物仅在孕妇

面临生命危险或疾病严重，且无法应用更安全的药物或其他药物无效时使用。

血管紧张素转换酶抑制药（ACEI）、血管紧张素受体拮抗药（ARB）、阿替洛尔、华法林和胺碘酮为 D 类药物。

目前可供应用的各种药物中均有 B、C、D 类药，应尽可能选择 B 类药或 C 类药，而不用 D 类药。

（5）X 类：在对动物或人类的研究中已证实可使胎儿发育异常，或基于人类的经验知其对胎儿，或对孕妇，或对两者均有害。而且该药物对孕妇的应用，其危险明显地大于任何可能的获益。这类药物一般禁用于已妊娠或将妊娠的妇女。

他汀类药物属于 X 类药物。

（一）妊娠期抗高血压药的合理使用

1. β 肾上腺素受体阻滞药　β 受体阻滞药包括醋丁洛尔、阿普洛尔、阿替洛尔、倍他洛尔、比索洛尔、塞利洛尔、卡维地洛、艾司洛尔、拉贝洛尔、美托洛尔、纳多洛尔、奈必洛尔、氧烯洛尔、吲哚洛尔、普萘洛尔、索他洛尔和噻吗洛尔等，通常用于治疗高血压，都能透过胎盘和经乳汁分泌。β 受体可分为两种类型：β_1 受体，在心脏中占主导地位；β_2 受体，主要调节血管和其他平滑肌的舒张，如呼吸道和血管上的平滑肌。β_1 受体阻滞药对 β_1 受体具有更强的亲和力，选择性剂量依赖，大剂量使用将使选择性减弱或消失。但有些 β 受体阻滞药具有微弱的激活反应，称之为内在拟交感活性，能同时刺激和阻断 β 肾上腺素受体。一些 β 受体阻滞药具有外周扩血管活性，可通过阻断 α_1 肾上腺素能受体（如卡维地洛、阿尔马尔、拉洛贝尔），或激活 β_2 肾上腺素受体（如塞利洛尔），或与肾上腺素受体无关的机制（如布新洛尔、奈必洛尔）介导。美托洛尔特异性作用于 β_1 受体，而经典的 β 受体阻滞药（如普萘洛尔和氧烯洛尔）对 β_1 和 β_2 受体都起作用。拉贝洛尔对 β 和 α 受体有阻滞药作用，目前在妊娠期应用广泛。

目前尚无明显的证据表明 β 受体阻滞药是致畸剂。虽有报道称进入子宫的 β 受体阻滞药致使婴儿发生先天异常，但并不能明确药物与畸形的相关性。阿替洛尔是孕妇常用的抗高血压药。在上述报道中，大部分孕妇并不在妊娠初期使用此种药物，也没有与使用阿替洛尔相关的胎儿异常。一份报道显示，105 例孕妇在妊娠前 3 个月服用阿替洛尔，其中 12 例胎儿存在先天缺陷，但是没有特定的畸形形式；但这个数据在其他的研究中并未被证实。柏林 TIS 对 200 多名预期妊娠的女性进行了分析，这些孕妇在妊娠初期就开始服用美托洛尔，175 名活产婴儿中 7 例出现了异常（4%）：腭裂（$n=2$）、房间隔缺损（$n=2$）、肺动脉狭窄（$n=1$）、膈疝（$n=1$）、多囊肾（$n=1$）。

大量的实验显示，统计学上阿替洛尔对生长有明显的抑制作用。同时，阿替洛尔的效果优于醋丁洛尔、吲哚洛尔、拉贝洛尔。但与未给药对照组比较，阿替洛尔无明显的生长抑制效应；而对于其他的 β 受体阻滞药，是否与阿替洛尔具有一样的副作用，目前仍有争论。也很难判断是阿替洛尔的效果，或者孕妇自身的原因导致胎盘灌注量的减少。由于 β 受体阻滞药会使患者的血糖水平降低，从而使营养物质利用率下降，这可能是宫内胎儿生长受限的原因。但这似乎对于胎儿在出生第一年中的生长发育没有不良的影响。

研究表明，服用抗高血压药的女性，只有那些从妊娠开始时或者妊娠早期开始用药的孕妇，其新生儿的出生体重才会明显偏低；而阿替洛尔只用于妊娠中期，故并不会产生这样的结果。在任何情况下，如果母亲不接受给药治疗，先兆子痫都会导致婴儿的生长受限。治疗先兆子痫时，有研究表明静脉注射拉贝洛尔比硝苯地平的治疗效果更好一些。荟萃分析显示，对妊娠后期发生的严重晚期发作型高血压，静脉注射拉贝洛尔比双肼屈嗪或二氮嗪更有效。

虽然 β 受体阻滞药被认为没有显著的致畸危险，但理论上它能引起婴儿心动过缓、低血压和低血糖。胎儿在胎儿时期暴露于普萘洛尔可引起窒息，但这种副作用很少见；对于分娩前 24～48 小时终止使用 β 受体阻滞药的安全性，有截然不同的观点。但是，产科、助产士和小儿科医生应该知道孕妇使用药品的相关信息，并且要意识到这些药品对婴儿的危害。

理论上，β 受体阻滞药具有一定的危险性，会增强宫缩，从而导致早产。但是，β_1 受体阻滞药与 β_2

拟交感神经药一起使用，β_1 受体阻滞药导致的宫缩抑制未造成不良影响。

目前，β 受体阻滞如拉贝洛尔、普萘洛尔、美托洛尔等，属于治疗妊娠期高血压疾病的一线药，已被长期使用。阿替洛尔可降低婴儿体重，胎儿生长迟缓，故禁用于妊娠期高血压疾病。有关其他 β 受体阻滞药妊娠期使用的安全性，几乎没有什么资料，偶然使用也不需进行侵入性诊断或者终止妊娠。特别当母亲用 β 受体阻滞药治疗直至分娩时，评估它们的药理作用，如心率下降、低血糖和呼吸问题等，是非常重要的，特别是对于早产新生儿。

2. α甲基多巴　甲基多巴是中枢性肾上腺素能阻断药，用于治疗高血压，且常用于治疗妊娠期高血压疾病。甲基多巴静脉注射和口服都易吸收，静脉注射后 1～2 小时和口服给药后 4～6 小时起效，作用可持续 6～12 小时，半衰期为 2 小时，通过脱羧被激活成为 α甲基去甲肾上腺素（一个比去甲肾上腺素活性弱很多的假性递质），对中枢神经系统的作用机制尚不清楚。甲基多巴非常适合长期使用，尽管可以透过胎盘，使得胎儿体内的血药浓度和母体相似，但并不会改变心脏的功能，尤其是不会改变每分钟心排量和肾脏或者子宫的血流量，但总外周阻力会降低。α甲基多巴是用于治疗妊娠期高血压疾病的一线药物之一，据研究，其对脐动脉的血管阻力没有影响。Gtinenc 用多普勒超声成像技术检测多位有先兆子痫的孕妇服用 α甲基多巴后的影响，结果显示子宫动脉的血管阻力降低，而胎儿的脐动脉或大脑中动脉血管阻力未变。

甲基多巴通过影响大脑的一元胺代谢，进而影响大脑的发育。一些在妊娠期参与了甲基多巴治疗试验的高血压女性，其子女在 7 年半的随访研究中未证实上述结果。妊娠 16～20 周开始接受甲基多巴治疗的孕妇，其子女的头围比未经治疗的高血压母亲的子女约小 1.3 cm，但在 6～12 个月大时，结果无显著统计学差异；4.5 岁和 7.5 岁的两组儿童中，没有差异；其他研究人员没有确认用药对颅骨生长的抑制，在妊娠后期采用甲基多巴治疗的孕妇所生的孩子中，也没有观察到固定的不良影响。最近一项研究报道表明，甲基多巴可能会导致妊娠期妇女得肝炎；另一项研究则认为，长期在子宫内接触甲基多巴和新生儿/成人的化脓性腮腺炎有一定联系。母亲长期或者在妊娠后期用甲基多巴治疗，新生儿会出现短暂的震颤、焦躁和轻度的收缩压降低，即在刚出生的 48 小时里收缩压降低 4～5 mmHg；在个别情况下，妊娠期使用甲基多巴可产生肝脏毒性。但这些研究结果并不能说明临床上有长期问题。α甲基多巴仍是用于治疗妊娠期高血压的一线药物之一。

3. 血管扩张药　肼屈嗪和双肼屈嗪用于治疗妊娠期高血压已经有 40 多年历史了，两者是在结构上相似的血管扩张药，也是英国妊娠期妇女最常用的抗高血压药。口服时吸收率达 80% 以上，66% 在肝脏中被降解，半衰期为 2～8 小时。肼屈嗪和双肼屈嗪易穿透胎盘，且脐带血中的药物浓度可能超过母体。肼屈嗪曾通过间断的肌肉注射或者连续的静脉注射给药，由于连续的静脉注射会导致胎心监护图形异常的情况高发，因此一些临床医生建议应该避免这种给药途径。产前用肼屈嗪会导致新生儿血小板减少、白细胞减少、点状出血和血肿等，这些不良反应限制了患者的长期用药。

在妊娠晚期使用肼屈嗪治疗妊娠期高血压疾病的案例较多。其中有案例称一个女性使用肼屈嗪治疗妊娠期高血压疾病，胎儿在分娩 36 小时后死于心包积液和心脏压塞，尸检结果表明，可能是由于母体和胎儿对肼屈嗪比较敏感，导致了狼疮样综合征。一些情况下，可在先兆子痫的患者体内观察到药物的肝脏毒性。如果先兆子痫的患者出现血容量减少，在妊娠第 32 周前发生分娩，使用肼屈嗪可能导致血压迅速降低，出现更坏的产期结果；但如果在矫正血容量减少后给予肼屈嗪，上述不良影响便可避免。

双肼屈嗪会降低心肌灌注，使子痫母亲发生心律不齐的危险增加。有报道描述了母体使用肼屈嗪和胎儿房性期前收缩之间暂时性的联系，只要停止服用肼屈嗪，心律失常症状就会自然消失。一项荟萃分析表明，用肼屈嗪或者其他抗高血压药（通常是硝苯地平和拉贝洛尔）在妊娠中期或晚期治疗患有严重高血压的孕妇，尽管结果不一致，但可以确定，肼屈嗪并不是治疗妊娠期严重高血压的一线药物。

尽管有很多报道表明可在产时使用肼屈嗪控制母体血压，但是肼屈嗪还是有扩展全身血管，降低胎盘灌注量，导致胎儿或新生儿心动过缓的风险。理论上，避免母体出现低血压就可以预防这种并发症。总而言之，（双）肼屈嗪是可以用来治疗妊娠期高血压疾病的，在急性高血压危象时，可静脉注射使用。

　　硝普钠可直接作用于动脉或者静脉血管平滑肌上，快速扩张血管，透过胎盘，在胎儿体内达到和母体类似的血药浓度。硝普钠代谢快，会产生潜在的有毒物质，如氰化物和硫氰酸盐。但是，一般的推荐剂量不会导致氰化物在胎儿肝脏内过量蓄积。硝普钠在人类妊娠中是否有胎儿毒性或致畸风险无充足的证据证明。

　　不建议在妊娠期使用硝普钠。不过，静脉输液治疗高血压危象是有效的。无意中使用或在特殊临床条件下使用，不需要进行额外的诊断或终止妊娠。

　　4. 钙拮抗药　硝苯地平是经常用于治疗高血压的钙拮抗药，在妊娠期的使用尚有争议。一个荟萃分析得出结论，钙拮抗药作为一线抗高血压药，尽管其降低血压的效果和其他类型的抗高血压药相当，但在抑制高血压主要的并发症方面不及其他类型的抗高血压药。硝苯地平和维拉帕米已经有较详细的研究，而对于氨氯地平、地尔硫䓬、非洛地平、尼莫地平、伊拉地平、乐卡地平、尼卡地平、尼伐地平、尼莫地平、尼索地平、尼群地平等，妊娠初期应用的临床经验很少。

　　胚胎形成是一个高度依赖钙的过程，实验发现这类药物可以扰乱早期的胚胎分化。动物研究已经发现了钙拮抗药可造成指趾缺陷（趾骨缺少），但没有确切的证据表明其会使人体妊娠期胎盘灌注量的降低。在治疗学试验和临床试验中，还没有报道表明，孕妇在妊娠中期或晚期使用硝苯地平治疗会对胎儿产生不良影响。

　　与其他钙拮抗药一样，硝苯地平可用于抗分娩，同时治疗心绞痛；而且经常和甲基多巴合用，来治疗不同病因的高血压。尽管有报道称，使用硝苯地平治疗会导致宫内发育迟缓和剖宫产的发生概率明显提高，但并没有确定二者之间的因果关系，因为很难区别这些风险因素是与高血压本身有关，还是与药物的副作用有关。

　　与镁联合用药治疗可能引起母体血压急剧下降，伴随子宫内供血失调，甚至在个别情况下，会导致胎儿严重缺氧。一个更严重的病例曾报道说，一个高血压孕妇在妊娠 32 周舌下含服 10 mg 硝苯地平，使胎儿循环系统发育迟缓。

　　硝苯地平具有抗分娩的作用。一项研究报道出生前给药的孩子，随访至 5~12 个月大时，发现其发育正常；另一项长期研究报道，对在子宫内接触过硝苯地平或利托君的孩子随访至 9~12 岁，也得到了相同的结论。也曾有一个给药利托君后使用硝苯地平来抗分娩的病例，胎儿发生心肌梗死，但是并没有明确其因果关系。最近，在并发性妊娠病例中发现，用尼卡地平治疗早产时发生了急性肺水肿，但没有见到与胎儿相关的发病率。到目前为止，只有在使用 β 肾上腺素能物质后，采用抗分娩治疗才引发肺水肿。

　　除产妇高血压外，维拉帕米还可用于治疗胎儿室上性心动过速，但在有些情况下，它可能引起高催乳素血症和乳溢。

　　总的来说，关于钙拮抗药在妊娠早期与其在妊娠后期使用比较的报道，资料很有限。一项研究显示，母体在妊娠早期服用维拉帕米，产下的婴儿中并无先天异常；另一项研究中，母亲们在妊娠期使用维拉帕米后生出的多名儿童中，患有各种先天性畸形的比例也未超过预期。

　　在两个治疗试验中，妊娠后期使用维拉帕米治疗高血压孕妇，没有观察到药物对胎儿的不良影响。然而一项研究表明，用维拉帕米治疗早产的孕妇，其孕龄和婴儿的平均出生体重都有下降，但是早产本身也可能导致该现象。

　　在妊娠早期，接触硝苯地平和维拉帕米的新生儿中，毒性的发生率没有增加。在同一项研究中，用地尔硫䓬治疗的新生儿中，其中 2 名出现了心脏畸形，目前尚不清楚这是否是偶然现象。另外两个关于钙拮抗药的小规模前瞻性研究中（主要是在妊娠时使用硝苯地平、维拉帕米），有 2 名婴儿有四肢方面的出生缺陷，不过作者并没有排除产妇潜在疾病和其他药物导致缺陷的可能性。

　　目前规模最大的多中心对照试验，对预期确定妊娠的女性在妊娠早期使用钙拮抗药的结果进行分析。其中，使用最多的钙拮抗药是硝苯地平和维拉帕米，其次是地尔硫䓬和氨氯地平，结果发现婴儿患主要畸形和指部缺陷的比例并没有增加，但早产的发生率在暴露组中明显更高，还可能出现新生儿和早产儿出生体重降低的情况，不过这可能是由于高血压导致胎盘灌注量出现问题，而不是由药物本身引起的。

有一个病例报道称，一名妊娠晚期孕妇两次使用维拉帕米治疗室上性心动过速，虽然胎儿的超声心动图在妊娠 31 周恢复正常，但婴儿出生后却患有严重的先天性肥厚型心肌病。尽管不能根据仅有的病例就确定二者的因果关系，但动物实验表明，当给孕鼠使用维拉帕米的最大治疗剂量的 2 倍时，其幼崽出现心肌肥厚或者其他心血管动静脉畸形，特别是主动脉弓分支形状的改变。

目前，硝苯地平、尼卡地平、伊拉地平、氨氯地平、维拉帕米和地尔硫草等钙拮抗药，对胎儿或新生儿无不良反应的证据。

作为妊娠中期和晚期治疗高血压或心律失常的一线药，硝苯地平和维拉帕米在妊娠期的使用情况已经研究得相对充分。钙拮抗药是妊娠早期高血压的二线治疗药物。如果在妊娠早期使用了其他钙拮抗药，应进行详细的超声诊断。一般在妊娠期用钙拮抗药不必进行侵入性诊断或终止妊娠。

5. 血管紧张素 I 转换酶抑制药（angiotensin-converting enzyme inhibitors，A（EI）CE） 血管紧张素 I 转换酶包括贝那普利、卡托普利、西拉普利、依那普利、福辛普利、咪达普利、赖诺普利、莫西普利、培哚普利、喹那普利、雷米普利、螺普利、群多普利，作用机制为抑制血管紧张素 I 转化为血管紧张素 II。它们在起效的同时耐受性很好，因此使用频率逐年上升。但总的看来，在降低死亡率方面，这些药物与经典的抗高血压药（如 β 受体阻滞药和噻嗪类利尿药）相比，并没有明显的优势。目前，血管紧张素 I 转换酶可能导致胎儿或新生儿患病或死亡，因此其在妊娠期是禁用的。

卡托普利用于治疗高血压或心力衰竭，该药具有胚胎毒性，在某些种属已经证明有导致死胎的可能。在一项前瞻性研究中，86 名孕妇在妊娠早期使用卡托普利治疗，其新生儿发育异常的发生率没有增加。同样，暴露于依那普利的儿童中出现了出生缺陷，但没有观察到特殊形式的畸形。一项最新发表的流行病学调查报告中，用统计学分析出生及医疗记录，发现在妊娠早期使用 ACEI 的孕妇，其子女发生心血管和中枢神经系统畸形的风险增加。妊娠早期使用卡托普利未见明显的胎儿损伤情况，但妊娠中晚期使用卡托普利和其他 ACEI，具有人类胎儿致畸的可能性，会导致颅骨发育不良或者肾损伤。

赖诺普利是一种用于治疗妊娠期恶性高血压的长效 ACEI。多数情况下，妊娠早期使用此药治疗似乎是无明显风险的，如果药物治疗时间超过了妊娠早期，则会出现以下并发症：羊水过少导致的挛缩、骨化缺陷、肺部发育不全、肾功能不全直至无尿。在妊娠后期使用 ACEI 后会导致胎儿和新生儿缺氧、低血压、肾小管发育不全和需要透析的无尿症状。还有婴儿出现了头骨发育不全（颅骨发育不全）现象，这可能是灌注量受限和羊水过少导致的头骨压力增加所引起的。如果在妊娠期服用 ACEI 时发现羊水过少，及时停止服药，羊水有机会再生。

ACEI 的毒性机制如下：胎儿的产尿和肾功能于妊娠早期开始发育。血管紧张素转换酶活性大概于妊娠第 26 周出现。ACEI 通过降低肾血管的紧张性，使尿量减少，继而导致羊水过少。因为妊娠的第 16 周后，胎儿的尿液是羊水的主要来源。用更高剂量 ACEI 处理动物时，也出现了类似的发育异常。

有报道提出，孕妇在服用 ACEI 后，发生了自然流产、死胎和伴有肺透明膜病的早产现象，但并不能确定这些不良反应与药物治疗的相关性有多大，也可能与严重的高血压有关。持久性的动脉导管未闭的病例中也出现了同样的问题，理论上可以用药物引起的缓激肽的升高来解释。

在妊娠时使用贝那普利、西拉普利、福辛普利、咪达普利、培哚普利、喹那普利、雷米普利、群多普利的结果中没有发现特别的数据。理论上，这些药物与其他 ACEI 对于胎儿和新生儿的不良影响相似。

ACEI 在妊娠期是禁忌的，除非其他任何方法均不能治愈疾病。一般应改为选择其他降压药物，且若在妊娠早期已经使用了这类药，应进行详细的超声诊断，但是否都应依据胎儿的超声心动图来诊断，尚值得讨论。在妊娠期使用 ACEI 并不需要侵入性诊断或终止妊娠。然而，当在妊娠中期或晚期进行长期的产前治疗时，应该监测胎儿是否出现羊水过少的情况，也应用详细的超声波扫描来评估胎儿的生长发育。

6. 血管紧张素Ⅱ受体拮抗药　坎地沙坦、依普罗沙坦、厄贝沙坦、氯沙坦、替米沙坦、缬沙坦、奥美沙坦、他索沙坦可以选择性竞争地阻断 AT1 受体，从而抑制血管紧张素Ⅱ。

沙坦类药物是抗高血压药，也可用于治疗心肌病。它们能减少糖尿病和伴有肾脏并发症的患者的蛋白尿和增加肾小球的滤过率。柏林 TIS 数据库中，妊娠早期使用该种药的孕妇，他们产下的婴儿大多数是健康的，也发生了两种异质的主要畸形，如一名生长受限的新生儿有腭裂、持续动脉导管未闭、室间隔缺损、主动脉狭窄；另一名由于脑部暴露，终止妊娠。还有一个妊娠死胎，但没有看到明显的畸形。另外一项关于妊娠早期使用该药的病例中：4 例婴儿足月且健康；1 例双胎妊娠，一胎在妊娠 10 周时死亡，另外一胎在 30 周死亡；3 例妊娠被终止，第一个表现健康，在 13 周终止，第二个因为颅面畸形、指弯曲和肾小囊小管发育不良，在 17 周终止，第三个使用该药直到妊娠 28 周，经产前超声诊断羊水过少、巨头畸形、肾脏的低回声、脑室扩大，4 周后终止妊娠，尸检结果发现有巨颌症状、颅骨畸形、肾小囊和皮质发育不良。沙坦类药物与 ACEI 所引起的并发症十分相似，都出现了羊水过少、胎儿肾功能衰竭、骨钙化降低、肺发育不良、四肢挛缩、死胎或者新生儿的死亡的现象，该药在妊娠中晚期使用会出现这种问题，但有两个病例报道表明，在停止用药后，症状可以部分逆转。

在整个妊娠期中，血管紧张素Ⅱ受体拮抗药是禁止使用的，仅在其他治疗无效时才予以考虑。在妊娠早期如果需要使用该药，应做详细的超声诊断。在妊娠时使用血管紧张素Ⅱ受体拮抗药不必进行侵入性诊断或者终止妊娠。然而，在妊娠中晚期进行长期的产前治疗，应监测婴儿是否可能发生羊水过少，且用超声波扫描来详细评估胎儿的生长状况。

7. 可乐定　可乐定是中枢 α 受体拮抗药，用于高血压治疗，该药吸收好，生物利用度大约为 75%，半衰期为 8.5 小时。可乐定在妊娠各个时期都有应用，但妊娠早期的应用非常有限，临床使用过程中未发现其对新生儿有副作用，但动物实验提示有降低胚胎/胎儿生存率的风险。

有限的数据表明可乐定无致畸性。一组在妊娠早期使用可乐定治疗的孕妇，后代出生缺陷的发生率并没有增加。有少数报道称服用可乐定后出现胎儿和新生儿毒性，如观察到胎儿突然死亡。使用可乐定时突然停药，可能导致新生儿暂时性高血压。另一份报道显示，可乐定表现出良好的耐受性和临床有效性。一项对在妊娠期仅使用可乐定治疗母亲的 6 岁孩子的研究中，药物使用组与对照组相比，多动行为和睡眠障碍出现率增加。虽然这与动物实验结果类似，但是无其他临床研究证实。我们建议将可乐定作为治疗妊娠期高血压疾病的二线药物，该药的使用不需要终止妊娠或进行侵入性诊断。

8. 二氮嗪　二氮嗪口服吸收充分，半衰期为 20～40 小时，容易穿过胎盘，胎儿血药浓度类似于母体。使用该药时，通过连续注射或者反复使用小剂量，可防止低血压。此药应该在治疗高血压危象时才使用，且应对孕妇及胎儿格外照顾，治疗时不必进行侵入性诊断或者终止妊娠。

二氮嗪对代谢的影响表现为有致糖尿病作用。病例报道显示，其对妊娠女性和新生儿均致糖尿病作用。因为能升高血糖，噻嗪类衍生物二氮嗪也可作为一个口服的抗低血糖药。此外，二氮嗪被发现能引起孕妇高尿酸血症、水肿、收缩受限、新生儿脱发、胎毛增加和骨发育迟缓等症状。

9. 硫酸镁　硫酸镁通常作为抗惊厥药和妊娠后期的抗早产药，清除半衰期是 43.2 小时，有效浓度在新生儿体内达到 7 天以上，虽然不能抗高血压，但其对治疗先兆子痫已证明有效，因此，可作为一种治疗子痫发作的药物使用。在治疗组中，母亲静脉注射给药，起始剂量为 4～6 g，后来每小时注入 2～3.5 g，发现硫酸镁对胎儿无害。一项研究发现，服用硫酸镁和服用苯妥英或者地西泮相比，孕妇子痫时重复惊厥的危险明显降低。

硫酸镁还能促进子宫内循环及抑制收缩，使用硫酸镁产前安胎或者治疗子痫时，会减少那些出生时体重极低的新生儿脑部轻瘫的发生。另外，硫酸镁或苯妥英在治疗高血压或预防子痫时，都没有对生产造成不良影响。非口服镁治疗早产的效果仍然没有得到证实。

高剂量或肾功能受限时，镁可以使母亲或新生儿肌张力显著下降。在极端的情况下，尤其是作用被钙拮抗药（如硝苯地平）加强时，产妇血压下降到危险水平，可能会导致胎儿缺氧。

我们建议硫酸镁要用于恰当的适应证，如先兆子痫和子痫，作为治疗子痫发作的药物。

10. 利舍平　利舍平是一种交感神经阻滞药，口服吸收较好，可以导致整个机体组织中的 5-羟色胺和儿茶酚胺的消耗。

在过去，妊娠期高血压疾病通常采用利舍平进行长期治疗。也有妊娠期用药出现胎儿或新生儿毒性的情况，但没有观察到特定的缺陷，且没有确定这些毒性和用药的因果关系；同时，也有报道表明，在妊娠期给药，胎儿正常。妊娠晚期服用利舍平，可能导致新生儿出现间断性呼吸和吸吮障碍。

利舍平因副作用较多，主要是直立性低血压、心律失常、胃溃疡和腹泻，现已被新型的抗高血压药广泛取代。利舍平还可能改变胎儿的大脑发育，脑部胺类和 5-羟色胺的过度消耗也可以引起抑郁症和行为异常，长期使用可对锥体外系造成影响。

一般 β 受体阻滞药（如美托洛尔、α 甲基多巴、肼屈嗪、硝苯地平）对母亲和胎儿毒性较低，是首选药。不过，利舍平没有严重的母体毒性，若不慎使用或者在特定临床条件下使用，没有必要终止妊娠或者进行侵入性诊断。

11. 其他抗高血压药　哌唑嗪相对分子质量较低，可能透过胎盘到达胎儿，其通过阻滞外周 α 受体扩张血管，经常与 β 受体阻滞药合用，已经在个别病例中成功地被用于治疗妊娠后期治疗原发性高血压，且无明显的胎儿毒性作用。然而，没有足够的数据表明，一般情况下妊娠期使用此药是否会产生潜在生殖毒性。哌唑嗪只应该在首选抗高血压药无效时，于妊娠中晚期使用。在妊娠期使用外周 α 受体阻滞药（如布那唑嗪、多沙唑嗪、吲哚拉明、特拉唑嗪、乌拉地尔）的经验不足，无法评估其潜在的胎儿毒性。

然而，国际妊娠高血压研究协会推荐静脉注射乌拉地尔替代肼屈嗪治疗子痫，该药相比于肼屈嗪不会增加脑内压。

目前尚缺乏人类妊娠时使用中枢活性 α 受体阻滞药（如莫索尼定、胍法辛和胍那苄）的公开数据，因而无法作出明确的风险评估。

米诺地尔是治疗重度高血压的一种血管扩张药，经常与利尿药和 β 受体阻滞药联合使用。另外，还可以在一定程度上促进成人的头发增长，使胎儿出现毛发增多，但这种现象会在头 3 个月内慢慢消退。个别病例显示其可导致新生儿出生缺陷，但不足以做出风险评估。

同样地，关于二异丙胺和西氯他宁等血管扩张药，也没有足够的临床数据。酚苄明是一种常用于治疗嗜铬细胞瘤和神经紊乱排尿的 α 受体阻滞药。此药没有用于妊娠早期的相关资料；在妊娠的后期使用时，也没有对胎儿有不良影响的报道。

酮舍林为 5-羟色胺拮抗药及抗高血压药。暂时还没有发现其在治疗先兆子痫时特别的胎儿毒性。

奈西立肽是一种新型的用于治疗心力衰竭的药物，目前尚无妊娠期使用的临床经验。

我们建议，乌拉地尔可代替肼屈嗪，用于治疗妊娠晚期的先兆子痫。上述的其他抗高血压药由于缺乏在人类妊娠时使用的安全性数据，妊娠期应该忌用。前面章节讨论的药物已被充分研究，所以是备选药物。然而，不慎使用其他种类的抗高血压药，或者在特殊临床条件下必须使用时，不必终止怀孕或进行侵入性诊断。

（二）妊娠期抗心律失常药的合理使用

1. I_A 类　奎尼丁口服给药几乎完全被吸收，在 1~4 小时内的血浆浓度达到高峰，大约 20% 经肾排泄，80% 经肝排泄。奎尼丁为迷走神经拮抗药，虽然对心脏起搏细胞有一定的阻滞效果，但是可以轻微地增加心跳。奎尼丁是一种古老的抗心律失常药，它的使用已超过 100 年，至今还没有关于奎尼丁用于人体的先天畸形或奎尼丁用于生殖的研究，而且没有明显的致畸性。这种物质能通过胎盘，在胎儿和母亲体内达到类似的浓度。已经有其对孕妇和婴儿进行了成功的治疗报道。

丙吡胺也有促进收缩的作用。丙吡胺或者普鲁卡因胺都能透过胎盘，但没有数据显示，其有致畸作用。在胎儿的室上性心动过速中，普鲁卡因胺可使心脏复律。在妊娠期对阿义马林、丙缓脉灵的产前耐受性问题没有充足的经验。

2. I_B 类　利多卡因是一种局部麻醉药，也用于心脏室性心律失常。此药可迅速通过胎盘到达胎儿，在母亲注射后数分钟后即可出现于胎儿循环，胎儿和新生儿均有代谢利多卡因的能力，利多卡因持续性硬膜外镇痛也对胎儿或新生儿无明显影响。

利多卡因已广泛地用作妊娠期的麻醉药，口服时被利用率大概只有 30%。此药在肝脏代谢，因此治疗心律失常时应非消化道给药。有一个病例报道描述了利多卡因成功治疗胎儿心电图中的 QT 期延长（胎儿患有室性心动过速和不完全的房室阻滞）。利多卡因能大剂量通过胎盘，并且在血清中高浓度的情况下能抑制新生儿呼吸。有研究报告称，妊娠 20～36 周将利多卡因注入脐静脉，导致胎儿畸形。苯妥英是一种具有致畸作用的抗癫痫药。美西律能穿透胎盘，目前尚未见报道造成胎儿畸形的危险。无充足的临床实践经验证实阿普林定及妥卡尼在产前使用的耐受力。

3. I$_C$ 类　很多案例表明，氟卡尼在治疗胎儿的心律失常方面是有效的，特别是患有水肿的胎儿，使用氟卡尼比洋地黄更好。为减少对胎儿的不良作用，应严密监控孕妇的血液药物水平。有一篇报道指出，妊娠期应用氟卡尼的副作用导致了婴儿胆红素偏高。与动物研究资料相比，目前在人体妊娠期未发现有显著的致畸形和胎儿毒性，但应用于妊娠初期的情况并不多见。就普罗帕酮而言，从厂商搜集的案例来看，并未发现它存在可能引起畸形的可能。

4. II 类　β受体阻滞药，已在β肾上腺素受体阻滞药部分阐明，这里不再赘述。

5. III 类　由于胺碘酮的消除半衰期长达 14～58 天，如果要避免胎儿接触药物，应在受孕前几个月就停止药物治疗。胺碘酮的碘含量很高（39%），可致胎儿心动过缓，还能导致胎儿先天性甲状腺功能减退症。正如一些病例报道中所描述，可选择注射甲状腺素到羊水治疗胎儿的甲状腺功能减退症状。在子宫内用胺碘酮进行治疗的胎儿中，有数名婴儿在分娩后有甲状腺功能减退症状，还有一名婴儿 3 个月时出现甲状腺功能减退症症状。Bartelena 分析了用抗心律失常药治疗母体的孩子，有的被诊断为暂时性甲状腺功能减退症症状，有的合并先天性甲状腺肿。某些甲状腺功能低下甚至功能正常的孩子出现了神经性精神障碍，说明胺碘酮具有直接的神经毒性反应。有时候，可以发现 QT 期延长，宫内发育缓慢，其原因可能是：单用胺碘酮或胺碘酮联合用药（大部分是β受体阻滞药），或者是母体的潜在病症。到目前为止，大部分暴露的孩子都是健康的，即使是一开始患有甲减的孩子也会慢慢恢复到正常状态。妊娠初期服用该药的妇女，有 2 个孩子患有先天畸形，这也许是一个偶然；但大鼠静脉注射一定剂量的胺碘酮，发现该药对母体和胎儿均有毒性，其毒性包括胎儿死亡增加、减少活胎数、胎儿生长受限及胸骨发育迟缓和掌骨骨化等。

索他洛尔可大量透过胎盘，是治疗胎儿心律失常的强力药物。在多名心动过速的胎儿羊水中，发现了药物的蓄积，但胎儿本身没有蓄积。通过单用索他洛尔治疗的 14 个病例中，1 例宫内死亡，13 例胎儿成功转换成窦性心律，但有 2 例复发。4 例胎儿同时使用了洋地黄治疗，其中 2 例成功。迄今为止，该药在人妊娠过程中没有出现可辨别的畸形或者对胎儿的不良影响。但是新生儿的β受体被阻滞，应该考虑到新生儿出现心动过缓、低血压和低血糖的风险。

溴苄铵和伊布利特给药途径为静脉注射，溴苄铵用于心室颤动或室性心动过速，伊布利特用于心房颤动。有一个报道描述了在整个妊娠期使用溴苄铵结果正常的病例。在动物的研究里，伊布利特、阿莫兰特和多非利特均可引起与服用苯妥英相类似的畸形，而在人的妊娠中无这些药物的使用经验。

6. IV 类　对于长期使用钙拮抗药（如维拉帕米和地尔硫草）的风险在上文已经阐明。虽然动物数据表明其会引起远端指骨发育不良的畸形，但尚未观察到在人妊娠时发生类似的现象。

腺苷半衰期很短，小于 2 秒，常采用静脉注射。无论患者是孕妇还是胎儿，到目前为止没有发现具体的胎儿不良反应。同样可以采用电击除颤，包括植入除颤器。

抗心律失常药本身可以引起心律失常，从而对生命造成威胁。因此，评估其适应证非常重要，尤其是在妊娠期。治疗孕妇的药物选择有：I$_A$ 类奎尼丁、I$_B$ 类利多卡因、I$_C$ 类普罗帕酮；其中，在妊娠中晚期用氟卡尼，长期使用的β受体阻滞药应选择 II$_B$ 类；如果必须要用到 III 类抗心律失常药，应选择索他洛尔；IV 类中维拉帕米和地尔硫卓均能被采用。抗心律失常药在妊娠初期 3 个月对胎儿影响最大，需谨慎使用。苯妥英具有致畸作用，因此，在妊娠初期是不能使用的。但是，妊娠期妇女使用推荐之外的药物，或是母亲（或未出生的婴儿）必须服用此药时，无须停止妊娠。对于妊娠初期服用药物的患者，特别是服用苯妥英时，要做更细致的超声波检查；但若长期服用的是 β 受体阻滞药或钙拮抗药，则无需实施。若 12 周以后使用胺碘酮治疗，此时胎儿的甲状腺开始具备功能，可以通过超声波来检测新生儿的甲状腺情况，判断药物对胎儿的甲状腺发育有没有影响。

（三）妊娠期抗肺动脉高血压药的合理使用

1. 前列腺环素类似物　目前用于治疗肺动脉高血压的为前列腺环素类似物，包括依前列醇、曲罗尼尔、贝前列素、伊洛前列素等，它们不仅有扩张血管和抗血小板的，还可抗血管重塑。

依前列醇是一种不稳定的合成前列环素类似物，需要连续静脉注射给药，半衰期非常短暂，仅 3 分钟，但它副作用很大，如脓毒血性的并发症，一旦停止输液，可能导致死亡。在实验研究中，没有证据显示该药有致畸作用，其是否有胎盘转移性也未知。Moodley 报道的妊娠晚期使用依前列醇治疗重症子痫的病例中，没有发现胎儿损伤。据报道，并发症的发生主要与早产或严重的产妇疾病有关。使用依前列醇治疗肺动脉高压的报道显示，该药在治疗肺动脉高压的成功率很高，没有显示出其对胎儿或者胚胎有不良影响。尽管在妊娠早期的用药经验十分有限，但其在治疗母体肺动脉高压方面的优势，大于对胚胎或者胎儿产生危险的可能性。

由于曲罗尼尔有显著的副作用，会引起 85% 的患者出现注射部位疼痛，必须连续皮下注射。没有关于它在人类妊娠时使用的相关经验。

贝前列素和伊洛前列素具有相似的作用，是依前列醇的稳定合成类似物。贝前列素能口服，半衰期是 35～40 分钟，但是没有妊娠期使用的相关数据。采用吸入或者静脉注射伊洛前列素，其血浆半衰期是 20～30 分钟。有报道描述了孕妇使用该药后，产下了健康的婴儿。

2. 内皮素受体拮抗药　波生坦是内皮素受体（ET）的拮抗药，能与血浆白蛋白高度结合（98%），半衰期约 5 小时。它是一种可与内皮素受体 A 和 B 特异性结合的神经激素，有舒张血管的作用。在大鼠上的用量等同或大于人推荐剂量的 2 倍时，会有致畸、致癌作用。该药在美国是受限制的，具有重要的使用准则，因此患者在使用之前必须排除怀孕情况，同时必须使用可靠的避孕方法，每个月定期检测是否妊娠。波生坦几乎没有在人类妊娠中使用的经验。有报道过在妊娠前 30 周的高危时期不慎使用波生坦和西地那非的孕妇，其新生儿智力发育迟缓，无畸形，正常发育至 6 个月大时死于 RS 病毒感染。还有一个在妊娠期至少使用了波生坦 6 周的病例，发现后立即改变治疗策略，最终孕妇早产一名健康男婴。波生坦可能会降低激素避孕的效果，导致严重的胎儿畸形，因此在妊娠期间禁用。

西他生坦和安贝生坦作为选择性内皮素阻滞药，最近正被研究用于治疗 PAH。

3. 硝酸二酯酶抑制药　昔多芬是一种选择性磷酸二酯酶 5 型抑制药。磷酸二酯酶抑制药治疗 PHA 的机制是通过减少环磷酸鸟苷（cGMP）分解，提高肺的血管平滑肌对内源性和吸入的一氧化氮的敏感性，从而速效扩张肺部血管。磷酸二酯酶 5 型抑制药是治疗儿童 PAH 最常用的口服治疗方案。前列环素可作为一种输液（静脉和皮下）或吸入剂辅助治疗 PAH。吸入一氧化氮是治疗新生儿持续性肺动脉高压的一线血管扩张药，常用于重症监护室（ICU）治疗 PAH。一次试验性的人体胎盘试验表明，使用昔多芬后，27 例胎儿胎盘是健康的，12 例胎儿子宫内生长缓慢。另一篇文章报道了一位 22 岁的孕妇，为了治愈艾森门格综合征，采用外科方法关闭房室缺损，随后她发现自己有 7 周的身孕，并再次使用地尔硫䓬及西地那非，于妊娠 9 周时因费用昂贵而终止使用西地那非治疗，结果妊娠 31 周时情况病情恶化，随后开始服用昔多芬和 L-精氨酸，停止服用地尔硫䓬，最后于妊娠 36 周生产出 2 290 g 的男孩，阿普加评分为 9。

妊娠期肺动脉高压是一种危及生命的重要因素，所以需要进行心理跨学科的精神干预。建议采用最适合孕妇的药物来进行护理，其中以应用依前列醇经验最为丰富。如果药物的潜在危险超出了 PAH 的严重程度，则应在妊娠期尽量不要服用波生坦。

（四）妊娠期抗低血压药的合理使用

1. 双氢麦角胺　双氢麦角胺（DHE）是麦角胺的氢化产物，只能注射或经鼻吸入，具有促进氢化镇痛的作用，可延长并显著增加子宫收缩性而造成胎儿缺氧，妊娠期禁用。双氢麦角胺不易透过生物膜，口服吸收度有限，2小时内可达到药效峰值，在肝内降解，代谢产物通过胆汁排出。

口服治疗的剂量一般不引起胚胎毒性和刺激子宫收缩。但是在过量或静脉注射之后，可能造成胎儿死亡。使用低于人用剂量的双氢麦角胺对妊娠豚鼠进行长期治疗，其后代的出生体重下降，但无临床意义。瑞典出生登记处的数据分析，并没有发现主要的畸形。

据报道，妊娠后期服用双氢麦角胺会出现早产现象。大部分权威认为，在妊娠期双氢麦角胺应禁用，或者只在特殊情况（其他治疗方法都无效）时使用。

偶尔低剂量口服双氢麦角胺（dihydroergotamine，DHE）用于治疗偏头痛或血管性头痛，没有观察到明显的致畸作用，但是可能发生特异质反应，对胎儿产生伤害。在孕妇对其他药物产生耐药性时，双氢麦角胺可用于严重低血压的治疗，但分娩前后禁用。

2. 肾上腺素能物质　肾上腺素和去甲肾上腺素是收缩血管的肾上腺素能物质，可用于急性低血压。氨甲氧苯嗪、依替福林、吉培福林、米多君、去甲苯福林、甲羟苯丙胺也被用作抗低渗药使用。

血管收缩肾上腺素受体激动药可作用于α肾上腺素受体以收缩外周血管，从而迅速升高血压。使用血管收缩药可通过降低其他脏器的灌注量（如肾脏）来升高血压，这可能会影响子宫灌注量；动物实验表明肾上腺素能物质会导致子宫的血液供应减少。

用强饲法使器官发育时的动物服用高剂量的氨甲氧苯嗪，结果虽未出现致畸性，但发现了严重的母体和胎儿毒性。

当妊娠期出现低血压并有明显症状时，可以使用肾上腺素能物质治疗时。由于药物可能会有相互作用，所以不建议采用联合用药。

3. 强心苷类　洋地黄类药物可减慢心率和抑制心脏传导，适用于心力衰竭伴快速心律失常如心房颤动、心动过速的治疗。洋地黄毒苷的胃肠道吸收率可高达90%～100%，经由肝脏代谢，平均半衰期是7天。地高辛在体内分布很广，其在各个器官中的含量也各不相同，呈现明显的高容积分布，肾脏为主要排泄器官，半衰期约为40小时。甲基地高辛和醋地高辛在肠道吸收率达80%。甲基地高辛的脱甲基化在肝脏进行，而醋地高辛的去乙酰化在肠道黏膜上进行。

洋地黄糖苷可以通过胎盘，使其在胎儿体内浓度明显增高，而脊髓中浓度则是母亲的50%～80%。与成年人相比，胚胎对心脏的敏感度较小。但是，洋地黄糖苷是否存在对婴儿的毒害效应还没有完全清楚。在某些病例中，它还用于胎儿心动过速的处理。临床使用中应注意防止用药过量，引起中毒，对孕妇和胎儿不利。

洋地黄糖苷类化合物可在妊娠期使用，目前还没有关于洋地黄糖与胎儿发育畸形相关的报道，也没有在动物实验中显示出它的致畸效果。此类药物在某些情况下不但应用于母亲和胎儿心动过速，在长期的心力衰竭中也是有效的。

（五）妊娠期其他药物的合理使用

1. 硝酸盐　有机硝酸盐可以多种方式存在，但是它们都是通过释放一氧化氮而达到松弛血管平滑肌的作用，一氧化氮又称内皮源性舒张因子，而后者则是通过环磷脂鸟苷发挥作用。

硝酸甘油、单硝酸异山梨醇和硝酸异山梨醇均被用于扩张冠状动脉血管，可以用于妊娠期心脏病发作和防止食管贲门痉挛。除此之外，他们还能有效地缓解胆绞痛，还有一些患者用来控制患者先兆子痫时的血压，以及控制心脏的收缩。目前尚未见其对胚胎的毒害效应。其导致的主要不良反应是低血压（头晕、昏迷）和头痛。

氨力农、双嘧达莫和吗多明等其他的血管扩张药在妊娠期的临床应用还不充分，而且疗效也存在争论。双嘧达莫被认为可加重心肌的缺血；吗多明在动物试验中具有致癌性，在较大的剂量下能产生高铁血蛋白。

在合适的妊娠适应证中可以使用硝酸盐，而双嘧达莫、吗多明以及其他血管扩张药都是不能使用的。但是，如果意外使用，也没有必要结束妊娠或者进行其他的诊断。

2. 其他心血管药　己酮可可碱、萘呋胺酯、烟酸肌醇酯等可被应用于诸如因痉挛或硬化斑块等引起的外周血管病（如由血管阻塞引起的间歇性跛行），而作用机制尚未明确。

己酮可可碱为甲基黄嘌呤化合物，其衍生物为咖啡因和茶碱。目前尚无关于妊娠期是否应用萘呋胺酯或己酮可可碱的大型流行病学调查。但是，直到现在，无论是在临床上还是在药物方面，他们都没有被发现有显著的致畸性。

烟酸肌醇酯是一类烟酸的衍生产品，目前还没有关于人妊娠期使用的文献报道。

二叶银杏在某些国家的应用日益广泛。目前尚无确切的证据表明，在孕妇中服用此药会导致畸形。但是，由于缺少对其进行系统性的分析，因此无法对其进行差别风险评价。

羟基乙基淀粉是一种血浆扩容剂，有时会被用作加速血液循环系统和稀释血浆的药物。除过敏反应外，它不会对胎儿造成其他明显的危险。其他常规的方式（如容积置换）也没有显著的危险。目前尚无其他抗心血管药的临床应用经验。

如果必须使用心血管药物治疗，可以口服己酮可可碱、萘呋胺脂或羟基乙基淀粉，如果使用了其他药物的情况下也不用停止妊娠。如果有疑问，应做进一步的超声波检查，确定婴儿发育的形态学变化是否出现异常。

胆固醇和其生物合成中的其他产物是胎儿发育所必需的，如细胞膜的形成，而他汀类药物可减少胆固醇和其衍生物的合成。他汀类药物可导致胎儿畸形，包括对中枢神经系统的影响和四肢发育异常等。他汀类药物对孕妇的这种副作用是不可逆的，故孕妇禁用他汀类药物。

华法林能透过胎盘，增加胎儿出血和孕妇子宫出血的危险。妊娠头 3 个月（特别是第 7～12 周）服用华法林，胎儿有 15％～25％畸形发生率，称为胎儿华法林综合征。肝素不能透过胎盘，可作为孕妇抗凝治疗首选。低分子肝素与标准肝素疗法一样有效和安全，且无须监测出血时间。孕妇进行抗凝治疗时，头 3 个月用肝素，随后 5 个月换用华法林，产前再替以肝素。无论怎样，孕妇应避免优先使用华法林。抗血小板药能透过胎盘，增加孕妇出血概率，临床上应注意。

利尿药的使用方式详见本书相关章节。

参考文献

[1] Aturaliya TN. Pharmacological management of hypertension in pregnancy [J]. Ceylon Med J, 1994，39（1）：4 - 8.

[2] Athanassiadis AP, Dadamogias C, Netskos D, et al. Fetal tachycardia: is digitalis still the first-line therapy? [J]. Clin Exp Obstet Gynecol, 2004，31（4）：293 - 295.

[3] Avdalovic M, Sandrock C, Hoso A, et al. Epoprostenol in pregnant patients with secondary pulmonary hypertension: two case reports and a review of the literature [J]. Treat Respir Med, 2004，3（1）：29 - 34.

[4] Badalian SS, Silverman RK, Aubry RH, et al. Twin pregnancy in a woman on long-term epoprostenol therapy for primary pulmonary hypertension. A case report [J]. J Reprod Med, 2000，45（2）：149 - 152.

[5] Barr Jr, M. Teratogen update: angiotensin-converting enzyme inhibitors [J]. Teratology, 1994，50（6）：399 - 409.

[6] Bartalena L, Bogazzi F, Braverman LE, et al. Effects of amiodarone administration during pregnancy on neonatal thyroid function and subsequent neurodevelopment [J]. J Endocrinol Invest, 2001，24（2）：116 - 130.

[7] Bendayan D, Hod M, Oron G, et al. Pregnancy outcome in patients with pulmonary arterial hypertension receiving prostacyclin therapy [J]. Obstet Gynecol, 2005，106（5 Pt 2）：1206 - 1210.

[8] Berkane N, Carlier P, Verstraete L, et al. Fetal toxicity of valsartan and possible reversible adverse side effects [J]. Birth Defects Res A Clin Mol Teratol, 2004，70（8）：547 - 549.

[9] Bhorat IE, Naidoo DP, Rout CC, et al. Malignant ventricular arrhythmias in eclampsia: a comparison of labetalol with dihydralazine [J]. Am J Obstet Gynecol, 1993，168（4）：1292 - 1296.

[10] Bildirici I, Shumway JB. Intravenous and inhaled epoprostenol for primary pulmonary hypertension during pregnan-

cy and delivery [J]. Obstet Gynecol, 2004, 103 (5 Pt 2): 1102-1105.

[11] Bombelli F, Lagona F, Salvati A, et al. Radiofrequency catheter ablation in drug refractory maternal supraventricular tachycardias in advanced pregnancy [J]. Obstet Gynecol, 2003, 102 (5 Pt 2): 1171-1173.

[12] Bos-Thompson MA, Hillaire-Buys D, Muller F, et al. Fetal toxic effects of angiotensin II receptor antagonists: case report and follow-up after birth [J]. Ann Pharmacother, 2005, 39 (1): 157-161.

[13] Bourget P, Fernandez H, Edouard D, et al. Disposition of a new rate-controlled formulation of prazosin in the treatment of hypertension during pregnancy: transplacental passage of prazosin [J]. Eur J Drug Metab Pharmacokinet, 1995, 20 (3): 233-241.

[14] Boutroy MJ, Gisonna CR, Legagneur M. Clonidine: placental transfer and neonatal adaption [J]. Early Hum Dev, 1988, 17 (2-3): 275-286.

[15] Brown MA, Mccowan LM, North RA, et al. Withdrawal of nifedipine capsules: jeopardizing the treatment of acute severe hypertension in pregnancy? Australasian Society for the Study of Hypertension in Pregnancy [J]. Med J Aust, 1997, 166 (12): 640-643.

[16] Casele HL, Windley KC, Prieto JA, et al. Felodipine use in pregnancy. Report of three cases [J]. J Reprod Med, 1997, 42 (6): 378-381.

[17] Chan V, Tse TF, Wong V. Transfer of digoxin across the placenta and into breast milk [J]. Br J Obstet Gynaecol, 1978, 85 (8): 605-609.

[18] Childress CH, Katz VL. Nifedipine and its indications in obstetrics and gynecology [J]. Obstet Gynecol, 1994, 83 (4): 616-624.

[19] Cooper WO, Hernandez-Diaz S, Arbogast PG, et al. Major congenital malformations after first-trimester exposure to ACE inhibitors [J]. N Engl J Med, 2006, 354 (23): 2443-2451.

[20] Cuneo BF, Ovadia M, Strasburger JF, et al. Prenatal diagnosis and in utero treatment of torsades de pointes associated with congenital long QT syndrome [J]. Am J Cardiol, 2003, 91 (11): 1395-1398.

[21] Czeizel AE, Rockenbauer M. Population-based case-control study of teratogenic potential of corticosteroids [J]. Teratology, 1997, 56 (5): 335-340.

[22] Czeizel AE, Tóth M. Birth weight, gestational age and medications during pregnancy [J]. Int J Gynaecol Obstet, 1998, 60 (3): 245-249.

[23] D'souza D, Mackenzie WE, Martin WL. Transplacental flecainide therapy in the treatment of fetal supraventricular tachycardia [J]. J Obstet Gynaecol, 2002, 22 (3): 320-322.

[24] Danielsson BR, Reiland S, Rundqvist E, et al. Digital defects induced by vasodilating agents: relationship to reduction in uteroplacental blood flow [J]. Teratology, 1989, 40 (4): 351-358.

[25] Derham RJ, Robinson J. Severe preeclampsia: is vasodilation therapy with hydralazine dangerous for the preterm fetus? [J]. Am J Perinatol, 1990, 7 (3): 239-244.

[26] Doherty G, Bali S, Casey F. Fetal hydrops due to supraventricular tachycardia—successful outcome in a difficult case [J]. Ir Med J, 2003, 96 (2): 52-53.

[27] Easterling TR, Brateng D, Schmucker B, et al. Prevention of preeclampsia: a randomized trial of atenolol in hyperdynamic patients before onset of hypertension [J]. Obstet Gynecol, 1999, 93 (5 Pt 1): 725-733.

[28] Easterling TR, Ralph DD, Schmucker BC. Pulmonary hypertension in pregnancy: treatment with pulmonary vasodilators [J]. Obstet Gynecol, 1999, 93 (4): 494-498.

[29] Elliot CA, Stewart P, Webster VJ, et al. The use of iloprost in early pregnancy in patients with pulmonary arterial hypertension [J]. Eur Respir J, 2005, 26 (1): 168-173.

[30] Eronen M, Heikkilä P, Teramo K. Congenital complete heart block in the fetus: hemodynamic features, antenatal treatment, and outcome in six cases [J]. Pediatr Cardiol, 2001, 22 (5): 385-392.

[31] Fidler J, Smith V, Fayers P, et al. Randomised controlled comparative study of methyldopa and oxprenolol in treatment of hypertension in pregnancy [J]. Br Med J (Clin Res Ed), 1983, 286 (6382): 1927-1930.

[32] Filler G, Wong H, Condello AS, et al. Early dialysis in a neonate with intrauterine lisinopril exposure [J]. Arch Dis Child Fetal Neonatal Ed, 2003, 88 (2): F154-156.

[33] Franke G, Pietsch P, Schneider T, et al. Studies on the kinetics and distribution of dihydralazine in pregnancy [J]. Biol Res Pregnancy Perinatol, 1986, 7 (1): 30-33.

[34] Günenç O, Ciçek N, Görkemli H, et al. The effect of methyldopa treatment on uterine, umblical and fetal middle cerebral artery blood flows in preeclamptic patients [J]. Arch Gynecol Obstet, 2002, 266 (3): 141-144.

[35] Garden A, Davey DA, Dommisse J. Intravenous labetalol and intravenous dihydralazine in severe hypertension in pregnancy [J]. Clin Exp Hypertens B, 1982, 1 (2-3): 371-383.

[36] Geohas C, Mclaughlin VV. Successful management of pregnancy in a patient with eisenmenger syndrome with epoprostenol [J]. Chest, 2003, 124 (3): 1170-1173.

[37] Goeschen K, Jäger A, Saling E. Value of treatment with dihydroergotamine for hypotension in pregnancy [J]. Geburtshilfe Frauenheilkd, 1984, 44 (6): 351-355.

[38] Goeschen K, Saling E. Risk of treatment with dihydroergotamine in pregnancy [J]. Geburtshilfe Frauenheilkd, 1984, 44 (6): 403-405.

[39] Gray SE, Rodis JF, Lettieri L, et al. Effect of intravenous magnesium sulfate on the biophysical profile of the healthy preterm fetus [J]. Am J Obstet Gynecol, 1994, 170 (4): 1131-1135.

[40] Grosso S, Berardi R, Cioni M, et al. Transient neonatal hypothyroidism after gestational exposure to amiodarone: a follow-up of two cases [J]. J Endocrinol Invest, 1998, 21 (10): 699-702.

[41] Gutgesell M, Overholt E, Boyle R. Oral bretylium tosylate use during pregnancy and subsequent breastfeeding: a case report [J]. Am J Perinatol, 1990, 7 (2): 144-145.

[42] Hallak M, Neerhof MG, Perry R, et al. Fetal supraventricular tachycardia and hydrops fetalis: combined intensive, direct, and transplacental therapy [J]. Obstet Gynecol, 1991, 78 (3 Pt 2): 523-525.

[43] Hata T, Manabe A, Hata K, et al. Changes in blood velocities of fetal circulation in association with fetal heart rate abnormalities: effect of sublingual administration of nifedipine [J]. Am J Perinatol, 1995, 12 (2): 80-81.

[44] Heilmann L, Kurz E. The therapy of the hypertensive form of late gestosis (author's transl) [J]. Geburtshilfe Frauenheilkd, 1978, 38 (2): 134-140.

[45] Hill WC. Risks and complications of tocolysis [J]. Clin Obstet Gynecol, 1995, 38 (4): 725-745.

[46] Hod M, Friedman S, Schoenfeld A, et al. Hydralazine-induced hepatitis in pregnancy [J]. Int J Fertil, 1986, 31 (5): 352-355.

[47] Hohmann M, Künzel W. Dihydroergotamine causes fetal growth retardation in guinea pigs [J]. Arch Gynecol Obstet, 1992, 251 (4): 187-192.

[48] Horvath JS, Phippard A, Korda A, et al. Clonidine hydrochloride—a safe and effective antihypertensive agent in pregnancy [J]. Obstet Gynecol, 1985, 66 (5): 634-638.

[49] Houlihan DD, Dennedy MC, Ravikumar N, et al. Anti-hypertensive therapy and the feto-placental circulation: effects on umbilical artery resistance [J]. J Perinat Med, 2004, 32 (4): 315-319.

[50] Houtzager BA, Hogendoorn SM, Papatsonis DN, et al. Long-term follow up of children exposed in utero to nifedipine or ritodrine for the management of preterm labour [J]. BJOG, 2006, 113 (3): 324-331.

[51] Hubinont C, Debauche C, Bernard P, et al. Resolution of fetal tachycardia and hydrops by a single adenosine administration [J]. Obstet Gynecol, 1998, 92 (4 Pt 2): 718.

[52] Huisjes HJ, Hadders-Algra M, Touwen BC. Is clonidine a behavioural teratogen in the human? [J]. Early Hum Dev, 1986, 14 (1): 43-48.

[53] Joglar JA, Page RL. Treatment of cardiac arrhythmias during pregnancy: safety considerations [J]. Drug Saf, 1999, 20 (1): 85-94.

[54] Jones HM, Cummings AJ. A study of the transfer of alpha-methyldopa to the human foetus and newborn infant [J]. Br J Clin Pharmacol, 1978, 6 (5): 432-434.

[55] Källén B, Lygner PE. Delivery outcome in women who used drugs for migraine during pregnancy with special reference to sumatriptan [J]. Headache, 2001, 41 (4): 351-356.

[56] Kaler SG, Patrinos ME, Lambert GH, et al. Hypertrichosis and congenital anomalies associated with maternal use of minoxidil [J]. Pediatrics, 1987, 79 (3): 434-436.

[57] Kim JS, Mcsweeney J, Lee J, et al. Pediatric Cardiac Intensive Care Society 2014 Consensus Statement: Pharmacotherapies in Cardiac Critical Care Pulmonary Hypertension [J]. Pediatr Crit Care Med, 2016, 17 (3 Suppl 1): S89 - 100.

[58] Kirshon B, Wasserstrum N, Cotton DB. Should continuous hydralazine infusions be utilized in severe pregnancy-induced hypertension? [J]. Am J Perinatol, 1991, 8 (3): 206 - 208.

[59] Koks CA, Brölmann HA, De Kleine MJ, et al. A randomized comparison of nifedipine and ritodrine for suppression of preterm labor [J]. Eur J Obstet Gynecol Reprod Biol, 1998, 77 (2): 171 - 176.

[60] Krapp M, Baschat AA, Gembruch U, et al. Flecainide in the intrauterine treatment of fetal supraventricular tachycardia [J]. Ultrasound Obstet Gynecol, 2002, 19 (2): 158 - 164.

[61] Kwawukume EY, Ghosh TS. Oral nifedipine therapy in the management of severe preeclampsia [J]. Int J Gynaecol Obstet, 1995, 49 (3): 265 - 269.

[62] Lacassie HJ, Germain AM, Valdés G, et al. Management of Eisenmenger syndrome in pregnancy with sildenafil and L-arginine [J]. Obstet Gynecol, 2004, 103 (5 Pt 2): 1118 - 1120.

[63] Lavoratti G, Seracini D, Fiorini P, et al. Neonatal anuria by ACE inhibitors during pregnancy [J]. Nephron, 1997, 76 (2): 235 - 236.

[64] Lees C, Campbell S, Jauniaux E, et al. Arrest of preterm labour and prolongation of gestation with glyceryl trinitrate, a nitric oxide donor [J]. Lancet, 1994, 343 (8909): 1325 - 1326.

[65] Duley L, Gülmezoglu AM, Henderson-Smart DJ, et al. Magnesium sulphate and other anticonvulsants for women with pre-eclampsia [J]. Cochrane Database Syst Rev, 2010, 2010 (11): Cd000025.

[66] Leveno KJ, Alexander JM, Mcintire DD, et al. Does magnesium sulfate given for prevention of eclampsia affect the outcome of labor? [J]. Am J Obstet Gynecol, 1998, 178 (4): 707 - 712.

[67] Levin AC, Doering PL, Hatton RC. Use of nifedipine in the hypertensive diseases of pregnancy [J]. Ann Pharmacother, 1994, 28 (12): 1371 - 1378.

[68] Lindow SW, Davies N, Davey DA, et al. The effect of sublingual nifedipine on uteroplacental blood flow in hypertensive pregnancy [J]. Br J Obstet Gynaecol, 1988, 95 (12): 1276 - 1281.

[69] Lodeiro JG, Feinstein SJ, Lodeiro SB. Fetal premature atrial contractions associated with hydralazine [J]. Am J Obstet Gynecol, 1989, 160 (1): 105 - 107.

[70] Lomenick JP, Jackson WA, Backeljauw PF. Amiodarone-induced neonatal hypothyroidism: a unique form of transient early-onset hypothyroidism [J]. J Perinatol, 2004, 24 (6): 397 - 399.

[71] Maeno Y, Himeno W, Saito A, et al. Clinical course of fetal congenital atrioventricular block in the Japanese population: a multicentre experience [J]. Heart, 2005, 91 (8): 1075 - 1079.

[72] Magee LA, Cham C, Waterman EJ, et al. Hydralazine for treatment of severe hypertension in pregnancy: meta-analysis [J]. BMJ, 2003, 327 (7421): 955 - 960.

[73] Magee LA, Nulman I, Rovet JF, et al. Neurodevelopment after in utero amiodarone exposure [J]. Neurotoxicol Teratol, 1999, 21 (3): 261 - 265.

[74] Magee LA, Schick B, Donnenfeld AE, et al. The safety of calcium channel blockers in human pregnancy: a prospective, multicenter cohort study [J]. Am J Obstet Gynecol, 1996, 174 (3): 823 - 828.

[75] Cairns AE, Pealing L, Duffy JMN, et al. Postpartum management of hypertensive disorders of pregnancy: a systematic review [J]. BMJ Open, 2017, 7 (11): e018696.

[76] Mccombs J. Update on tocolytic therapy [J]. Ann Pharmacother, 1995, 29 (5): 515 - 522.

[77] Moar VA, Jefferies MA, Mutch LM, et al. Neonatal head circumference and the treatment of maternal hypertension [J]. Br J Obstet Gynaecol, 1978, 85 (12): 933 - 937.

[78] Molelekwa V, Akhter P, Mckenna P, et al. Eisenmenger's syndrome in a 27 week pregnancy—management with bosentan and sildenafil [J]. Ir Med J, 2005, 98 (3): 87 - 88.

[79] Montan S, Anandakumar C, Arulkumaran S, et al. Randomised controlled trial of methyldopa and isradipine in preeclampsia—effects on uteroplacental and fetal hemodynamics [J]. J Perinat Med, 1996, 24 (2): 177 - 184.

[80] Moodley J, Gouws E. A comparative study of the use of epoprostenol and dihydralazine in severe hypertension in

pregnancy [J]. Br J Obstet Gynaecol, 1992, 99 (9): 727 – 730.

[81] Muller PR, James A. Pregnancy with prolonged fetal exposure to an angiotensin-converting enzyme inhibitor [J]. J Perinatol, 2002, 22 (7): 582 – 584.

[82] Murki S, Kumar P, Dutta S, et al. Fatal neonatal renal failure due to maternal enalapril ingestion [J]. J Matern Fetal Neonatal Med, 2005, 17 (3): 235 – 237.

[83] Nelson KB, Grether JK. Can magnesium sulfate reduce the risk of cerebral palsy in very low birthweight infants? [J]. Pediatrics, 1995, 95 (2): 263 – 269.

[84] Neuman J, Weiss B, Rabello Y, et al. Diazoxide for the acute control of severe hypertension complicating pregnancy: a pilot study [J]. Obstet Gynecol, 1979, 53 (3 Suppl): 50s – 55s.

[85] Oei SG, Oei SK, Brölmann HA. Myocardial infarction during nifedipine therapy for preterm labor [J]. N Engl J Med, 1999, 340 (2): 154.

[86] Oettinger M, Perlitz Y. Asymptomatic paroxysmal atrial fibrillation during intravenous magnesium sulfate treatment in preeclampsia [J]. Gynecol Obstet Invest, 1993, 36 (4): 244 – 246.

[87] Oudijk MA, Ruskamp JM, Ambachtsheer BE, et al. Drug treatment of fetal tachycardias [J]. Paediatr Drugs, 2002, 4 (1): 49 – 63.

[88] Oudijk MA, Ruskamp JM, Ververs FF, et al. Treatment of fetal tachycardia with sotalol: transplacental pharmacokinetics and pharmacodynamics [J]. J Am Coll Cardiol, 2003, 42 (4): 765 – 770.

[89] Ounsted MK, Moar VA, Good FJ, et al. Hypertension during pregnancy with and without specific treatment: the development of the children at the age of four years [J]. Br J Obstet Gynaecol, 1980, 87 (1): 19 – 24.

[90] Ovadia M, Brito M, Hoyer GL, et al. Human experience with amiodarone in the embryonic period [J]. Am J Cardiol, 1994, 73 (4): 316 – 317.

[91] Papatsonis DN, Lok CA, Bos JM, et al. Calcium channel blockers in the management of preterm labor and hypertension in pregnancy [J]. Eur J Obstet Gynecol Reprod Biol, 2001, 97 (2): 122 – 140.

[92] Pearce PC, Hawkey C, Symons C, et al. Role of calcium in the induction of cardiac hypertrophy and myofibrillar disarray. Experimental studies of a possible cause of hypertrophiccardiomyopathy [J]. Br Heart J, 1985, 54 (4): 420 – 427.

[93] Phadnis SV, Sangay MR, Sanusi FA. Alpha-methyldopa-induced acute hepatitis in pregnancy [J]. Aust N Z J Obstet Gynaecol, 2006, 46 (3): 256 – 257.

[94] Pradhan M, Manisha M, Singh R, et al. Amiodarone in treatment of fetal supraventricular tachycardia. A case report and review of literature [J]. Fetal Diagn Ther, 2006, 21 (1): 72 – 76.

[95] Pritchard JA, Cunningham FG, Pritchard SA. The Parkland Memorial Hospital protocol for treatment of eclampsia: evaluation of 245 cases [J]. Am J Obstet Gynecol, 1984, 148 (7): 951 – 963.

[96] Rasheed A, Simpson J, Rosenthal E. Neonatal ECG changes caused by supratherapeutic flecainide following treatment for fetal supraventricular tachycardia [J]. Heart, 2003, 89 (4): 470.

[97] Elliott WJ, Ram CV. Calcium channel blockers [J]. J Clin Hypertens (Greenwich), 2011, 13 (9): 687 – 689.

[98] Ray JG, Vermeulen MJ, Burrows EA, et al. Use of antihypertensive medications in pregnancy and the risk of adverse perinatal outcomes: McMaster Outcome Study of Hypertension In Pregnancy 2 (MOS HIP 2) [J]. BMC Pregnancy Childbirth, 2001, 1 (1): 6.

[99] Raymond GV. Teratogen update: ergot and ergotamine [J]. Teratology, 1995, 51 (5): 344 – 347.

[100] Redman CW. Fetal outcome in trial of antihypertensive treatment in pregnancy [J]. Lancet, 1976, 2 (7989): 753 – 756.

[101] Regitz-Zagrosek V, Roos-Hesselink JW, Bauersachs J, et al. 2018 ESC Guidelines for the management of cardiovascular diseases during pregnancy [J]. Kardiol Pol, 2019, 77 (3): 245 – 326.

[102] Rosenfeld J, Bott-Kanner G, Boner G, et al. Treatment of hypertension during pregnancy with hydralazine monotherapy or with combined therapy with hydralazine and pindolol [J]. Eur J Obstet Gynecol Reprod Biol, 1986, 22 (4): 197 – 204.

[103] Rotmensch HH, Rotmensch S, Elkayam U. Management of cardiac arrhythmias during pregnancy. Current con-

cepts [J]. Drugs, 1987, 33 (6): 623-633.

[104] Rubin PC, Butters L, Low RA, et al. Clinical pharmacological studies with prazosin during pregnancy complicated by hypertension [J]. Br J Clin Pharmacol, 1983, 16 (5): 543-547.

[105] Saarikoski S. Placental transfer and fetal uptake of 3H-digoxin in humans [J]. Br J Obstet Gynaecol, 1976, 83 (11): 879-884.

[106] Schaefer C. Angiotensin Ⅱ-receptor-antagonists: further evidence of fetotoxicity but not teratogenicity [J]. Birth Defects Res A Clin Mol Teratol, 2003, 67 (8): 591-594.

[107] Sahakian V, Rouse D, Sipes S, et al. Vitamin B$_6$ is effective therapy for nausea and vomiting of pregnancy: a randomized, double-blind placebo-controlled study [J]. Obstet Gynecol, 1991, 78 (1): 33-36.

[108] Scott Jr, WJ. Resnick E, Hummler H, et al. Cardiovascular alterations in rat fetuses exposed to calcium channel blockers [J]. Reprod Toxicol, 1997, 11 (2-3): 207-214.

[109] Senat MV, Fischer C, Bernard JP, et al. The use of lidocaine for fetocide in late termination of pregnancy [J]. BJOG, 2003, 110 (3): 296-300.

[110] Serreau R, Luton D, Macher MA, et al. Developmental toxicity of the angiotensin Ⅱ type 1 receptor antagonists during human pregnancy: a report of 10 cases [J]. BJOG, 2005, 112 (6): 710-712.

[111] Shen O, Entebi E, Yagel S. Congenital hypertrophic cardiomyopathy associated with in utero verapamil exposure [J]. Prenat Diagn, 1995, 15 (11): 1088-1089.

[112] Shoemaker CT, Meyers M. Sodium nitroprusside for control of severe hypertensive disease of pregnancy: a case report and discussion of potential toxicity [J]. Am J Obstet Gynecol, 1984, 149 (2): 171-173.

[113] Sibai BM, Spinnato JA, Watson DL, et al. Pregnancy outcome in 303 cases with severe preeclampsia [J]. Obstet Gynecol, 1984, 64 (3): 319-325.

[114] Spinnato JA, Sibai BM, Anderson GD. Fetal distress after hydralazine therapy for severe pregnancy-induced hypertension [J]. South Med J, 1986, 79 (5): 559-562.

[115] Stewart R, Tuazon D, Olson G, et al. Pregnancy and primary pulmonary hypertension: successful outcome with epoprostenol therapy [J]. Chest, 2001, 119 (3): 973-975.

[116] Strasburger JF, Cuneo BF, Michon MM, et al. Amiodarone therapy for drug-refractory fetal tachycardia [J]. Circulation, 2004, 109 (3): 375-379.

[117] Tadmor OP, Keren A, Rosenak D, et al. The effect of disopyramide on uterine contractions during pregnancy [J]. Am J Obstet Gynecol, 1990, 162 (2): 482-486.

[118] Taichman DB, Ornelas J, Chung L, et al. Pharmacologic therapy for pulmonary arterial hypertension in adults: CHEST guideline and expert panel report [J]. Chest, 2014, 146 (2): 449-475.

[119] Todoroki Y, Tsukahara H, Kawatani M, et al. Neonatal suppurative parotitis possibly associated with congenital cytomegalovirus infection and maternal methyldopa administration [J]. Pediatr Int, 2006, 48 (2): 185-186.

[120] Tomlinson AJ, Campbell J, Walker JJ, et al. Malignant primary hypertension in pregnancy treated with lisinopril [J]. Ann Pharmacother, 2000, 34 (2): 180-182.

[121] Towell ME. Catecholamine depletion in pregnancy [J]. J Obstet Gynaecol Br Commonw, 1966, 73 (3): 431-438.

[122] Vaast P, Dubreucq-Fossaert S, Houfflin-Debarge V, et al. Acute pulmonary oedema during nicardipine therapy for premature labour: Report of five cases [J]. Eur J Obstet Gynecol Reprod Biol, 2004, 113 (1): 98-99.

[123] Waisman GD, Mayorga LM, Cámera MI, et al. Magnesium plus nifedipine: potentiation of hypotensive effect in preeclampsia? [J]. Am J Obstet Gynecol, 1988, 159 (2): 308-309.

[124] Wareing M, Myers JE, O'hara M, et al. Sildenafil citrate (Viagra) enhances vasodilatation in fetal growth restriction [J]. J Clin Endocrinol Metab, 2005, 90 (5): 2550-2555.

[125] Waterman EJ, Magee LA, Lim KI, et al. Do commonly used oral antihypertensives alter fetal or neonatal heart rate characteristics? A systematic review [J]. Hypertens Pregnancy, 2004, 23 (2): 155-169.

[126] Weiss BM, Hess OM. Pulmonary vascular disease and pregnancy: current controversies, management strategies, and perspectives [J]. Eur Heart J, 2000, 21 (2): 104-115.

[127] Widerlöv E, Karlman I, Storsäter J. Hydralazine-induced neonatal thrombocytopenia [J]. NEngl J Med, 1980, 303 (21): 1235.

[128] Schaefer C, Peters P, Miller RK. Drugs during pregnancy and lactation: treatment options and risk assessment [M]. 山丹, 杨东凯, 罗辉, 等译. 北京: 科学出版社, 2010.

[129] Briggs G, Freeman R, Yaffe S, et al. Drugs in pregnancy and lactation [M]. 杨慧霞, 段涛, 译. 北京: 人民卫生出版社, 2008.

[130] 中华医学会妇产科学分会妊娠期高血压疾病学组. 妊娠期高血压疾病诊治指南 [M], 2020.

[131] 中华医学会心血管病学分会, 中华心血管病杂志编辑委员会. β肾上腺素能受体阻滞剂在心血管疾病应用专家共识 [J]. 中华心血管病杂志, 2009, 37: 195-209.

第七章　妊娠期抗血栓药的使用

一、妊娠期凝血功能异常的治疗

人体血液系统包括凝血系统、抗凝系统和纤维蛋白溶解系统。血液凝固是指血液由流动的液体状态变为不能流动的凝胶状态的过程。其分为内源性和外源性两种途径，包括 3 个阶段：①凝血酶原激活物的生成；②凝血酶原被激活形成凝血酶；③纤维蛋白的形成。抗凝系统则会通过调节抗凝血酶、蛋白 C 系统、组织因子等发挥抗凝作用。纤维蛋白溶解系统通过激活纤溶酶，溶解纤维蛋白。生理状态下机体内的血液凝固、抗凝血和纤维蛋白溶解过程维持动态平衡，在妊娠状态下，这种平衡容易被打破。

妊娠期为了适应子宫、胎盘及其他各组织器官增加的血流量，血容量从妊娠 10 周或更早开始增加，在妊娠 32～34 周时血容量达峰值，可比妊娠前增加 30%～45%。胎儿的发育使髂静脉和下腔静脉受到压迫，容易造成下肢静脉血液淤滞。此外，妊娠期女性的孕吐、高身体质量指数和运动相对减少，也进一步使血液流动性下降。同时，妊娠期孕激素和雌激素分泌增加，血浆纤维蛋白原浓度比妊娠前增加 50%，凝血因子Ⅶ、Ⅷ、Ⅸ、Ⅹ因子等浓度也增加，使血液处于高凝状态，这些凝血因子浓度的增加可持续到产后 12 周。胎盘分泌纤溶酶原激活物抑制药的增多可降低母体纤溶蛋白酶的活性。文献报道，与非妊娠期女性相比，妊娠期女性患静脉血栓栓塞症的风险可增加到 4～5 倍，其中>50%的血栓事件发生在妊娠前 20 周，80%的产后血栓事件发生在产后前 3 周。抗凝血药在妊娠期使用较普遍。

妊娠期使用抗凝血药的主要使用适应证分为非产科因素和产科因素。①非产科因素：心脏瓣膜病修补或置换术后，主要是机械瓣；中高危持续性心房颤动；有血栓病史者；遗传性抗凝血酶缺陷症等。②产科因素：死胎综合征；重度妊娠期高血压疾病；胎盘早期剥离；羊水栓塞；感染性流产；败血症；弥散性血管内凝血等。

目前，临床上经常使用的抗凝血药与纤溶药中无妊娠安全性分级为 A 级的药物。

二、妊娠期抗血栓药的合理使用

人体凝血系统发生障碍时可形成血栓，包括：①白色血栓，常在血流快的动脉出现，由血小板和纤维蛋白组成。②红色血栓，常在血流较慢的静脉中出现，由红细胞和纤维蛋白组成。③混合血栓，是红白混合血栓，常出现于二尖瓣狭窄和心房颤动。④透明血栓。常用的抗血栓药分为抗血小板聚集药（如低剂量阿司匹林、氯吡格雷等）、纤维蛋白溶解药和抗凝血药（如肝素类、华法林、利伐沙班等）。

（一）纤维蛋白溶解药

纤维蛋白溶解的基本过程可分为两个阶段：纤溶酶原的激活与纤维蛋白的降解。纤维蛋白溶解药通过影响这两个生理过程来发挥作用。常用纤维蛋白溶解药有链激酶、尿激酶、蚓激酶等。若使用纤维蛋白溶解药发生出血时，可选择氨甲苯酸和氨甲环酸等合成抑制药来治疗，以起到迅速止血的作用。

（二）凝血酶间接抑制药

肝素是一种由肥大细胞和嗜碱性粒细胞分泌的氨基葡聚糖，因最早在肝脏中发现而得名，按照相对分子质量大小可以分为普通肝素、低分子肝素。磺达肝癸钠活性部位与肝素类似，是一种人工合成药。

普通肝素的妊娠安全性分级为 C 级，但因其相对分子质量较大，很难透过胎盘屏障，不会引起胎儿的凝血障碍，故对于在妊娠期需要抗凝血的大多数患者（有机械性心脏瓣膜的患者除外）来说，肝素比较安全。

低分子肝素，并不是一种药品，而是一类药品的统称，包括依诺肝素、那屈肝素、达肝素等。研究显示，低分子肝素较普通肝素更有效且使用更方便，因此在临床上相较于普通肝素，孕妇使用低分子肝素更普遍。但是，对于重度肾功能不全（如肌酐清除率≤30 ml/min）、准备临产和分娩、需要快速抗凝血时，不推荐使用低分子肝素，应该使用普通肝素。

磺达肝癸钠是一种以肝素活性部分为结构基础的合成戊糖。妊娠期应用磺达肝癸钠的经验比较有限，且关于其通过胎盘情况的资料也不一致。2012 年 ACCP 指南建议妊娠期磺达肝癸钠仅限用于对肝素有严重反应（如肝素诱导的血小板减少症）且不能使用达纳帕罗的女性。

肝素在肠道会被破坏失活，因此口服无效，一般通过皮下或静脉注射给药。长期使用肝素使血小板减少症发生的风险升高，因此在使用过程中需要监测活化部分凝血活酶时间（activated partial thromboplastin time，APTT）和血小板计数，过量肝素可用鱼精蛋白中和。低分子肝素和磺达肝癸钠一般皮下给药，使用过程无须常规监测 APTT 和血小板计数，且不良反应较少，这两个药物的妊娠安全性分级均为 B 级，在妊娠期使用安全性更高。

使用肝素造成出血时，可使用鱼精蛋白中和。鱼精蛋白是 FDA 唯一批准的肝素拮抗剂，可完全中和普通肝素的抗凝作用，但是该拮抗药只能中和相对分子质量较大的肝素片段，因此不能完全消除低分子肝素的抗 Xa 因子活性，且不能中和磺达肝癸钠。

（三）凝血酶直接抑制剂

凝血酶直接抑制剂主要有比伐芦定、阿加曲班和地西卢定，和肝素一样，这类药物需要静脉或皮下给药。比伐卢定的妊娠分级为 C 级，阿加曲班和地西卢定的妊娠分级为 B 级。

（四）华法林

华法林是临床上最常用的口服抗凝血药，是一种多靶点作用的香豆素类抗凝血药，通过抑制肝脏合成维生素 K 依赖的凝血因子 Ⅱ、Ⅶ、Ⅸ、Ⅹ 发挥抗凝作用。其使用剂量需进行调整，一般将患者的国际标准化比值（international normalized ratio，INR）范围调整在 2～3。用药期间需监测 INR，从第 3 天开始，第 1 周监测 3～4 次，第 2 周监测 2 次，之后每周监测 1 次即可。需要注意的是，如果不能监测 INR，切勿使用本品。

华法林可致畸，其妊娠安全性分级为 D 级。华法林引起胚胎病的确切发病率尚不清楚，不同系列的病例研究报道的发病率范围很广，对这一风险最乐观的估计值＜10%。Cotrufo（2002）和 Vitale（1999）均报道了华法林的致畸作用与剂量相关而非与母体 INR 相关，5 mg/d 的剂量似乎已成为安全范围最大值。Barbour（1997）和 Stevenson（1980）的研究均发现，妊娠期暴露于华法林可能引发胎儿毒性，且暴露时间在 6～12 周时，引起胎儿发生畸形的风险最大。Iturbe-Alessio（1986）报道了一项关于 72 例有人工心脏瓣膜的女性妊娠时接受华法林治疗的研究，结果显示，有 23 例在妊娠 6 周前停用了华法林直到妊娠 12 周后才恢复使用，几乎没有发生胚胎病事件；有 12 例第 7 周后才停用华法林，25% 发生了胚胎病；有 37 例整个妊娠期都持续使用华法林的妊娠中，30% 发生了胚胎病。Rohan D'Souza 等人（2017）对 1 874 名女性 2 468 次妊娠中安装机械心脏瓣膜的孕妇在妊娠期使用华法林、序贯治疗（妊娠早期肝素晚期华法林）、低分子肝素和肝素的妊娠结果进行系统荟萃分析，发现低剂量华法林抗凝方案（华法林＜5 mg/d）较高剂量方案（华法林＞5 mg/d）能显著减少流产和胎儿的不良事件。

（五）新型口服抗凝血药

新型口服抗凝血药（NOACs）是单靶点作用的抗凝血药，因此抗凝效果更为可控。这类药物主要有达比加群酯、利伐沙班和阿哌沙班等。达比加群酯作为小分子前体药物，口服给药后在血浆和肝脏经酯酶催化水解转化为达比加群；达比加群是强效、竞争性、可逆性的直接凝血酶抑制剂，也是血浆中的主要活性成分，可抑制游离凝血酶和与纤维蛋白结合的凝血酶，抑制凝血酶诱导的血小板聚集。阿哌沙班是一种口服有效的强效抗凝血药，它对 Xa 因子活性位点有高选择性，能可逆地抑制 Xa 因子活性，间接抑制凝血酶诱导的血小板聚集，从而抑制血栓形成。利伐沙班也是一种高选择性、通过直接抑制

Xa 因子的口服抗凝血药，在使用这类药物时无须监测凝血指标。如若达比加群酯使用过量可通过依达赛珠单抗拮抗，阿哌沙班和利伐沙班使用过量可用 andexanet alfa 拮抗。

由于动物研究中新型口服抗凝血药可能增加生殖风险，而且安全性和有效性资料有限，所有的新型口服抗凝血药目前均不推荐用于妊娠期。

（六）抗血小板聚集药

低剂量阿司匹林（75～300 mg/d）有抗血小板作用，若有相关指征，可用于预防血栓形成和防止子痫前期发作。Kozer（2003）发现低剂量阿司匹林能显著降低中度和高度血栓倾向女性的早产率，但不能降低围生期死亡率。低剂量阿司匹林能否用于预防习惯性流产和易栓症女性临盆时并发症尚不确定。

参考文献

[1] Bates SM, Greer IA, Middeldorp S, et al. VTE, thrombophilia, antithrombotic therapy, and pregnancy: Antithrombotic Therapy and Prevention of Thrombosis, 9th ed: American College of Chest Physicians Evidence-Based Clinical Practice Guidelines [J]. Chest, 2012, 141 (2 Suppl): e691S-e736S.

[2] Cotrufo M, De Feo M, De Santo LS, et al. Risk of warfarin during pregnancy with mechanical valve prostheses [J]. Obstet Gynecol, 2002, 99 (1): 35-40.

[3] D'souza R, Ostro J, Shah PS, et al. Anticoagulation for pregnant women with mechanical heart valves: a systematic review and meta-analysis [J]. Eur Heart J, 2017, 38 (19): 1509-1516.

[4] Forestier F, Daffos F, Rainaut M, et al. Low molecular weight heparin (CY 216) does not cross the placenta during the third trimester of pregnancy [J]. Thromb Haemost, 1987, 57 (2): 234.

[5] Iturbe-Alessio I, Fonseca MC, Mutchinik O, et al. Risks of anticoagulant therapy in pregnant women with artificial heart valves [J]. N Engl J Med, 1986, 315 (22): 1390-1393.

[6] Stevenson RE, Burton OM, Ferlauto GJ, et al. Hazards of oral anticoagulants during pregnancy [J]. JAMA, 1980, 243 (15): 1549-1551.

[7] Vitale N, De Feo M, De Santo LS, et al. Dose-dependent fetal complications of warfarin in pregnant women with mechanical heart valves [J]. J Am Coll Cardiol, 1999, 33 (6): 1637-1641.

[8] Schaefer C, Peters P, Miller RK. Drugs during pregnancy and lactation: treatment options and risk assessment [M]. 山丹，杨东凯，罗辉，等译. 北京：科学出版社，2010.

[9] Briggs G, Freeman R, Yaffe S, et al. Drugs in pregnancy and lactation [M]. 杨慧霞，段涛，译. 北京：人民卫生出版社，2008.

[10] 杨慧霞，王子莲，刘喆，等. 妊娠期及产褥期静脉血栓栓塞症预防和诊治专家共识 [J]. 中华妇产科杂志，2021，56 (4): 8.

第八章　妊娠期利尿药的使用

一、妊娠期利尿治疗

利尿药在妊娠期使用较少，主要用于治疗高血压，亦可用于治疗心力衰竭和体液潴留，预防先兆子痫。由于利尿药可减少胎盘灌注致子宫血流减少，故临床治疗不主张妊娠期采用利尿措施。但遇到患者出现脑水肿、心力衰竭、肺水肿及肾衰竭导致少尿的情况时，应用利尿药进行对症治疗，改善肾皮质血流量。对于全身水肿、医源性输液量过量引起肺水肿、高血容量子痫前期和慢性肾炎的患者，也可采用利尿方式进行治疗。随着人们对高血压、先兆子痫等疾病的病因病机深入了解，妊娠期利尿药物的应用也变得更加慎重。

二、妊娠期利尿药的合理使用

（一）噻嗪类利尿药

噻嗪类利尿药包括氯噻嗪、氢氯噻嗪（双氢克尿塞）、环戊噻嗪、苄氟噻嗪及氯噻酮等，又可以分为噻嗪型和噻嗪样利尿药。临床上常用的代表性噻嗪型利尿药有氢氯噻嗪，代表性噻嗪样利尿药有吲达帕胺、氯噻酮。该类药物能抑制远端肾小管对钠离子和氯离子的吸收，减少钾离子和血浆容量的损失；此外，它们还抑制尿酸的排泄。在我国，常用的噻嗪类利尿药主要是氢氯噻嗪和吲达帕胺。

氢氯噻嗪口服吸收迅速但不完全，生物利用度为 $60\%\sim80\%$，餐后服用能增加吸收量，可能与药物在小肠的滞留时间延长有关。口服 2 小时后产生利尿作用，达峰时间为 4 小时，$3\sim6$ 小时后产生降压作用，作用持续时间为 $6\sim12$ 小时。此药部分与血浆蛋白结合，结合率为 40%，另外部分进入红细胞、胎盘内。氢氯噻嗪属于妊娠安全等级 B 类药物，在妊娠早期使用此药的孕妇中，特定畸形的发生率和整体上出生缺陷的发生率都没有显著增加。

吲达帕胺口服吸收快而完全，$1\sim2$ 小时血药浓度达高峰，生物利用度达 93%，不受食物影响。母亲在妊娠早期使用吲达帕胺后出生的新生儿中，畸形出现的概率和种类都不显著。

Olesen（2001）分析了丹麦和苏格兰的出生注册记录，发现妊娠期间至少使用过一次噻嗪类利尿药的孕妇，产下 3 名畸形儿，且出生体重明显降低，早产发生率升高，但该研究缺乏系统性。

建议不再将利尿药作为治疗妊娠期高血压和水肿的一部分，而是被用来治疗特定的适应证。氢氯噻嗪是妊娠期利尿药的一种选择。另外，该类药物为磺胺类药，与磺胺类药有交叉过敏反应，临床使用应慎重。

（二）呋塞米和其他强效利尿药

呋塞米为 Na^+-K^+-$2Cl^-$ 同向转运抑制剂，可以减少 Na^+、K^+、Cl^- 的重吸收，从而干扰肾脏的稀释和浓缩功能，利尿作用强大。此类药物有呋塞米、布美他尼、吡咯他尼、依他尼酸、阿佐塞米、托拉塞米和依托唑啉等。

作为高效利尿药，呋塞米可导致母亲静脉容量降低，子宫和胎盘的循环量降低，从而影响胎儿。呋塞米口服生物利用度为 $60\%\sim70\%$，能通过胎盘屏障，到达胎儿体内后在短时间内刺激尿的产生。呋塞米能刺激肾脏前列腺素 E_2 的合成，Green（1983）报道了呋塞米可能通过前列腺素 E_2 的介导，抑制早产儿的动脉导管关闭的生理功能，引发呼吸窘迫综合征状。呋塞米具有一定的耳毒性，与氨基糖苷类合用时，可能会导致药物的耳毒性增强。在妊娠早期暴露于该药的新生儿，出生缺陷的发生率并没有提高；但家兔大剂量使用该药时，会导致母兔流产甚至死亡，在大鼠和家兔的后代中，肾积水的发生率和严重程度都有所增加。

Jones（1973）报道了 1 例在妊娠晚期合用依他尼酸和卡那霉素的孕妇出现了内耳损伤，但至今还没有发现任何其他的胚胎或胎儿毒性的实际症状。现记载的一些使用经验，不足以进行差异性风险评估。

其他高效利尿药的使用经验记载甚少。不过，已有的上述药物治疗结果中，并未发现特殊的致畸作用。丹麦 NJDP 数据库和苏格兰 MEMO 数据库中 1991—1998 年间数据显示，多名在妊娠期至少使用一次袢利尿药的孕妇，所产的孩子中有 5 名畸形，早产率升高，但该研究系统性不足。

严重肾功能不全，特别是终末期肾病患者，应用噻嗪类利尿药治疗中降压效果差时，可选用呋塞米等袢利尿药，但需注意用法和用量。

（三）醛固酮受体拮抗药

螺内酯是最重要的醛固酮受体拮抗药，其结构与醛固酮相似，为醛固酮的竞争性抑制剂。其可在远曲小管和集合管的皮质段上皮细胞内与醛固酮竞争结合醛固酮受体，阻止醛固酮-受体复合物的核转位，而产生拮抗醛固酮的作用。另外，该药也能干扰细胞内醛固酮活性代谢物的形成，影响醛固酮作用的发挥，表现出排 Na^+ 保 K^+ 的作用。螺内酯有性激素样副作用，可引起男子乳房女性化和性功能障碍、妇女多毛症等。

螺内酯的利尿作用弱，起效缓慢而持久。其利尿作用与体内醛固酮浓度有关，对切除肾上腺的动物无利尿作用。与上述利尿药不同，螺内酯会导致钾潴留，因此，螺内酯典型的副作用是高钾血症。在动物实验中，观察到其具有致癌性，然而，至今没有在人类中发现这二者的临床相关性。多名在妊娠早期暴露于此药的新生儿，没有任何明显的特殊出生缺陷。Groves（1995）报道了 1 名在妊娠时服用了螺内酯的女性，分娩出了 3 个健康的孩子（2 个男孩和 1 个女孩），随访至 13 岁，孩子发育正常。

依普利酮是一个新的醛固酮拮抗药，是心力衰竭患者在治疗心肌梗死时的合用药之一，它减少了心血管疾病的发病率和死亡率，但没有在人妊娠时使用的经验。

如果妊娠期必须用醛固酮受体拮抗药进行治疗，应该选择螺内酯。肾功能不全者慎用，严重肾功能不全者［eGFR＜30 ml/(min·1.73 m²)］禁用。

（四）氨苯蝶啶和阿米洛利

氨苯蝶啶和阿米洛利都属于保钾利尿药。二者药理作用相同，均作用于远曲小管末端和集合管，阻滞 Na^+ 通道而减少 Na^+ 的重吸收。由于 Na^+ 的重吸收减少，降低远曲小管和集合管腔驱动 K^+ 分泌的负电位，导致 K^+ 的分泌减少。二者不是醛固酮拮抗药，对肾上腺切除仍有保钾利尿作用。

目前，氨苯蝶啶和阿米洛利不良反应较少，人们认为二者没有特殊的致畸作用。多名在妊娠早期暴露于氨苯蝶啶和阿米洛利的新生儿，其出生缺陷率并未增加；使用阿米洛利治疗 Bartter 综合征的病例中报道所产新生儿健康。

氨苯蝶啶与氢氯噻嗪联用可增强利尿效果，并能减少血钾下降的不良反应。阿米洛利可用于不耐受螺内酯的患者，且能使血钾恢复正常并缓解高血压。

（五）甘露醇

甘露醇是最常用的渗透性利尿药，静脉注射或静脉滴注使用。其作用于近曲小管和亨利袢，使用后，能够自由地从肾小球滤过，而不易被肾小管重吸收，在血浆、肾小球滤液和肾小管腔液中形成高渗透压，阻止肾小管对水的再吸收而达到利尿作用。据报道甘露醇在妊娠时使用具有正面作用，但在已出版的第 4 版药物管理中没有妊娠期使用甘露醇的记录。甘露醇羊膜内注射可用于引产。

如在妊娠期必须使用渗透性利尿药，可以选择甘露醇。甘露醇可增加循环血量而增加心脏负荷，慢性心功能不全者禁用。另外，活动性颅内出血者禁用。

参考文献

[1]　Almeida Jr, OD, Spinnato JA. Maternal Bartter's syndrome and pregnancy [J]. Am J Obstet Gynecol, 1989, 160 (5 Pt 1): 1225-1226.

[2]　Deruelle P, Dufour P, Magnenant E, et al. Maternal Bartter's syndrome in pregnancy treated by amiloride [J]. Eur J Obstet Gynecol Reprod Biol, 2004, 115 (1): 106-107.

[3]　Green TP, Thompson TR, Johnson DE, et al. Furosemide promotes patent ductus arteriosus in premature infants with the respiratory-distress syndrome [J]. N Engl J Med, 1983, 308 (13): 743-748.

[4]　Groves TD, Corenblum B. Spironolactone therapy during human pregnancy [J]. Am J Obstet Gynecol, 1995, 172 (5): 1655-1656.

[5]　Jones HC. Intrauterine ototoxicity. A case report and review of literature [J]. J Natl Med Assoc, 1973, 65 (3): 201-203, 215.

[6]　Lammintausta R, Erkkola R, Eronen M. Effect of chlorthiazide treatment on renin-aldosterone system during pregnancy [J]. Acta Obstet Gynecol Scand, 1978, 57 (5): 389-392.

[7]　Olesen C, De Vries CS, Thrane N, et al. Effect of diuretics on fetal growth: A drug effect or confounding by indication? Pooled Danish and Scottish cohort data [J]. Br J Clin Pharmacol, 2001, 51 (2): 153-157.

[8]　Salamy A, Eldredge L, Tooley WH. Neonatal status and hearing loss in high-risk infants [J]. J Pediatr, 1989, 114 (5): 847-852.

[9]　Sibai BM, Spinnato JA, Watson DL, et al. Pregnancy outcome in 303 cases with severe preeclampsia [J]. Obstet Gynecol, 1984, 64 (3): 319-325.

[10]　国家卫生计生委合理用药专家委员会，中国医师协会高血压专业委员会. 高血压合理用药指南（第2版）[J]. 中国医学前沿杂志（电子版），2017, 9: 28-126.

[11]　Schaefer C, Peters P, Miller RK. Drugs during pregnancy and lactation: treatment options and risk assessment [M]. 山丹，杨东凯，罗辉，等译. 北京：科学出版社，2010.

[12]　中华医学会心血管病学分会高血压学组. 利尿剂治疗高血压的中国专家共识 [J]. 中华高血压杂志，2011, 19: 214-222.

[13]　王鸣和. 临床心律失常诊疗手册 [M]. 上海：上海科学技术文献出版社，2004.

[14]　吴则峻. 妊娠期高血压疾病诊断及治疗进展 [J]. 实用妇科内分泌杂志（电子版），2018, 5 (21): 12-14.

第九章　妊娠期止咳平喘药的使用

一、妊娠期止咳平喘治疗

呼吸系统与外界直接接触，容易受到内在及环境因素影响而发生各种常见的疾病，如上呼吸道感染、支气管炎、肺炎、支气管哮喘、慢性阻塞性肺疾病、肺源性心脏病、肺纤维化、支气管扩张、肺肿瘤、非寄生虫病等。呼吸系统疾病最常见的症状是咳嗽、咳痰和喘息，因此，对症治疗药主要有镇咳药、祛痰药和平喘药。

咳嗽是一种上呼吸道保护性反射，生理性咳嗽可促进呼吸道内的痰液和异物排除，保持呼吸道畅通。频繁而剧烈的咳嗽严重影响生活和休息，还可能引起孕妇流产，可使用镇咳药缓解症状，但应谨慎使用。对于无咳出物的干咳需找出病因，并合理使用镇咳药。

痰液较多、痰液黏稠的咳嗽一般不宜直接使用镇咳药，以免导致痰液滞留造成支气管阻塞，甚至窒息，此时可使用祛痰药。祛痰药可使痰液黏度降低，易于咳出呼吸道内积痰，减少对呼吸道黏膜的刺激，从而镇咳、平喘。

4%～8%孕妇患哮喘，1/3哮喘患者因妊娠而加重，多发生在妊娠第24～36周。妊娠哮喘不仅影响孕妇，还影响胎儿。未控制的妊娠哮喘会导致孕妇发生妊娠高血压疾病，还可增加围生期病死率、早产率和低体重儿的发生率。哮喘的病因比较复杂，受遗传和环境因素的影响。其中环境因素分为：吸入特异性或非特异性物质如花粉、粉尘等引发的Ⅰ型变态反应；感染、剧烈运动、气候异常变化等；药物因素。

妊娠期哮喘治疗原则与典型哮喘相同，基于妊娠安全性考虑，药物选择要慎重。建议孕妇养成良好的生活习惯，避免进食诱发哮喘的食物，根据自身情况安排好工作和睡眠，不应吸烟或减少被动吸烟，用药提前预防无法避免的变应原引起的哮喘。若突发哮喘，也应在临床医生指导下，谨慎使用药物。

肺炎（pneumonia）是由多种病原体引起肺实质的炎症，如细菌、病毒、真菌、寄生虫等，化学物质、放射线和过敏因素等亦可引起肺炎。妊娠期肺炎发生率与非妊娠期无明显差异，但妊娠合并肺炎更容易发生肺部感染并发症，尤其是病毒和真菌感染。妊娠合并肺炎容易导致的早产，发生率高达44%。肺结核患者（未伴有生殖器结核）妊娠后会形成妊娠合并肺结核症。肺结核孕妇常伴随着发热、缺氧和营养不良等症状，可致流产、早产、宫内感染、胎儿生长受限和胎死宫内等不良妊娠结局。延误诊断可使产科并发症增高4倍，早产风险增高9倍。围生儿死亡率可达30%～40%。妊娠并发急性粟粒性结核时，结核分枝杆菌可经血液传播，感染胎盘，引起胎盘结核，继而经脐静脉传染给胎儿或经摄入污染的羊水而感染胎儿，最终导致胎儿肺或肝脏中形成一个或多个原发感染灶。宫内感染结核病（曾称先天性结核病）较罕见。新生儿结核病多数是由于与母亲密切接触感染而来。妊娠期合并肺部相关感染治疗药物详见抗感染药。

肺栓塞（pulmonary embolism，PE）以肺血栓栓塞症（pulmonary thromboembolism，PTE）最为常见，其他还包括羊水栓塞、脂肪栓塞、空气栓塞、肿瘤栓塞等。下肢静脉及盆腔静脉的深静脉血栓形成（deep venous thrombosis，DVT）是PTE的主要来源。70%的围生期PTE发生在产后2周内。PTE作为妊娠女性死亡的直接危险因素，虽然发生率仅为0.09‰～0.7‰，但病情发展快，若未经治疗或处理不当，病死率可高达30%～40%，且66%死于栓塞发生的30分钟内，因此早期诊断和治疗十分重要。肺栓塞治疗相关药物详见本书心血管与抗凝药章节。

二、妊娠期止咳平喘药的合理使用

（一）镇咳药

可待因具有强烈的镇咳与镇痛作用，是吗啡的衍生物，也是使用最广泛的镇咳药。此药由于具有镇痛作用，也用于镇咳复合制剂。目前，尚无证据表明在产前使用此药会引起先天性畸形。但如果孕妇长期大剂量使用此药，尤其是临近分娩时，会引起新生儿呼吸抑制及出现戒断症状。

动物繁殖性研究证明，右美沙芬对胎儿有毒副作用，但尚未对孕妇进行充分严格的对照研究，右美沙芬在肝脏中通过 CYP2D6 和 CYP3A 酶代谢。在妊娠期，这两种酶的活性都增加了。胎儿肝脏中 CYP2D6 活性较低，在妊娠 17 周时出现 CYP3A4 活性。

当妊娠期需要使用止咳药时，一般认为标准 OTC 剂量的右美沙芬是可以接受的，但不推荐妊娠前 3 个月内使用。治疗持续干咳症状，妊娠全程均可用可待因，但要注意，若长期高剂量使用或临近分娩时使用，新生儿会出现呼吸抑制及产生戒断反应。现缺少关于其他镇咳药如苯丙哌林、氯丁替诺、羟丙哌嗪、喷托维林等在妊娠期使用的临床经验。

（二）祛痰药

祛痰药及黏液溶解药的使用有助于促进呼吸道清除黏液。

溴己新的代谢产物——氨溴索，用于胎儿肺透明膜病的预防时，无母亲、胎儿或新生儿出现不良反应的报道。

L-半胱氨酸的衍生物——N-乙酰半胱氨酸，是黏液溶解剂及对乙酰氨基酚（扑热息痛）中毒时的解毒药物。尽管关于该药用于孕妇的临床数据非常有限，但低剂量使用应该是安全的。

通过刺激胃和肺部的迷走神经反射，羧甲司坦和愈创木酚可促进黏液的清除，但黏度过高者使用无效。没有证据表明两种药物会使先天性畸形的风险增加或对妊娠结果造成不良影响。

美司钠是一种可使黏液中黏多糖分子间二硫键断裂的祛痰药，目前此药没有用于孕妇的临床数据。碘化钾也可溶解黏液，但此药也可能对胎儿甲状腺功能有抑制作用。

妊娠期氨溴索、N-乙酰半胱氨酸及溴己新可作为黏液溶解的首选药物。但含碘的黏液溶解药禁用，尤其在妊娠前 3 个月需要注意。

（三）平喘药

1. 糖皮质激素类　糖皮质激素是最有效的控制哮喘气道炎症的药物。慢性持续期哮喘主要通过吸入和口服途径给药，吸入为首选途径。哮喘患者长期给予临床推荐剂量范围内的吸入性糖皮质激素（inhaled corticosteriod, ICS）是安全的，但长期高剂量吸入激素后可出现全身不良反应，如骨质疏松、肾上腺皮质轴抑制及增加肺炎发生的风险等。

妊娠期，吸入性糖皮质激素，如二丙酸倍氯米松、布地奈德、丙酸氟替卡松、莫米松、曲安奈德等，能够明显降低急性哮喘的发病率，并且能够增加支气管平滑肌对 β 拟胆碱类药物的敏感性。除二丙酸倍氯米松外，所有的吸入性糖皮质激素均以活性的原药形式进入体循环。二丙酸倍氯米松给药时会在肺和鼻发生首过消除。所有该类药物被吸收后会被迅速清除。已发现皮质激素在小鼠中可诱导腭裂的发生。但目前并无有力证据证明此类药物在人体中也会导致畸胎的发生。二丙酸倍氯米松在妊娠期女性哮喘治疗中已使用多年，未发现对妊娠期女性或胎儿发育有不良影响。

多项大规模研究的结果显示，母体吸入布地奈德后并没有增加先天性畸形及其他不良妊娠结果的发生率，亦不会抑制胎儿的生长。但应尽量避免长期大剂量全身性地使用糖皮质激素，否则会抑制胎儿宫内生长。若母体必须采用高剂量给药来控制病情，应在治疗期间严密监视胎儿的生长情况。

有研究发现，孕妇使用吸入性糖皮质激素增加了高血压的发生率。但目前该论点依据不充分。口服类糖皮质激素主要用于患有严重哮喘的女性，因此很难将药物的影响与哮喘的影响区分清楚。因此一致认为，除非有明确的负面临床指征，否则没有理由停用口服类糖皮质激素。

ICS 已成为妊娠期哮喘患者治疗的首选药物之一。在临床上，由于倍氯米松和布地奈德在妊娠期女性的应用较多，安全性良好，可优先选用。泼尼松及其活性代谢物泼尼松龙给药方式为全身给药，仅用于哮喘的急性发作和严重哮喘的妊娠期女性。针对需要进行长期治疗（数月），尤其是高剂量给药的母体，建议监控胎儿的生长情况及新生儿的肾上腺功能。妊娠早期（3个月）应用吸入性糖皮质激素或全身用药治疗时，无须终止妊娠或进行侵入性诊断。

2. β₂ 受体激动药　此类药物较多，可分为短效（维持时间 4～6 小时）、长效（维持时间 12 小时）以及超长效（维持时间 24 小时）β₂ 受体激动药。长效 β₂ 受体激动药（long aeting inhale betez-agomst，LABA）又可分为快速起效的 LABA（如福莫特罗、茚达特罗、维兰特罗及奥达特罗等）和缓慢起效的 LABA（如沙美特罗）。

（1）短效 β₂ 受体激动药（short-acting inhale bete2-agonist，SABA），如沙丁胺醇（salbutamol）和特布他林（terbutaline）等。其给药方式分为以下几种。①吸入给药：可供吸入的 SABA 包括气雾剂、干粉剂和雾化溶液等。该类药物能够迅速缓解支气管痉挛，通常在数分钟内起效，疗效可维持数小时，是缓解轻至中度哮喘急性症状的首选药物，也可用于预防运动性哮喘。这类药物应按需使用，不宜长期、单一、过量应用。不良反应包括骨骼肌震颤、低血钾和心律失常等。目前认为当按需使用 SABA 时应同时联合吸入低剂量的 ICS（证据等级 A）。②口服给药：如沙丁胺醇、特布他林、丙卡特罗等，通常在服药后 15～30 分钟起效，疗效维持 4～8 小时。使用虽较方便，但心悸、骨骼肌震颤等不良反应比吸入给药时明显。缓释和控释剂型的平喘作用维持时间可达 8～12 小时，特布他林的前体药班布特罗的作用时间可维持 24 小时，可减少用药次数，适用于有夜间哮喘症状患者的治疗。③注射给药：虽然平喘作用较为迅速，但因全身不良反应的发生率较高，不推荐使用。

（2）LABA：LABA 舒张支气管平滑肌的作用可维持 12 小时以上。目前在我国临床使用的吸入型 LABA 主要有沙美特罗和福莫特罗，以及超长效的茚达特罗、维兰特罗及奥达特罗等，可通过气雾剂、干粉剂等装置给药。福莫特罗起效最快，也可作为缓解药物按需使用。长期单独使用 LABA 有增加哮喘死亡的风险，不推荐长期单独使用 LABA 治疗（证据等级 A）。

妊娠期使用 β₂ 肾上腺素受体激动药进行治疗绝大部分时候是安全的。暂无使用此类药物会增加先天畸形及其他不良妊娠结果发生率的报道。β₂ 受体激动药可扩张气管，同时它也会抑制 4～9 个月妊娠期女性的子宫收缩，因此也可有效治疗早产。使用中效 β₂ 肾上腺素受体激动药可能会使胎儿或新生儿出现不良反应，如震颤、心动过速、低血糖症及低血钾症等，大剂量使用时尤其严重。经吸入式给药的不良反应发生率则相对较低，且可以逆转。一个由 Baker 和 Flannagan 报道的案例中，在妊娠 33 周时，母亲无意中在 24 小时内连续吸入大剂量沙丁胺醇，期间胎儿出现心动过速；当吸入终止后，胎心恢复正常。妊娠末期给予高剂量此类药物可抑制分娩。糖尿病女性患者若给予大剂量沙丁胺醇治疗早产，会导致高血糖酮症酸中毒。

短效药物沙丁胺醇、奥西那林以及特布他林可作为孕妇首选的治疗药物。根据用药指南，建议采用吸入式给药方式，注意给药剂量需相应调整。药物福莫特罗和沙美特罗只有在必要时才能长期使用。妊娠末期，需考虑药物的潜在分娩抑制作用和 β 受体拟似药效应。总之，妊娠期可以使用 β₂ 肾上腺素受体激动药。

ICS＋LABA 复合制剂：ICS＋LABA 具有协同抗炎和平喘作用，可获得相当于或优于加倍剂量 ICS 的疗效，并可增加患者的依从性、减少使用大剂量 ICS 的不良反应，尤其适合于中至重度慢性持续哮喘患者的长期治疗（证据等级 A），低剂量 ICS＋福莫特罗复合制剂可作为按需使用药物，包括用于预防运动性哮喘。目前在我国临床上应用的 ICS＋LABA 复合制剂有不同规格的丙酸氟替卡松-沙美特罗干粉剂、布地奈德-福莫特罗干粉剂、丙酸倍氯米松-福莫特罗气雾剂和糠酸氟替卡松-维兰特罗干粉剂等。

不推荐使用非选择性 β₂ 肾上腺素受体激动药治疗哮喘。部分 β₂ 肾上腺素受体激动药常作为口服非处方药物治疗普通感冒，这些药物通常并未按照正确的治疗方案使用，不推荐妊娠期使用。

异丙肾上腺素、海索那林和奥西那林可兴奋 β 受体，但对 β₁ 和 β₂ 受体无选择性，因此对中枢神经系统、心血管系统、代谢及胃肠道均可产生不良反应。孕妇不能用非选择性 β 肾上腺素药（如海索那林、异丙肾上腺素和奥西那林），只可用选择性 β 肾上腺素药。如偶然使用，无须终止妊娠。

肾上腺素是儿茶酚胺类物质，此类物质在人体内广泛存在。肾上腺素可作用于 α 受体和 β 受体，使支气管血管轻微收缩，引起严重的心血管系统不良反应，因此不能作为治疗心源性哮喘的药物。急性痉挛性气道阻塞时采用皮下或喷雾肾上腺素可能有效。因其可激动 α 受体，收缩血管，若全身给药会引起孕妇子宫血流减少，从而造成婴儿缺氧。通过胎盘屏障后，儿茶酚胺类物质被灭活。目前，尚无明确证据证明孕妇使用肾上腺素后先天性畸形的发生率会增加。肾上腺素可与局部麻醉药合用，目前没有报道证明妊娠期使用此类制剂后会产生不良结局。

孕妇仅限于急诊病例可全身性使用肾上腺素。若不慎偶然使用，无须停止妊娠。肾上腺素和局部麻醉药的合用在妊娠期是允许的。

伪麻黄碱、麻黄碱、去甲肾上腺素及相关化合物可激动 α 肾上腺素受体，收缩血管。已证明该类受体激动剂会使子宫血流速度减慢，但此类药物对人及动物生殖的影响尚未明确。麻黄碱可引起儿茶酚胺类物质的释放，作用时间短，同时具有 α 及 β 拟肾上腺素活性，是最早用于治疗哮喘的药物之一。该药由于其不良反应，尤其是对心血管系统的影响，已不用于治疗哮喘。

伪麻黄碱常用于降低鼻腔气流阻力。动物实验表明，在一定程度上，去氧肾上腺素、麻黄碱与心血管畸形、肢体畸形、出血的发生相关。一项研究表明，孕妇减充血剂的使用可能与胎儿的室间隔缺损有关。由于这些药物可收缩血管收缩，因而出现了这样一种假说：在妊娠早期使用这类药物可能会增加血管破裂缺陷的风险。另有一个尚有争议的观点，妊娠前 3 个月使用减充血剂，可能与腹裂、轻微肠闭锁以及半侧面部肢体发育不良的发生率升高有关。采用口服及鼻腔给药是否有风险，目前还未定论。

妊娠期应避免使用，麻黄碱及其他拟交感神经药如不慎偶然使用，无须终止妊娠。

3. 抗胆碱药 吸入性抗胆碱药，如短效抗胆碱药（short-acting muscarinic antagonist，SAMA）异丙托溴铵和长效抗胆碱药（long-acting muscarinic antagonist，LAMA）噻托溴铵，具有一定的支气管舒张作用，但作用较 β₂ 受体激动药弱，起效也较慢。抗胆碱能药可通过气雾剂、干粉剂和雾化溶液给药。本品与 β₂ 受体激动药联合应用具有互补作用。雾化吸入 SAMA 异丙托溴铵与 SABA 沙丁胺醇复合制剂是治疗急性哮喘发作的常用药物。妊娠早期、患有青光眼、前列腺肥大的患者应慎用此类药物。

妊娠期使用吸入性异丙托溴胺的临床数据是有限的，且没有妊娠期使用噻托溴铵的临床经验，虽然临床前试验显示，吸入或鼻腔给予高于推荐的剂量的吸入用异丙托溴胺无新生儿毒性或致畸作用。如确有治疗需要，在已确认妊娠或可能妊娠期使用本品时，必须权衡用药所带来的益处和对胎儿可能造成的危害。作为预防措施，建议妊娠前 3 个月避免使用抗胆碱药。

4. 茶碱 茶碱具有舒张支气管平滑肌、强心、利尿、兴奋呼吸中枢和呼吸肌等作用，低浓度的茶碱具有一定抗炎作用。研究结果显示，茶碱的代谢有种族差异性，与美国人相比，中国人血浆药物分布浓度高，总清除率低。因此，中国人给予较小剂量的茶碱即可起到治疗作用。国内研究结果证实，小剂量茶碱联合激素治疗哮喘的作用与较高剂量激素疗法具有同等疗效，对下丘脑-垂体-肾上腺的抑制作用则较高剂量激素疗法弱（证据等级 C）。对吸入 ICS 或 ICS＋LABA 仍未得到控制的哮喘患者，可加用缓释茶碱维持治疗。

由于茶碱价格低廉，在我国被广泛使用。茶碱的不良反应有恶心呕吐、心律失常、血压下降及多尿等，使用茶碱后血药浓度的个体差异大。多索茶碱的作用与氨茶碱相同，不良反应较轻。双羟丙茶碱的作用较弱，不良反应较少。

此药在妊娠期女性体内血浆蛋白结合率降低，使得血中游离药物的浓度增加；此药在妊娠期 7～9 月的消除率下降 25％。因此，应根据血药浓度监测结果适当调整给药剂量。建议患有哮喘的孕妇使用此药时，血药浓度水平维持在 8～12 μg/ml。茶碱可快速透过胎盘屏障到达胎儿体内，经肝脏代谢为咖啡因。目前已发现新生儿体内茶碱浓度可高达治疗水平。在新生儿体内，茶碱的半衰期为 10～16 小时，在早产儿体内，其半衰期可高达 30 小时。药物半衰期较长可导致药物在新生儿体内蓄积，甚至达到毒性浓度。因此，建议对新生儿，尤其是早产儿，监测血药浓度，密切观察是否有毒性症状产生。

关于茶碱是否会导致胎儿畸形的数据资料出现了互相矛盾。有案例表明，产前接触茶碱，婴儿出现了严重的心血管系统畸形；但也有调查研究证实茶碱与先天性畸形没有关联。目前，虽然有资料表明先兆子痫的发生与茶碱的使用可能有关联，但比较而言，其他因素引起该病发生的关联性可能更大一些。茶碱可使胎儿呼吸运动发生变化。新生儿可能出现兴奋、呕吐、心动过缓或过速、神经过敏、发绀等不良反应。由于在新生儿体内茶碱半衰期的延长，这些不良反应只能缓慢、逐渐地消失，因此在妊娠期，尤其是临近分娩时，应尽量避免使用高剂量茶碱。

有孕妇口服茶碱后出现新生儿黄疸的病例报道。也有报道称早产儿出现胃肠功能紊乱。在产前为促进胎儿气管成熟可使用茶碱；同时，茶碱也可防止早产，用于患有不能使用类固醇类药物疾病的妊娠期女性。使用茶碱后，在出生早期已观察到新生儿胃部兴奋性升高、肠道活性降低，但没有增加坏死性小肠结肠炎的发生率。

茶碱可在吸入性 β_2 受体激动药及吸入性不足以控制哮喘时使用。使用茶碱应监测稳态血药浓度，使其维持在 $8\sim12~\mu g/ml$，避免高剂量使用，尤其是临近分娩时，防止新生儿体内因药物蓄积引起毒性反应；应监控新生儿（尤其是早产儿），避免不良反应的发生。

5. 白三烯调节剂　包括白三烯受体拮抗剂（LTRA）和 5 - 脂氧合酶抑制剂，是除 ICS 以外可单独应用的长期控制性药物之一，可作为轻度哮喘的替代治疗药物和中重度哮喘的联合应用药。在我国主要使用 LTRA。LTRA 可减轻哮喘症状、改善肺功能和减少哮喘的恶化，但其抗炎作用不如 ICS。LTRA 服用方便，尤其适用于伴有过敏性鼻炎、阿司匹林哮喘、运动性哮喘患者的治疗，此药物在我国临床应用已有 20 多年，总体是安全、有效的。但是最近美国 FDA 发出警示，使用白三烯受体拮抗剂时要注意出现精神症状的不良反应，如孟鲁司特和扎鲁司特。

一般来说，抗白三烯药的耐受良好，但此类药物应用于妊娠期的临床数据仍非常欠缺。目前，妊娠期使用孟鲁司特后妊娠结果的资料非常有限。两项前瞻性研究均未发现先天性畸形、早产或婴儿出生体重偏低的增加。肢体畸形在一些前瞻性和回顾性研究中曾被报道，但目前孟鲁司特和这种肢体畸形间的因果关系尚未得到确认。因此，仅在治疗顽固性哮喘的孕妇时，明确此药对患者治疗效果非常良好的情况下，可权衡利弊使用。

抗白三烯药除特殊情况外，孕妇应避免使用。当孕妇患有顽固性哮喘，若需要使用孟鲁司特和扎鲁司特，仅在明确妊娠前使用其他药物均无法比拟这两种药物效果的情况下才可选用。若要在妊娠初期（前 3 个月）使用该类药物，应仔细检查胎儿情况，但无需终止妊娠。

6. 抗过敏药　色甘酸钠广泛用于预防和治疗过敏性疾病，尤其是过敏性鼻炎、支气管哮喘。此药通过稳定肥大细胞膜，阻止肥大细胞释放组胺发挥作用，给药方式常选择吸入或鼻腔给药。其中，吸入给药的副作用小，但生物利用度较低。有研究学者认为色甘酸钠在妊娠期使用是安全的，也有研究案例显示，在妊娠期一直使用此药的哮喘患者出现先天性畸形胎儿的发生率并未增加，妊娠过程中也无不良反应发生。

在化学结构上，奈多罗米钠与色甘酸钠并无关联，但药理学及药物代谢动力学特征却相似；此药对嗜酸性粒细胞向过敏损伤病灶的聚集有抑制作用。现没有足够的临床经验来评估奈多罗米和洛度沙胺在妊娠期的使用结果。

妊娠期女性采用色甘酸钠预防治疗过敏性疾病是安全的，如哮喘和变应性鼻炎。由于目前洛度沙胺和奈多罗米的安全性资料不足，应避免使用。

第二代抗组胺药（H_1 受体拮抗药）如氯雷他定、阿司咪唑、氮卓斯汀、特非那丁，其他口服抗变态反应药物如曲尼司特（tranilast）、瑞吡司特（repirinast）等，抗组胺药在哮喘治疗中作用较弱，主要用于伴有变应性鼻炎的哮喘患者，不建议长期使用抗组胺药。

奥沙米特和酮替芬也属于第二代 H_1 受体拮抗药，除能够抑制肥大细胞的脱颗粒作用外，这两种药物还可以通过阻断 H_1 受体，从而发挥抗组胺及抗过敏作用。这些药物并非治疗哮喘的一线药物，但也能作为口服给药的可选药物。氮䓬斯汀与上述药物同样可阻断白三烯导致的支气管痉挛。目前缺乏奥沙米特、酮替芬和氮䓬斯汀用于孕妇的安全性数据。

建议在妊娠期避免使用奥沙米特、酮替芬和氮䓬斯汀。

7. 变应原特异性免疫疗法（allergen specific immune therapy，AIT）　通过皮下注射常见吸入变应原（如尘螨、豚草等）提取液可减轻哮喘症状和降低气道高反应性，适用于变应原明确，且在严格的环境控制和药物治疗后仍控制不良的哮喘患者，具体使用方法详见中国过敏性哮喘诊治指南。AIT 存在过敏反应的风险，应在医师指导下进行。舌下给药较皮下注射方便，过敏反应发生率低，但其长期疗效尚待进一步验证。

8. 单克隆抗体　奥马珠单抗研发自 2005 年，目前还没有孕妇使用的临床经验。哮喘治疗中有一个新型方式是使用抗免疫球蛋白 E（lgE）的单克隆抗体。已经上市的治疗哮喘的生物靶向药物包括抗 IgE 单克隆抗体、抗 IL-5 单克隆抗体、抗 IL-5 受体单克隆抗体和抗 IL-4 受体单克隆抗体，这些药物主要用于重度哮喘患者的治疗。

该类新药应避免用于妊娠期女性。如该类药物需在妊娠前 3 个月使用，应检查胎儿相关指标，但无须终止妊娠。

（四）治疗慢性阻塞性肺疾病药物

目前具有抗炎作用的罗氟司特（PDEH-4 抑制剂）是已上市的用于治疗慢性阻塞性肺疾病的药物。此药可能对慢性阻塞性肺疾病有一定疗效，但不能扩张支气管，需与其他支气管扩张药联合应用。目前没有罗氪司特和西洛司特用于妊娠期女性的临床经验。

参考文献

[1] Alexander S，Dodds L，Armson BA．Perinatal outcomes in women with asthma during pregnancy [J]．Obstet Gynecol，1998，92（3）：435-440.

[2] Bakhireva LN，Jones KL，Schatz M，et al．Asthma medication use in pregnancy and fetal growth [J]．J Allergy Clin Immunol，2005，116（3）：503-509.

[3] Bakhireva LN，Jones KL，Schatz M，et al．Safety of leukotriene receptor antagonists in pregnancy [J]．J Allergy Clin Immunol，2007，119（3）：618-625.

[4] Barnes PJ．Theophylline [J]．Am J Respir Crit Care Med，2013，188（8）：901-906.

[5] Beckmann CA．The effects of asthma on pregnancy and perinatal outcomes [J]．J Asthma，2003，40（2）：171-180.

[6] Bracken MB，Triche EW，Belanger K，et al．Asthma symptoms，severity，and drug therapy：a prospective study of effects on 2205 pregnancies [J]．Obstet Gynecol，2003，102（4）：739-752.

[7] Connelly TJ，Ruo TI，Frederiksen MC，et al．Characterization of theophylline binding to serum proteins in pregnant and nonpregnant women [J]．Clin Pharmacol Ther，1990，47（1）：68-72.

[8] Cousins L．Fetal oxygenation，assessment of fetal well-being，and obstetric management of the pregnant patient with asthma [J]．J Allergy Clin Immunol，1999，103（2 Pt 2）：S343-349.

[9] Demissie K，Breckenridge MB，Rhoads GG．Infant and maternal outcomes in the pregnancies of asthmatic women [J]．Am J Respir Crit Care Med，1998，158（4）：1091-1095.

[10] Dombrowski MP．Pharmacologic therapy of asthma during pregnancy [J]．Obstet Gynecol Clin North Am，1997，24（3）：559-574.

[11] Dombrowski MP，Schatz M，Wise R，et al．Randomized trial of inhaled beclomethasone dipropionate versus theophylline for moderate asthma during pregnancy [J]．Am J Obstet Gynecol，2004，190（3）：737-744.

[12] Einarson A，Lyszkiewicz D，Koren G．The safety of dextromethorphan in pregnancy：results of a controlled study [J]．Chest，2001，119（2）：466-469.

[13] Evans DJ，Taylor DA，Zetterstrom O，et al．A comparison of low-dose inhaled budesonide plus theophylline and

high-dose inhaled budesonide for moderate asthma [J]. N Engl J Med, 1997, 337 (20): 1412 - 1418.

[14] Frye D, Clark SL, Piacenza D, et al. Pulmonary complications in pregnancy: considerations for care [J]. J Perinat Neonatal Nurs, 2011, 25 (3): 235 - 244.

[15] Gardner MJ, Schatz M, Cousins L, et al. Longitudinal effects of pregnancy on the pharmacokinetics of theophylline [J]. Eur J Clin Pharmacol, 1987, 32 (3): 289 - 295.

[16] Getahun D, Ananth CV, Peltier MR, et al. Acute and chronic respiratory diseases in pregnancy: associations with placental abruption [J]. Am J Obstet Gynecol, 2006, 195 (4): 1180 - 1184.

[17] Gilbert C, Mazzotta P, Loebstein R, et al. Fetal safety of drugs used in the treatment of allergic rhinitis: a critical review [J]. Drug Saf, 2005, 28 (8): 707 - 719.

[18] Asthma GIF, Heart N, Lung, et al. Pocket Guide for Asthma Management and Prevention: APocket Guide for Physicians and Nurses [M]. National Institutes of Health, National Heart, Lung, and Blood Institute, 2002.

[19] Gluck JC, Gluck PA. Asthma controller therapy during pregnancy [J]. Am J Obstet Gynecol, 2005, 192 (2): 369 - 380.

[20] Gluck PA, Gluck JC. A review of pregnancy outcomes after exposure to orally inhaled or intranasal budesonide [J]. Curr Med Res Opin, 2005, 21 (7): 1075 - 1084.

[21] Greenberger PA, Patterson R. Beclomethasone diproprionate for severe asthma during pregnancy [J]. Ann Intern Med, 1983, 98 (4): 478 - 480.

[22] Heart National L, And Blood Institute, National Asthma Education and Prevention Program Asthma and Pregnancy Working Group. NAEPP expert panel report. Managing asthma during pregnancy: recommendations for pharmacologic treatment-2004 update [J]. J Allergy Clin Immunol, 2005, 115 (1): 34 - 46.

[23] Peters PW, Garbis-Berkvens HM, Bannigan JG. Drugs of choice in pregnancy: primary prevention of birth defects [J]. Reprod Toxicol, 1993, 7 (5): 399 - 404.

[24] Hoppe LE, Kettle R, Eisenhut M, et al. Tuberculosis—diagnosis, management, prevention, and control: summary of updated NICE guidance [J]. BMJ, 2016, 352: h6747.

[25] Ishikawa M, Yoneyama Y, Power GG, et al. Maternal theophylline administration and breathing movements in late-gestation human fetuses [J]. Obstet Gynecol, 1996, 88 (6): 973 - 978.

[26] Jacqz-Aigrain E, Cresteil T. Cytochrome P450-dependent metabolism of dextromethorphan: fetal and adult studies [J]. Dev Pharmacol Ther, 1992, 18 (3 - 4): 161 - 168.

[27] Jana N, Vasishta K, Saha SC, et al. Effect of bronchial asthma on the course of pregnancy, labour and perinatal outcome [J]. J Obstet Gynaecol (Tokyo 1995), 1995, 21 (3): 227 - 232.

[28] Källén B, Rydhstroem H, Aberg A. Congenital malformations after the use of inhaled budesonide in early pregnancy [J]. Obstet Gynecol, 1999, 93 (3): 392 - 395.

[29] Källén B, Rydhstroem H, Aberg A. Asthma during pregnancy—a population based study [J]. Eur J Epidemiol, 2000, 16 (2): 167 - 171.

[30] Konstantinides SV, Barco S, Lankeit M, et al. Management of Pulmonary Embolism: An Update [J]. J Am Coll Cardiol, 2016, 67 (8): 976 - 990.

[31] Lamontagne F, Briel M, Guyatt GH, et al. Corticosteroid therapy for acute lung injury, acute respiratory distress syndrome, and severe pneumonia: a meta-analysis of randomized controlled trials [J]. J Crit Care, 2010, 25 (3): 420 - 435.

[32] Lazarinis N, Jørgensen L, Ekström T, et al. Combination of budesonide/formoterol on demand improves asthma control by reducing exercise-induced bronchoconstriction [J]. Thorax, 2014, 69 (2): 130 - 136.

[33] National Heart, Lung, and Blood Institute, National Asthma Education and Prevention Program Asthma and Pregnancy Working Group. NAEPP expert panel report. Managing asthma during pregnancy: recommendations for pharmacologic treatment-2004 update [J]. J Allergy Clin Immunol, 2005, 115 (1): 34 - 46.

[34] Lyrenäs S, Grahnén A, Lindberg B, et al. Pharmacokinetics of terbutaline duringpregnancy [J]. Eur J Clin Pharmacol, 1986, 29 (5): 619 - 623.

[35] Mihrshahi S, Belousova E, Marks GB, et al. Pregnancy and birth outcomes in families with asthma [J]. J Asth-

ma，2003，40（2）：181-187.

［36］ Murphy VE，Schatz M．Asthma in pregnancy：a hit for two ［J］．Eur Respir Rev，2014，23（131）：64-68.

［37］ Namazy J，Schatz M，Long L，et al．Use of inhaled steroids by pregnant asthmatic women does not reduce intrau-terine growth ［J］．J Allergy Clin Immunol，2004，113（3）：427-432.

［38］ Norjavaara E，De Verdier MG．Normal pregnancy outcomes in a population-based study including 2，968 pregnant women exposed to budesonide ［J］．J Allergy Clin Immunol，2003，111（4）：736-742.

［39］ Olesen C，Thrane N，Nielsen GL，et al．A population-based prescription study of asthma drugs during pregnancy：changing the intensity of asthma therapy and perinatal outcomes ［J］．Respiration，2001，68（3）：256-261.

［40］ Park JM，Schmer V，Myers TL．Cardiovascular anomalies associated with prenatal exposure to theophylline ［J］．South Med J，1990，83（12）：1487-1488.

［41］ Rahimi R，Nikfar S，Abdollahi M．Meta-analysis finds use of inhaled corticosteroids during pregnancy safe：a sys-tematic meta-analysis review ［J］．Hum Exp Toxicol，2006，25（8）：447-452.

［42］ Romanyuk V，Raichel L，Sergienko R，et al．Pneumonia during pregnancy：radiological characteristics，predispo-sing factors and pregnancy outcomes ［J］．J Matern Fetal Neonatal Med，2011，24（1）：113-117.

［43］ Sarkar M，Koren G．Pregnancy outcome following gestational exposure to montelukast：A prospective cotrolled study ［J］．Clinical Pharmacology & Therapeutics，2005，77（2）：P30-P30.

［44］ Schatz M，Dombrowski MP，Wise R，et al．The relationship of asthma medication use to perinatal outcomes ［J］．J Allergy Clin Immunol，2004，113（6）：1040-1045.

［45］ Schatz M，Zeiger RS，Harden K，et al．The safety of asthma and allergy medications during pregnancy ［J］．J Al-lergy Clin Immunol，1997，100（3）：301-306.

［46］ Schatz M，Zeiger RS，Harden KM，et al．The safety of inhaled beta-agonist bronchodilators during pregnancy ［J］．J Allergy Clin Immunol，1988，82（4）：686-695.

［47］ Stenius-Aarniala B，Piirilä P，Teramo K．Asthma and pregnancy：a prospective study of 198 pregnancies ［J］．Thorax，1988，43（1）：12-18.

［48］ Stenius-Aarniala B，Riikonen S，Teramo K．Slow-release theophylline in pregnant asthmatics ［J］．Chest，1995，107（3）：642-647.

［49］ Stenius-Aarniala BS，Hedman J，Teramo KA．Acute asthma during pregnancy ［J］．Thorax，1996，51（4）：411-414.

［50］ Tao L，Shi B，Shi G，et al．Efficacy of sublingual immunotherapy for allergic asthma：retrospective meta-analysis of randomized，double-blind and placebo-controlled trials ［J］．Clin Respir J，2014，8（2）：192-205.

［51］ Tracy TS，Venkataramanan R，Glover DD，et al．Temporal changes in drug metabolism (CYP1A2，CYP2D6 and CYP3A Activity) during pregnancy ［J］．Am J Obstet Gynecol，2005，192（2）：633-639.

［52］ Ukena D，Harnest U，Sakalauskas R，et al．Comparison of addition of theophylline to inhaled steroid with dou-bling of the dose of inhaled steroid in asthma ［J］．Eur Respir J，1997，10（12）：2754-2760.

［53］ Wadelius M，Darj E，Frenne G，et al．Induction of CYP2D6 in pregnancy ［J］．Clin Pharmacol Ther，1997，62（4）：400-407.

［54］ Wang H，Lin X，Hao C，et al．A double-blind，placebo-controlled study of house dust mite immunotherapy in Chinese asthmatic patients ［J］．Allergy，2006，61（2）：191-197.

［55］ Weatherall M，Wijesinghe M，Perrin K，et al．Meta-analysis of the risk of mortality with salmeterol and the effect of concomitant inhaled corticosteroid therapy ［J］．Thorax，2010，65（1）：39-43.

［56］ Wen SW，Demissie K，Liu S．Adverse outcomes in pregnancies of asthmatic women：results from a Canadian pop-ulation ［J］．Ann Epidemiol，2001，11（1）：7-12.

［57］ Werler MM．Teratogen update：pseudoephedrine ［J］．Birth Defects Res A Clin Mol Teratol，2006，76（6）：445-452.

［58］ Zanardo V，Trevisanuto D，Cagdas S，et al．Prenatal theophylline and necrotizing enterocolitis in premature new-born infants ［J］．Pediatr Med Chir，1997，19（3）：153-156.

［59］ 曹泽毅．中华妇产科学（第3版）［M］．北京：人民卫生出版社，2014.

[60] 方萍，孙秀珍，李雅莉，等．新型 Th2 细胞因子抑制剂甲磺司特治疗支气管哮喘的临床研究［J］．西安交通大学学报：医学版，2009，30（5）：575 - 578．

[61] 黄海鹭，孙宝清，李靖，等．低剂量皮质类固醇吸入结合口服茶碱对哮喘患者骨钙素及嗜酸细胞阳离子蛋白水平的影响［J］．中华内科杂志，1998，37（3）：200．

[62] 李靖，莫红英，黄海露，等．小剂量皮质类固醇吸入合并小剂量茶碱口服对支气管哮喘的治疗作用［J］．中华结核和呼吸杂志，2000，23（6）：336 - 339．

[63] Schaefer C，Peters P，Miller RK．Drugs during pregnancy and lactation：treatment options and risk assessment［M］．山丹，杨东凯，罗辉，等译．北京：科学出版社，2010．

[64] 王丹凤，江莲．阿替普酶与尿激酶治疗急性肺栓塞溶栓的有效性及安全性研究［J］．临床肺科杂志，2015，20（8）：1465 - 1468．

[65] Briggs G，Freeman R，Yaffe S，et al．Drugs in pregnancy and lactation［M］．杨慧霞，段涛，译．北京：人民卫生出版社，2008．

[66] 杨世杰．药理学（第 2 版）［M］．北京：人民卫生出版社，2005．

[67] 中华医学会变态反应分会，中华医学会呼吸病学分会哮喘学组．中国过敏性哮喘诊治指南（第一版）［J］．中华内科杂志，2019，58（9）：636 - 654．

第十章　妊娠期抗消化性溃疡药的使用

一、妊娠期消化性溃疡的治疗

消化性溃疡是一种常见的胃肠道疾病，通常指发生在胃、十二指肠球部的溃疡。消化性溃疡的发生与胃酸、蛋白酶和幽门螺杆菌感染有非常密切的关系。妊娠期，胃酸分泌减低，胃、十二指肠运动下降，而黏液分泌增加，这些特点导致妊娠期患消化性溃疡的概率降低。

慢性、周期性、节律性上腹痛是消化性溃疡的主要症状。十二指肠溃疡疼痛位于上腹正中或偏右，常呈节律性和周期性疼痛，可被进食或服用相关药物所缓解。胃溃疡疼痛多位于剑突下正中或偏左，但高位胃溃疡的疼痛可出现在左上腹或胸骨后。

妊娠期消化性溃疡临床特点：妊娠期妇女患十二指肠球部溃疡的概率高于胃溃疡；妊娠期不易出现活动性消化性溃疡，罕见穿孔、出血等并发症；具有消化性溃疡症状的妇女，妊娠后大多数症状明显好转甚至消失，但50%的妇女在产后3个月重新出现溃疡症状。

消化性溃疡的治疗目的在于缓解症状、促进溃疡愈合、防止并发症和预防复发；治疗的重点在于削弱各种损害因素对胃和十二指肠黏膜的损害，增加修复因子，增强对黏膜的保护作用。目前，消化性溃疡的治疗方法主要有一般治疗和药物治疗。一般治疗是指规律生活作息，调整饮食，避免精神过度紧张和劳累，避免粗糙、过冷、过热和刺激性大的食物（如浓茶、辛辣等），并且还要谨慎使用对胃黏膜有损害的药物（如解热镇痛药、糖皮质激素等）。消化性溃疡的药物治疗主要包括抑酸治疗药、抗幽门螺杆菌治疗药和胃粘膜保护药等。妊娠期消化性溃疡的治疗原则与非妊娠期基本相同，不过还需要考虑药物对胎儿的影响。

妊娠期溃疡病治疗原则：①抗酸药为一线药物；②抗酸药治疗无效时考虑给予H_2受体拮抗药；③质子泵抑制剂不推荐常规使用；④硫糖铝可以在溃疡面形成保护层，口服的铝盐仅10%能被吸收，这类药物对妊娠期妇女来说是安全的。

二、妊娠期抗消化性溃疡药的合理使用

抗溃疡病的治疗药物包括三大类：一类为抗胃酸药物，包括碱性抗酸药、抗胆碱药、H_2受体拮抗药和质子泵抑制剂；二类为抗幽门螺杆菌药，在妊娠期不用；三类为增强黏膜防御能力的药物，包括胶体铋剂、硫糖铝和前列腺素。

（一）碱性抗酸药

由于吸收很少，大多数抗酸药在妊娠期是安全的，如氢氧化铝、铝碳酸镁等。

复方氢氧化铝片又称胃舒平，是由抗酸药氢氧化铝、三硅酸镁与解痉药颠茄组成的复方药物，具有中和胃酸、减少胃液分泌以及解痉止痛的作用，说明书建议妊娠期前3个月慎用本药。

碳酸氢钠片俗称小苏打，中和胃酸时会产生大量的二氧化碳，使胃扩张，增加胃内压力，引起嗳气和腹胀，严重的甚至会引起胃穿孔，长期服用还会导致代谢性碱中毒，并且钠负荷过高，引起水肿。建议孕妇慎用碳酸氢钠片。

一般来说，妊娠期服用抗酸药是安全的。胃肠道对铝的口服吸收有屏蔽作用，服用含铝的抗酸药后，大部分的铝并不会被人体吸收，而是随粪便、尿液排出体外，仅有不到1%的铝被人体吸收，然后经肾脏排泄。由此可见，对于肾功能正常的患者，服用治疗剂量的铝其实是比较安全的，不会导致铝蓄

积中毒。对于严重肾功能不全的患者，要严禁使用。目前没有证据表明，妊娠期使用抗酸药会有致畸作用或其他发育毒性，但应避免无限制和长期地使用这类药物。

（二）抑酸药

1. H_2 受体拮抗药　组胺、胃泌素和乙酰胆碱等各种分子作用于相应受体后，通过第二信使环磷腺苷激活蛋白激酶作用于 H^+-K^+-ATP 酶，刺激胃酸分泌。组胺 H_2 受体拮抗药是通过与相应受体竞争性结合，抑制组胺渠道刺激的胃酸分泌，从而促进胃和十二指肠溃疡的愈合。临床上常用的 H_2 受体拮抗药主要有西咪替丁、法莫替丁和雷尼替丁等，美国 FDA 对这些药物的妊娠安全性分级均为 B 级，但 H_2 受体拮抗药说明书均表示该药妊娠期禁用，因此需要权衡利弊后再使用。雷尼替丁和西咪替丁是目前研究比较多的 H_2 受体拮抗药，从药效上看，雷尼替丁也许要优于西咪替丁，因为西咪替丁具有轻度的抗雄激素样作用，可能会导致性欲降低以及阳痿等情况。

H_2 受体拮抗药可以通过胎盘屏障进入胎儿体内。欧洲畸形学信息服务网的一项针对 553 名妊娠女性使用 H_2 受体拮抗药的前瞻性研究显示，妊娠使用雷尼替丁和西咪替丁没有显著增加胎儿畸形和其他妊娠期并发症的风险。

妊娠期消化性溃疡患者使用抗酸药和胃黏膜保护剂无效时，可以考虑使用 H_2 受体拮抗药。一般不建议该类药物与抗酸药合用，若是有必要合用，服用 2 个药物至少要间隔 1 小时以上。妊娠期如果不慎使用了 H_2 受体拮抗药，也不需要终止妊娠或启动侵入性诊断程序。

2. 质子泵抑制剂　H^+-K^+-ATP 酶又称质子泵，是胃分泌 H^+ 的最终途径，它是一种从胃壁深入至细胞分泌细管膜微绒毛的跨膜蛋白，借助 ATP 降解供能进行 H^+、K^+ 交换，特异性地将 H^+ 泵入胃腔，形成胃内高酸状态。质子泵抑制剂通过与质子泵特异性结合，使其失活，达到抑制胃酸分泌的作用。这类药物是在苯并咪唑基本结构的基础上进行不同基团修饰形成的衍生物，它们本身没有活性，呈弱碱性，经肠道吸收入血后通过细胞膜进入酸性环境中（如胃黏膜壁细胞的微管、微囊），与 H^+ 结合发生质子化，失去膜通透性，在局部浓集，在酸的作用下，进一步分解为活性形式的次磺酰胺类化合物发挥作用。这种结合是不可逆的，只有新的质子泵合成后，壁细胞才能恢复泌酸活性。因此，质子泵抑制剂的抑酸作用时间比较长。不仅如此，质子泵抑制剂作用于胃酸分泌的最后步骤，能够阻断各种因素引起的胃酸分泌，并且效果稳定，作用远远强于其他的抑酸药，是目前临床治疗和预防消化性溃疡的首选药物。常用的质子泵抑制药有奥美拉唑、兰索拉唑、泮托拉唑和雷贝拉唑等。这类药物呈弱碱性，在酸性的胃液中不稳定，容易降解，通常制成肠溶制剂以减少药物变性，增加肠道吸收率，服用时不可咀嚼，以免破坏肠溶包衣而导致药效降低。

根据欧洲畸形学信息服务网的相关研究，妊娠期应用兰索拉唑、雷贝拉唑和泮托拉唑的经验有限，其可能导致的风险尚不明确。因此，除难治性、严重的胃食管反流以外，不推荐妊娠妇女常规使用质子泵抑制药。对于治疗妊娠期消化性溃疡，仅在调整生活方式、使用抗酸药、H_2 受体拮抗药和胃黏膜保护剂治疗效果不佳时，充分评估患者的获益和风险后，才考虑使用质子泵抑制剂。顾及妊娠 3～12 周是胎儿的器官形成期，药物致畸的敏感性较强，安全起见，在妊娠期前 3 个月应避免使用任何质子泵抑制剂。FDA 将奥美拉唑划分为 C 类药物。

（三）抗幽门螺杆菌药

幽门螺杆菌（helicobacter pylor，Hp）是一种螺旋状、革兰氏阴性的微生物，可在胃的酸性环境中生长繁殖。近年来的研究表明，有 80%～90% 的胃溃疡患者存在 Hp 感染，十二指肠溃疡患者的 Hp 感染率也超过 90%，Hp 感染是消化性溃疡常见的重要病因。研究还发现，Hp 与妊娠的多种疾病均存在一定联系。妊娠阶段的 Hp 感染不仅会带来消化性溃疡等胃肠道疾病，还会导致缺铁性贫血、胎儿畸形、流产、子痫前期等疾病的发生。根除 Hp 可以促进溃疡愈合，显著降低溃疡的复发率和并发症的发生率。在体外试验中，Hp 对多种抗菌药物都非常敏感，但实际上使用单一的抗菌药物很难将幽门螺杆菌从体内根除。在传统抗菌药物耐药率逐年上升的背景下，三联方案的根除率不断降低，已不再适合作为一线 Hp 根除方案。目前推荐铋剂四联疗法作为主要的经验性根除 Hp 的治疗方案，即质子泵抑制剂加铋剂再加上 2 种抗菌药物。我们知道，质子泵抑制剂可以提高胃内 pH，增加组织中抗菌药物的浓度和抗菌效果，创造不利于 Hp 生长的环境，抑制 Hp 的生长。铋剂是一种胃粘膜保护剂，对 Hp 耐药菌株可额外增加 30%～40%的根除率，并且不会产生耐药性，短期应用安全性好。根据质子泵抑制剂优化应用专家共识，根除幽门螺杆菌的一线治疗疗程为 14 天。对于妊娠期女性，一般不建议在妊娠期进行抗 Hp 治疗。

妊娠期应用铋盐的现有数据还不支持相关风险评估，目前没有证据表明铋盐对人类有明确的致畸作用，若不慎使用不一定需要终止妊娠或进行侵入性诊断程序。如果在妊娠前 3 个月不慎使用了铋剂，应该在妊娠 4～6 个月时进行详细的胎儿超声检查来评估胎儿形态学的发育情况。

（四）胃黏膜保护剂

常用的胃黏膜保护剂有硫糖铝、替普瑞酮、瑞巴派特、铋剂等。

美国 FDA 对铝碳酸镁的妊娠安全性分级为 B 级。硫糖铝的基本作用是与胃蛋白酶结合，抑制该酶分解蛋白质，并在胃酸的作用下分解出氢氧化铝和硫酸蔗糖复合物，聚合成不溶性带负电的胶体，在胃黏膜上形成保护膜，有利于黏膜的再生和溃疡的愈合。动物实验没有发现硫糖铝有致畸作用。据美国密执安药物使用监测研究的资料显示，183 例在妊娠前 3 个月应用硫糖铝的孕妇，其新生儿中有 5 例存在重度畸形，低于预期数 8 例，提示硫糖铝对胎儿的致畸影响较小。铝对于人类的大脑和骨骼组织有一定的毒性作用，但口服铝制剂的全身吸收量可以忽略不计。

因此，建议妊娠期妇女权衡利弊后再使用硫糖铝来缓解症状。为了使胎儿的铝暴露量降至最低，建议妊娠期妇女短期使用本药。并且，需要注意的是，孕妇使用铝碳酸镁后如果有腹泻的情况，会增大流产、早产的风险，因此建议妊娠期前 3 个月慎用。

目前尚未发现替普瑞酮和瑞巴派特致畸作用的研究报道，这 2 个药物的说明书均显示妊娠期妇女应权衡利弊后方可使用。

参考文献

[1] Friedman JM，Little BB，Brent RL，et al. Potential human teratogenicity of frequently prescribed drugs [J]. Obstet Gynecol，1990，75（4）：594 - 599.

[2] Garbis H，Elefant E，Diav-Citrin O，et al. Pregnancy outcome after exposure to ranitidine and other H2-blockers. A collaborative study of the European Network of Teratology Information Services [J]. ReprodToxicol，2005，19（4）：453 - 458.

[3] Schaefer C，Peters P，Miller RK. Drugs during pregnancy and lactation：treatment options and risk assessment [M]. Academic Press，2014.

[4] 陈旻湖，张澍田. 消化内科学高级教程 [M]. 北京：中华医学电子音像出版社，2019.

[5] Schaefer C，Peters P，Miller RK. Drugs during pregnancy and lactation：treatment options and risk assessment [M]. 山丹，杨东凯，罗辉，等译. 北京：科学出版社，2010.

[6] Briggs G，Freeman R，Yaffe S，et al. Drugs in pregnancy and lactation [M]. 杨慧霞，段涛，译. 北京：人民卫生出版社，2008.

第十一章　妊娠期止吐药的使用

一、妊娠期恶心和呕吐的治疗

恶心和呕吐（nausea and vomiting of pregnancy，NVP）是大多数女性在妊娠早期出现的不适症状，属于早孕反应的常见表现。一般来说，NVP 症状常出现在早晨，故又称晨吐。NVP 多发生于妊娠第 4 周，通常随着妊娠周数的增加，其症状也逐渐加重，在妊娠 9 周左右症状最为严重。有 60% 的孕妇在 12 周后，NVP 症状会自行缓解，91% 的孕妇在妊娠 20 周后有所缓解，但是也有 10% 的孕妇会持续整个妊娠期。以前，人们认为 NVP 完全是心理因素所致，不需进行药物或其他治疗。殊不知，NVP 可从轻度不适发展到严重的恶心呕吐、体重减轻、脱水和代谢障碍，严重时还可致死。妊娠剧吐是指孕妇在妊娠早期出现严重的持续性恶心呕吐，并引起脱水、酮症甚至酸中毒，出现这种情况就需要住院治疗，通常只有 0.3%~1.0% 的 NVP 会发展为妊娠剧吐。因此，早期识别并且正确处理 NVP 具有重要的临床意义。

引起 NVP 的原因有多种，常见原因有绒毛膜促性腺激素 β（HCG-β）和前列腺素（PG）水平的升高、维生素 B_6 缺乏和胃肠功能紊乱等。另外还认为 NVP 可能与神经内分泌和遗传也有一定的关系。NVP 唯一的病因曾一度被认为是心理因素，如抑郁、焦虑、进食障碍等，然而这些症状很可能是 NVP 造成的后果，而不是病因。有报道指出，NVP 可通过让孕妇避免接受潜在有害的、致畸的食物保护胚胎。令人感到欣慰的是，对于患有 NVP 的妊娠期妇女来说，其发生自发性流产和先天性心脏缺陷的概率均有所下降。

关于妊娠期剧吐的诊断，需要结合临床诊断和常规检查。在临床诊断时，首先需询问患者病史。因为妊娠剧吐为排除性诊断，应仔细询问病史，排除可能引起呕吐的其他疾病（如胃肠道感染、胆道蛔虫、胰腺炎、胆囊炎、尿路感染和病毒性肝炎）或妊娠前疾病（如糖尿病和原发性慢性肾上腺皮质功能减退症）等。如应特别询问是否伴有上腹部疼痛及呕血或其他病变引起的症状。其次，需观察患者症状。几乎所有的妊娠剧吐均发生于妊娠 9 周以前，典型表现为妊娠 6 周左右出现恶心、呕吐并随妊娠发展而逐渐加重，至妊娠第 8 周左右发展为持续性呕吐，无法进食，极为严重者出现嗜睡、意识模糊、谵妄甚至昏迷、死亡。除此之外，孕妇体征也会发生相应的变化，如体重下降（下降幅度甚至超过 5%）、明显消瘦、极度疲乏、口唇干裂、皮肤干燥、眼球凹陷及尿量减少等症状。最后是辅助检查，主要包括尿液检查、血常规、生化指标、动脉血气分析以及眼底检查。妊娠剧吐往往会引起一系列的并发症，包括甲状腺功能亢进症和 Wernicke 脑病，其危害不容忽视。

一些研究认为，出现过妊娠剧吐的孕妇，其子代出生体重偏低的风险并未增加，且围生儿结局与正常组相比也无显著差异。而另一项大样本量研究报道显示，妊娠早期发生妊娠剧吐的孕妇，其发生子痫前期的风险略微升高，但是在妊娠中期（12~21 周）因妊娠剧吐入院者，妊娠第 37 周前发生子痫前期的风险上升了 2 倍，胎盘早剥风险增加了 3 倍，小于胎龄儿（small for gestational age，SGA）风险也增加了 39%，提示在妊娠中期仍然持续剧吐者可能与胎盘功能异常有关。但就大多数妊娠剧吐患者而言，临床表现多为良性，通过积极正确的治疗，病情很快会得以改善，并随着妊娠发展自然消退，母儿预后总体良好。妊娠剧吐的治疗始于预防，研究发现妊娠时服用复合维生素可能会减少呕吐的出现，因此，推荐备孕妇女在妊娠前 3 个月服用复合维生素，以降低妊娠剧吐的发生率和严重程度。

曾经历过严重 NVP 或妊娠剧吐的孕妇，在症状出现前就进行治疗，其效果较好。一项 25 人的调查显示，相比症状出现后进行止吐的孕妇，一些在明显症状出现前就服用止吐剂，并随呕吐程度的加深而加大用药剂量的孕妇，其 NVP 程度大大降低。

（一）饮食治疗

NVP 是妊娠早期很常见的症状。医生应该让孕妇树立信心，并鼓励她们去尝试对胎儿几乎无害的有效治疗方法。

对于轻度呕吐的女性，通常建议采用注意饮食的保守措施，少食多餐，适当进食一些富含碳水、少含脂肪的食物。早餐可优选稍咸的食物，并用酸味饮料代替水，也可服用适量的维生素 B_6。如症状仍未缓解，可采取静脉注射止吐剂、类固醇以及补液等治疗方法。必要时可采取静脉补液及全胃肠外营养等措施。对于症状持续时间长的妊娠剧吐患者来说，为防止硫胺素缺乏症，应该适当补充维生素 B_1。在某些极端的病例中有可能会选择终止妊娠，但一般很少采用这种方式。

在妊娠任何一个阶段都可以使用替代或补充性疗法，如针灸、生姜法、催眠法等。尽管还需要进一步研究，但许多案例都已经证明辅助性疗法治疗 NVP 的效果很好。因此，虽然针灸和催眠治疗的价格昂贵又难以确保可靠性，但对于不愿意使用药物治疗的 NVP 患者来说，这也是缓解 NVP 的不错选择。

（二）补充性疗法

该疗法在西方国家非常流行，与药物疗法相比，人们更喜欢补充性疗法或自然疗法。在妊娠早期呕吐、恶心比较严重时，草药疗法较受欢迎，其内容详见妊娠期间的中药使用章节。

（三）针灸及穴位按摩

中医认为，经络中流动着重要的生命能量，这种能量也称为气，而疾病正是气的流动受阻或出现偏差的结果，因此通过刺激穴位内部的经络系统可以纠正气的流动让患者恢复健康。将细针插入皮肤以下 5 mm 深处的穴位，可影响经络上的其他器官。影响上消化道的穴位数量繁多，但 P6（内关）穴位最受西方科学家青睐。P6 穴位位于前臂内侧距离腕横纹三指、掌长肌和桡侧腕曲肌之间，可通过针灸或挤压来刺激穴位。

学者们对针灸和按摩的止吐作用提出了不同的解释。有多项研究揭示针灸可能控制脊髓的有害物质的弥散，促进下丘脑分泌 β-内啡肽和促肾上腺皮质激素，激增的促肾上腺皮质激素会导致血液皮质醇含量升高，从而影响脑干呕吐中枢；Li（1992）报道针灸是通过提高胃肠肌电活动和迷走神经张力直接影响上消化道。

对 65 000 个病例的调查报道指出，针灸按摩引起的并发症很少，且不良反应大多呈暂时性。Smith（2002A）对大约 600 名用传统针灸、P6 针和安慰剂治疗孕妇 4 周的研究，发现实施针灸可较早地改善恶心和干呕症状，但对呕吐没有治疗作用。经过针灸按摩治疗后，不同研究对象组之间的自发性流产、死产和婴儿死亡率并无区别，畸形率不高于普通人群；不同研究对象组之间出现产前出血、妊娠期高血压疾病、子痫前症及早产等妊娠并发症的整体风险没有区别；新生儿在胎龄、体重、头围和身长方面也没有明显的差异。Cochrane 数据库中的关于 1 306 例患者的荟萃分析，并未显示穴位按摩或针灸要比规范饮食和生活方式更有效。Rosen（2003）的研究显示，按摩 P6 穴有助于缓解恶心、呕吐和干呕等症状；对 P6 穴进行针灸确实有效，但仍需进一步研究。

（四）催眠法

催眠可以作为辅助性疗法治疗 NVP 和妊娠剧吐患者。Simon（1999）和 Fuchs（1994）的研究显示，有 138 例因顽固性妊娠呕吐住院的孕妇经过 1~3 次医学催眠后，88％的患者能停止呕吐。在催眠状态下，患者的心理可以达到深度放松的状态，相应地减弱交感神经的活动，进而放松胃部和喉部肌肉，最终缓解恶心、呕吐的症状。

（五）生姜法

亚洲人和印第安人通常喜用生姜来治疗恶心、腹泻、胃痛、消化不良以及胀气。Bone（1990）和 Mowry（1982）的研究均表明生姜在治疗运动病和术后恶心方面疗效颇佳。

人们常会忽略食用生姜的安全性。有多项研究表明，生姜能抑制血小板聚集，理论上对胎儿睾酮与受体的结合和性分化造成影响，但尚无临床数据证实。Portnoi（2003）对大量女性的研究表明，妊娠前三个月吃生姜并没有使胎儿的畸形率升高。

Fischer-Rasmussen（1990）的研究证实了生姜在治疗 NVP 方面是有效的，其能够大幅度地减少恶心程度及呕吐次数。Willetts（2003）和 Vutyavanich（1995）的研究均表明生姜的副作用很小，主要是引起胃肠的轻微不适，并不会对孕妇和胎儿产生危害。Tiran（2002）的研究发现，姜饼干由于含有糖分会增加血液中的葡萄糖含量，引起 NVP 加重。用中医上的阴阳法则解释，姜是一种阳或热性的中药，对阳气不足的女性非常有益。其中，阳气不足的女性在上午时的 NVP 症状比较严重，但在进食或休息后会有所减轻；阳气过足的女性在其他时间内的 NVP 症状比较严重，可能在饭后还会有所加重，中医认为薄荷等阴或凉性的中药，对阳气过足的女性效果较好。

ACOG 指南指出：生姜治疗妊娠期 NVP 可减轻恶心程度，对于缓解症状有益，可作为非药物治疗方式。生姜的剂量可高达 1 000 mg/d（相当于干姜粉）。总而言之，生姜对治疗妊娠期 NVP 是有效的，且无致畸性。

二、妊娠期止吐药的合理使用

（一）抗组胺药

从药理学和毒理学来讲，第一代和部分第二代抗组胺药对于治疗妊娠 NVP 是有效且安全的。Seto（1997）针对 20 多万例女性的 24 项研究的荟萃分析认为，一些抗组胺药不仅没有增加畸形发病率，反而具有保护性。Källén（2002）针对女性在妊娠早期使用抗组胺药后生产的 1.8 万多名新生儿的大规模研究表明，抗组胺药没有对胎儿造成不良影响，并且在胎儿早产、低出生体重和围生期死亡现象发生率方面，用药组要优于对照组。

第一代抗组胺药的缺点是具有镇静作用，但在临床上使用多年也未发现其会对新生儿造成危害，说明这类药物是比较安全的。氯苯甲嗪等一些新型的抗组胺药镇静作用不强，安全性也较好。

茶苯海明是苯海拉明的盐酸茶碱盐，可抑制迷走神经刺激和前庭系统，可用于治疗妊娠剧吐。Mazzota（2000）和 Brost（1996）的研究表明，妊娠早期使用茶苯海明是安全的，但应避免在妊娠晚期使用，因为它可能会刺激子宫收缩。

苯海拉明是一种乙醇胺类抗组胺药，通过与组胺竞争拮抗 H_1 组胺受体而发挥药效。作为第一代抗组胺药，苯海拉明是一种镇静药。Mazzota（2000）和 Brost（1996）的研究表明，妊娠期间使用苯海拉明止吐是安全有效的，但因其作用与催产素相似，尤其是静脉注射或过量使用时可能会引起子宫收缩，所以不宜在妊娠晚期使用。

多西拉敏是一种乙醇胺类抗组胺药，可与吡哆醇或双环胺联合使用，作为治疗 NVP 的有效药物。Neutel（1995）的研究表明，在欧洲大部分国家以及美国，服用已退出市场的盐酸双环胺对胎儿的致畸率并无影响，但是会导致因 NVP 住院的病例大大增加。加拿大上市了一种多西拉敏和维生素 B_6 联合用药的药物，ACOG 指南指出：维生素 B_6 结合多西拉敏作为一线药物治疗妊娠期 NVP 是安全有效的。

氯苯甲嗪是一种哌嗪类抗组胺药，是常用的止吐药，具有反副交感神经生理作用和止吐功能。其止吐作用与抑制催吐中心、前庭神经核和迷走神经有关。一般服药 1 小时后起效，药效可维持 24 小时，故每天服药一次即可。使用多西拉敏无效时，可选择该药止吐。目前人类资料还不确定该药对婴儿是否有不良影响，但动物实验表明该药可致畸。

原则上，妊娠期应尽量避免使用抗组胺药。但如果 NVP 症状反复发作，严重影响患者的生活和工作而必须采用抗组胺药治疗时，应事先告知患者可能会出现的不良反应。第一代和第二代抗组胺药是一种安全、有效的治疗 NVP 的药物。多西拉敏和维生素 B_6 联合使用是治疗 NVP 的第一选择。当第一代抗组胺药有不良影响时，在权衡利弊的情况下，可以选择相对安全可靠的第二代抗组胺药，如氯雷他定、西替利嗪和左西替利嗪。

（二）多巴胺受体拮抗剂

治疗 NVP 的多巴胺受体拮抗剂有甲氧氯普胺、多潘立酮、吩噻嗪、曲美苄胺、氟哌啶醇以及氟哌利多等。

甲氧氯普胺能够抑制妊娠期可能导致的恶心或呕吐等生理上变化，有效治疗 NVP 各个阶段的症状，其中包括妊娠剧吐。该药不仅能阻断中枢多巴胺受体，降低内脏神经的敏感性，还在外周通过刺激上消化道的运动和增加食管下括约肌基的活动，达到治疗 NVP 的目的。一项超 120 万个病例使用甲氧氯普胺安全性的研究证实，该药并未增加胎儿出生缺陷以及早产、死产的风险。

氯丙嗪是一种丙氨基吩噻嗪类药物，易通过胎盘屏障，用于治疗妊娠期包括产时的 NVP。一些近预产期使用氯丙嗪治疗的孕妇分娩出来的婴儿会出现锥体外系反应，症状可持续数月，其特征表现为震颤、僵直、流涎、运动迟缓、静坐不能和急性肌张力障碍等。足月时使用氯丙嗪的 1 例新生儿出现了低张性缺氧状态，2 例新生儿出现了麻痹性肠梗阻。然而，大多数关于妊娠期应用氯丙嗪的报道均认为其对胎儿及新生儿无不良影响，且偶尔使用小剂量的氯丙嗪对母体和胎儿均是安全的。奋乃静是哌嗪类吩噻嗪，与丙氯拉嗪同属于一类，可通过胎盘进入胎儿体内。丙氯拉嗪属于哌嗪类吩噻嗪，用于治疗妊娠期 NVP，该药也能透过胎盘屏障。目前虽有个别妊娠女性使用丙氯拉嗪出现胎儿先天畸形的报道，但大量的研究表明，在妊娠期偶尔使用低剂量的丙氯拉嗪或其他吩噻嗪类药物对母儿均是安全的。异丙嗪是噻嗪类抗组胺药，用于妊娠早期止吐和产时麻醉镇痛的辅助用药。异丙嗪能快速通过胎盘，静脉推注用药 1.5 分钟后即能在脐血中检测含量，胎儿和母体中的血药浓度能在 15 分钟内达到平衡，且胎儿体内的药物浓度可维持 4 小时以上。1 项随机对照双盲研究结果显示，异丙嗪的止吐效果与甲氧氯普胺相似，但甲氧氯普胺的副作用发生率比异丙嗪低。此外，有文献还报道，妊娠早期使用异丙嗪止吐虽然未增加胎儿的出生缺陷率，但在妊娠晚期连续使用可致新生儿发生戒断效应和锥体外系反应。

Magee（2002）对 2 948 名患者进行荟萃分析结果显示，吩噻嗪类如氯丙嗪、奋乃静、异丙嗪、丙氯拉嗪和三氟拉嗪能明显治疗 NVP，且无任何致畸作用。

Shepard（1992）的研究显示，吗丁啉在动物实验中没有出现致畸现象，但关于人体使用的情况数据仍然不足。Nageotte（1996）的试验表明，静脉注射哌啶醇和苯海拉明能够缩短住院天数并减少返院治疗的概率。Magee（2002）的研究表明，使用曲美苄胺能够明显改善 NVP 症状，且没有发现致畸风险的增加。

上述药物中，甲氧氯普胺是安全有效的，是多巴胺受体拮抗剂中的首选。

（三）吡哆醇（维生素 B_6）

吡哆醇即维生素 B_6，是一种水溶性的维生素，作为重要的辅酶参与氨基酸、碳水化合物和脂类代谢。吡哆醇可主动转运到胎儿，在胎儿或新生儿体内的浓度能高于母体内的浓度，而且与母体的摄取量成正比。Schuster（1985）的研究显示，使用维生素 B_6 治疗 NVP 已有 40 多年的历史，但尚未确定维生素 B_6 的水平与 NVP 的关系。

Vutyavanich（1995）和 Sahakian（1991）的研究结果均表明，维生素 B_6 能很好地缓解孕妇恶心程度并减少呕吐次数，甚至服用过量的维生素 B_6 也不会致畸。Bsat（2003）的研究发现，相对于单独使用丙氯拉嗪或异丙嗪，维生素 B_6 联合甲氧氯普胺治疗 NVP 的止吐效果更佳，且妊娠早期使用甲氧氯普胺并未增加新生儿的出生缺陷、低出生体重、早产以及围生儿死亡的发生风险。

值得注意的是，Schaumburg（1983）的研究认为服用大剂量的维生素 B_6 会产生神经毒性，建议治疗 NVP 时，初始剂量为 40 mg/d，最大剂量为 80 mg/d。若仅用维生素 B_6 治疗无效的话，可以联合抗组胺药多西拉敏来增强疗效。治疗妊娠剧吐可口服维生素 B_6 片 10～25 mg，每天 3 次；若妊娠剧吐无明显改善，可加用苯海拉明 50～100 mg，每 4 小时 1 次，口服或直肠内给药（每天不超过 400 mg）。

（四）硫胺素（维生素 B_1）

硫胺素即维生素 B_1，没有止吐的作用，临床上常用于治疗长期妊娠剧吐的辅助性疗法。该药用法为静脉滴注 100～500 mg，连续 3 天，然后每天维持 2～3 mg。Gardian（1999）的研究显示，有 20 例硫胺素缺乏症的病例揭示了维生素 B_1 能够导致记忆丧失、共济失调、眼球震颤、视力障碍和永久性神经系统后遗症，甚至能够导致产妇死亡，因此应该特别关注此药。

需要注意的是，在静脉注射维生素 B_1 之前不能注射葡萄糖，这是因为葡萄糖代谢会消耗维生素 B_1，可能会使得病情进一步恶化。推荐妊娠早期 3 个月服用复合维生素方案，可降低妊娠剧吐的发生率及其严重程度。

（五）糖皮质激素

Safari（1998）的研究认为肾上腺皮质激素能调节大脑化学感受器触发区，进而控制化疗引起的恶心和呕吐，目前用于治疗极度顽固性的妊娠剧吐。Ylikorkala（1979）的研究表明肌肉注射促肾上腺皮质激素与口服肾上腺皮质激素，患者的症状并没有改观；而 Nelsonpiercy（2001）的研究发现使用氢化泼尼松治疗者的身体状况却有所好转。Yost（2003）的研究表明，患者使用异丙嗪和甲氧氯普胺治疗妊娠剧吐无效。Safari（1998）证实与异丙嗪相比，短期内使用甲泼尼龙的效果更好。Moran（2002）认为，如果给体重减轻大于 5% 的妊娠剧吐患者口服泼尼松，能快速地缓解呕吐症状。研究报道，甲泼尼龙可缓解妊娠剧吐的症状，但是在妊娠期应用可能会增加胎膜早破和胎儿宫内生长受限的风险，故 ACOG 建议妊娠早期应避免将糖皮质激素作为治疗妊娠剧吐的一线药物，且仅作为常规治疗方案无效的顽固性妊娠剧吐患者的最后止吐方案。

妊娠早期及产褥期尽量避免使用糖皮质激素；妊娠及哺乳期妇女也要慎用糖皮质激素。在妊娠期，应优先使用轻、中度的局部糖皮质激素，而不是高效糖皮质激素。此外，皮质激素可有效治疗伴随脱水的顽固性妊娠剧吐重症，使用该药后，不必进行侵入性诊断程序或妊娠终止。

（六）其他止吐药物

阿立必利和阿瑞吡坦等药物，主要用于肿瘤患者治疗的止吐剂，目前尚无足够的经验来评估其产前风险。

长期使用抗组胺药桂利嗪、组胺类似物倍他司汀以及氟桂利嗪时，并未发现会增加胎儿出生缺陷的风险，但常规应用仍存在争议。在梅尼埃病中，倍他司汀和桂利嗪对治疗前庭眩晕均有效。

东莨菪碱属于副交感神经抑制药，经皮吸收来发挥止吐效果。Heinonen（1977）的研究发现，有 309 名孕妇在妊娠早期服用东莨菪碱后，并没有增加胎儿的出生缺陷。东莨菪碱可透过胎盘屏障，降低胎儿心动过速和心率变异性，理论上，这种作用会干扰缺氧诱导的胎儿心率缓慢的监测。

只有当前面小节推荐的药物都无效时，才可考虑使用桂利嗪、倍他司汀、氟桂利嗪以及东莨菪碱，特别是阿立必利和阿瑞匹坦。使用其他任何抗组胺药或止吐药并不意味着要进行侵入性诊断程序或终止妊娠。

随着现代生活节奏的加快，生活压力越来越大，NVP 的发病率也逐年上升，并已成为影响妊娠期女性身心健康的主要妊娠不良反应。建议患有 NVP 的妊娠女性在辅助治疗无效时，切勿自行购药，应及时到医院就诊，并在医生或药师的指导下合理使用止吐药物，以最大限度地提高出生人口的素质，促进优生优育的广泛施行。

参考文献

[1] Atanackovic G, Navioz Y, Moretti ME, et al. The safety of higher than standard dose of doxylamine-pyridoxine (Diclectin) for nausea and vomiting of pregnancy [J]. J Clin Pharmacol, 2001, 41 (8): 842-845.

[2] Backon J. Ginger in preventing nausea and vomiting of pregnancy: a caveat due to its thromboxane synthetase activity and effect on testosterone binding [J]. Eur J Obstet Gynecol Reprod Biol, 1991, 42 (2): 163-164.

[3] Bone ME, Wilkinson DJ, Young JR, et al. Ginger root—a new antiemetic. The effect of ginger root on postoperative nausea and vomiting after major gynaecological surgery [J]. Anaesthesia, 1990, 45 (8): 669-671.

[4] Boneva RS, Moore CA, Botto L, et al. Nausea during pregnancy and congenital heart defects: a population-based case-control study [J]. Am J Epidemiol, 1999, 149 (8): 717-725.

[5] Brost BC, Scardo JA, Newman RB. Diphenhydramine overdose during pregnancy: lessons from the past [J]. Am J Obstet Gynecol, 1996, 175 (5): 1376-1377.

[6] Bsat FA, Hoffman DE, Seubert DE. Comparison of three outpatient regimens in the management of nausea and vomiting in pregnancy [J]. J Perinatol, 2003, 23 (7): 531-535.

[7] Buttino L, Jr, Coleman SK, Bergauer NK, et al. Home subcutaneous metoclopramide therapy for hyperemesis gravidarum [J]. J Perinatol, 2000, 20 (6): 359-362.

[8] Chi CC, Kirtschig G, Aberer W, et al. Updated evidence-based (S2e) European Dermatology Forum guideline on topical corticosteroids in pregnancy [J]. J Eur Acad Dermatol Venereol, 2017, 31 (5): 761-773.

[9] Dundee JW, Sourial FB, Ghaly RG, et al. P6 acupressure reduces morning sickness [J]. J R Soc Med, 1988, 81 (8): 456-457.

[10] Einarson TR, Leeder JS, Koren G. A method for meta-analysis of epidemiological studies [J]. Drug Intell Clin Pharm, 1988, 22 (10): 813-824.

[11] Fischer-Rasmussen W, Kjaer SK, Dahl C, et al. Ginger treatment of hyperemesis gravidarum [J]. Eur J Obstet Gynecol Reprod Biol, 1991, 38 (1): 19-24.

[12] Guh JH, Ko FN, Jong TT, et al. Antiplatelet effect of gingerol isolated from Zingiber officinale [J]. J Pharm Pharmacol, 1995, 47 (4): 329-332.

[13] Matthews A, Haas DM, O'mathúna DP, et al. Interventions for nausea and vomiting in early pregnancy [J]. Cochrane Database Syst Rev, 2015, 2015 (9): Cd007575.

[14] Fitzgerald JP. The effect of promethazine in nausea and vomiting of pregnancy [J]. N Z Med J, 1955, 54 (300): 215-218.

[15] Koren G, Maltepe C. Pre-emptive therapy for severe nausea and vomiting of pregnancy and hyperemesis gravidarum [J]. J Obstet Gynaecol, 2004, 24 (5): 530-533.

[16] Lask S. Treatment of nausea and vomiting of pregnancy with antihistamines [J]. Br Med J, 1953, 1 (4811): 652-653.

[17] Li Y, Tougas G, Chiverton SG, et al. The effect of acupuncture on gastrointestinal function and disorders [J]. Am J Gastroenterol, 1992, 87 (10): 1372-1381.

[18] Macpherson H, Thomas K, Walters S, et al. The York acupuncture safety study: prospectivesurvey of 34 000 treatments by traditional acupuncturists [J]. BMJ, 2001, 323 (7311): 486-487.

[19] Magee LA, Mazzotta P, Koren G. Evidence-based view of safety and effectiveness of pharmacologic therapy for nausea and vomiting of pregnancy (NVP) [J]. Am J Obstet Gynecol, 2002, 186 (5 Suppl Understanding): S256-261.

[20] Malizia E, Andreucci G, Paolucci D, et al. Electroacupuncture and peripheral beta-endorphin and ACTH levels [J]. Lancet, 1979, 2 (8141): 535-536.

[21] Markose MT, Ramanathan K, Vijayakumar J. Reduction of nausea, vomiting, and dry retches with P6 acupressure during pregnancy [J]. Int J Gynaecol Obstet, 2004, 85 (2): 168-169.

[22] Mazzotta P, Magee LA. A risk-benefit assessment of pharmacological and nonpharmacological treatments for nausea and vomiting of pregnancy [J]. Drugs, 2000, 59 (4): 781-800.

[23] Moran P, Taylor R. Management of hyperemesis gravidarum: the importance of weight loss as a criterion for steroid therapy [J]. QJM, 2002, 95 (3): 153-158.

[24] Mowrey DB, Clayson DE. Motion sickness, ginger, and psychophysics [J]. Lancet, 1982, 1 (8273): 655-657.

[25] Aikins Murphy P. Alternative therapies for nausea and vomiting of pregnancy [J]. Obstet Gynecol, 1998, 91 (1): 149-155.

[26] Nageotte MP, Briggs GG, Towers CV, et al. Droperidol and diphenhydramine in the management of hyperemesis gravidarum [J]. Am J Obstet Gynecol, 1996, 174 (6): 1801-1805; discussion 1805-1806.

[27] Nelson-Piercy C, Fayers P, De Swiet M. Randomised, double-blind, placebo-controlled trial of corticosteroids for the treatment of hyperemesis gravidarum [J]. Bjog, 2001, 108 (1): 9-15.

[28]　Neutel CI, Johansen HL. Measuring drug effectiveness by default: the case of Bendectin [J]. Can J Public Health, 1995, 86 (1): 66-70.

[29]　Portnoi G, Chng LA, Karimi-Tabesh L, et al. Prospective comparative study of the safety and effectiveness of ginger for the treatment of nausea and vomiting in pregnancy [J]. Am J Obstet Gynecol, 2003, 189 (5): 1374-1377.

[30]　Italian Group for Antiemetic Research. Dexamethasone alone or in combination with ondansetron for the prevention of delayed nausea and vomiting induced by chemotherapy [J]. N Engl J Med, 2000, 342 (21): 1554-1559.

[31]　Safari HR, Fassett MJ, Souter IC, et al. The efficacy of methylprednisolone in the treatment of hyperemesis gravidarum: a randomized, double-blind, controlled study [J]. Am J Obstet Gynecol, 1998, 179 (4): 921-924.

[32]　Sahakian V, Rouse D, Sipes S, et al. Vitamin B6 is effective therapy for nausea and vomiting of pregnancy: a randomized, double-blind placebo-controlled study [J]. Obstet Gynecol, 1991, 78 (1): 33-36.

[33]　Schuster K, Bailey LB, Dimperio D, et al. Morning sickness and vitamin B6 status of pregnant women [J]. Hum Nutr Clin Nutr, 1985, 39 (1): 75-79.

[34]　Seto A, Einarson T, Koren G. Pregnancy outcome following first trimester exposure toantihistamines: meta-analysis [J]. Am J Perinatol, 1997, 14 (3): 119-124.

[35]　Sheffield LJ, Batagol R. The creation of therapeutic orphans—or, what have we learnt from the Debendox fiasco? [J]. Med J Aust, 1985, 143 (4): 143-147.

[36]　Smith C, Crowther C, Beilby J. Acupuncture to treat nausea and vomiting in early pregnancy: a randomized controlled trial [J]. Birth, 2002, 29 (1): 1-9.

[37]　Smith C, Crowther C, Beilby J. Pregnancy outcome following women's participation in a randomised controlled trial of acupuncture to treat nausea and vomiting in early pregnancy [J]. Complement Ther Med, 2002, 10 (2): 78-83.

[38]　Streitberger K, Kleinhenz J. Introducing a placebo needle into acupuncture research [J]. Lancet, 1998, 352 (9125): 364-365.

[39]　Mourad F, Yousif MS, Maselli F, et al. Knowledge, beliefs, and attitudes of spinal manipulation: a cross-sectional survey of Italian physiotherapists [J]. Chiropr Man Therap, 2022, 30 (1): 38.

[40]　Vutyavanich T, Kraisarin T, Ruangsri R. Ginger for nausea and vomiting in pregnancy: randomized, double-masked, placebo-controlled trial [J]. Obstet Gynecol, 2001, 97 (4): 577-582.

[41]　Vutyavanich T, Wongtra-Ngan S, Ruangsri R. Pyridoxine for nausea and vomiting of pregnancy: a randomized, double-blind, placebo-controlled trial [J]. Am J Obstet Gynecol, 1995, 173 (3 Pt 1): 881-884.

[42]　White A, Hayhoe S, Hart A, et al. Adverse events following acupuncture: prospective survey of 32 000 consultations with doctors and physiotherapists [J]. BMJ, 2001, 323 (7311): 485-486.

[43]　Willetts KE, Ekangaki A, Eden JA. Effect of a ginger extract on pregnancy-induced nausea: a randomised controlled trial [J]. Aust N Z J Obstet Gynaecol, 2003, 43 (2): 139-144.

[44]　Ylikorkala O, Kauppila A, Ollanketo ML. Intramuscular ACTH or placebo in the treatment of hyperemesis gravidarum [J]. Acta Obstet Gynecol Scand, 1979, 58 (5): 453-455.

[45]　Yost NP, Mcintire DD, Wians FH, Jr, et al. A randomized, placebo-controlled trial of corticosteroids for hyperemesis due to pregnancy [J]. Obstet Gynecol, 2003, 102 (6): 1250-1254.

[46]　广东省药学会. 药师处方审核培训教材 [M]. 北京: 中国医药科技出版社, 2019.

[47]　Schaefer C, Peters P, Miller RK. Drugs during pregnancy and lactation: treatment options and risk assessment [M]. 山丹, 杨东凯, 罗辉, 等译. 北京: 科学出版社, 2010.

[48]　Briggs G, Freeman R, Yaffe S, et al. Drugs in pregnancy and lactation [M]. 杨慧霞, 段涛, 译. 北京: 人民卫生出版社, 2008.

[49]　中华医学会妇产科学分会. 妊娠剧吐的诊断及临床处理专家共识 [J]. 中华妇产科杂志, 2015, 50: 801-804.

第十二章　妊娠期便秘治疗药物的使用

一、妊娠期便秘的治疗

　　妈妈们在感受孕育新生命幸福时刻的同时，也会经历一些令人烦恼的妊娠反应，其中，便秘就是妊娠期间（尤其是妊娠晚期）最常见的问题之一。根据《2019 年中国慢性便秘专家共识意见》所述，便秘是一种或者一组症状，一般表现为排便困难、排便次数减少及粪便干硬。排便困难主要有以下几种情况，如排便费力、排出困难、排便不尽感、肛门直肠阻塞感、排便费时和需辅助排便等等。其中排便次数减少是指每周排便少于 3 次。

　　妊娠后，胎盘会分泌的大量孕激素使得胃酸分泌减少、胃肠道肌肉张力下降及其蠕动减慢，食物在胃肠道停留的时间会增加，食物残渣中的水分被肠壁细胞重新吸收，就会导致粪便变得又干又硬，体外排除困难。另外，大部分妊娠期妇女因为身体负重增加，运动量较妊娠前减少，使得肠道肌肉不易推动粪便向外排出，日益增大的子宫会压迫结肠和直肠，也会使肠道活跃度变低和蠕动减慢，导致粪便难以排出。妊娠期便秘会导致身体内分泌失调、新陈代谢紊乱以及一些微量元素的缺乏等问题，从而出现皮肤瘙痒、色素沉着、毛发枯燥等症状。如果因便秘而用力排便的话，不仅会促使痔疮的形成，不利于自身的健康，还可能会威胁到胎儿的健康。因此，妊娠期应重视便秘问题，并及时采取相应的治疗措施。

　　治疗便秘的目的是缓解症状、恢复正常的肠道动力和排便的生理功能。首要措施是调整生活方式，如合理饮食，少吃多餐，补充新鲜蔬菜水果；如果没有特殊情况，需要适当进行运动，避免长时间坐（躺）着；规律作息，不要熬夜；养成早上起床就排便的良好习惯。

　　如果上述措施没有效果，建议使用药物进行治疗。根据《通便药在妇产科合理应用专家共识》，妊娠期便秘患者作为特殊人群，在选择和使用药物的时候要着重考虑孕妇和胎儿的安全性，并且孕妇在妊娠前 3 个月内尽量不使用任何泻药；3 个月后，如果便秘情况严重，可以考虑使用药物治疗。根据《实用孕产妇处方集》，妊娠期间可使用的治疗药物主要有两类：一类是缓泻剂，比如乳果糖、聚乙二醇 4000；另一类是容积性泻药，比如小麦纤维素。

二、妊娠期便秘治疗药物的合理使用

（一）乳果糖

　　乳果糖是一种缓泻剂，是目前治疗妊娠期和哺乳期便秘最常用的通便药，在 FDA 妊娠期药物安全性分级中为 B 级。乳果糖作为一种人工合成的双糖，它能被结肠中的细菌微生物降解成小分子酸（如乳酸、甲酸和乙酸），这类酸可以降低肠道内的 pH，并通过保留水分来增加粪便的体积，刺激肠道蠕动，保持大便通畅，从而缓解便秘的症状。口服乳果糖后只有 3％吸收，对妊娠期妇女来说是一种比较安全的药物。有研究报道，在高出人类口服剂量的 3～6 倍时，妊娠大鼠、小鼠和兔模型中都没有发现有生育力降低和胚胎毒性的现象。人体对乳果糖的吸收能力比较差，转运到乳汁中的浓度基本可以忽略不计，因此乳果糖在哺乳期药物安全性分级中为 L3 级。根据《妊娠期和哺乳期用药》第七版所述，目前还没有关于人类在妊娠期或哺乳期使用乳果糖出现严重不良反应的报道，说明乳果糖对胎儿和新生儿的影响可能是微不足道的。另外，妊娠期妇女需要注意的是，乳果糖要在早餐时一次性服用，一般服药 1～2 天就会缓解便秘的症状，但是在治疗最开始的几天，可能会出现腹胀的情况，继续治疗一般就会消失。如果服药 2 天仍然没有明显的效果，可以考虑增加药物的剂量，当剂量高于推荐治疗剂量时，可能会出现腹痛和腹泻。需要注意的是，对乳糖或半乳糖不耐受、有乳酸血症、尿毒症、胃肠道梗阻和糖尿病酸中毒的患者要禁用乳果糖。

（二）聚乙二醇 4000

聚乙二醇 4000 与乳果糖相似，也不会被全身吸收。聚乙二醇 4000 可以通过氢键来固定水分子，使水分能保留在结肠内，以增加粪便的含水量并软化粪便，恢复粪便体积和重量至正常，促进完成排便，从而改善便秘的症状。服用聚乙二醇 4000 时，取 10～20 g 溶解于水中，每天服用一次，一般 1～2 天就会产生疗效。如果大剂量使用聚乙二醇 4000 的话，可能会出现腹泻，一般停药后 24～48 小时内症状就会消失，随后再减少剂量继续维持治疗。需要注意的是，对于肠道功能紊乱的孕妇来说，服用聚乙二醇 4000 可能会出现腹痛，还可能会出现腹胀、胃胀气和恶心的情况。由于聚乙二醇 4000 既不含糖也不含多元醇，对患有妊娠期高血糖的孕妇或者需要无乳糖饮食的孕妇疗效较好。对于患有肠道狭窄或便秘等肠内容物潴留的孕妇，应在给药前确认有无排便后再小心给药，以免引起肠内压升高。根据《实用孕产妇处方集》，动物研究确切证实了聚乙二醇 4000 没有致畸作用，国内外临床多年应用中也没有出现流产或者致畸的个例报道。出于医学伦理学方面的原因，目前还没有妊娠期妇女使用聚乙二醇 4000 安全性方面的临床研究资料，因此妊娠期妇女需要在医生的指导下方可使用此药。

（三）小麦纤维素

小麦纤维素属于容积性泻药，是一种不能被人体消化吸收的纤维素制剂，可以治疗因食物中纤维素摄入不足而导致的便秘。小麦纤维素在增加粪便体积的同时，还可以增加其水结合能力，使得粪便更易排出。服用方法：每次口服 3.5 g，每天 2～3 次，至少一周之后逐渐减量至每天 2 次或 1 次，每天清晨都要服药。小麦纤维素可以与 200 ml 左右的汤或饮料一起服用。建议孕妇在服用小麦纤维素期间多喝水，这样可以达到最佳的治疗效果。少部分便秘患者在服用小麦纤维素后可能会出现腹胀和腹鸣，但这些症状在短时间内就会得到缓解，并在 1～2 周内消失。需要注意的是，每 100 g 小麦纤维素含有不少于 0.02 g 的麸质，若孕妇对小麦过敏的话，可能也会对小麦纤维素产生过敏反应。

（四）蓖麻油

妊娠妇女不能口服润滑性的泻药，如蓖麻油。蓖麻油属于天然植物油的一种，它自身没有导泻作用，但是在十二指肠脂肪酶的作用下，蓖麻油会分解成具有刺激性的蓖麻油酸钠和甘油，引起肠蠕动增加，使小肠内容物快速向结肠推进，从而反射性地引起或加强子宫收缩。蓖麻油还可以增加孕妇体内的前列腺素前体物质——花生四烯酸，增加前列腺素在宫颈局部的生成量，提高前列腺素的浓度，引起宫颈软化，促进成熟并诱发子宫收缩。

此外，强刺激作用的润肠剂比如番泻叶，也是要避免妊娠期使用。若妊娠晚期使用番泻叶会明显促进宫颈成熟，还可能通过增加肠蠕动来诱发子宫收缩，从而导致流产或早产。

（五）开塞露

开塞露是一种轻度的刺激性泻药，是临床上常用的治疗便秘的外用药物，经肛门给药，不能口服。开塞露的主要成分是甘油和山梨醇，该药的作用机制是利用甘油和山梨醇的高渗性及高浓度的性质，使更多的水分渗出肠壁进入肠腔内，从而软化粪便，刺激肠壁黏膜，引起排便反射。开塞露还具有润滑的作用，使粪便更容易排出体外。一般作为应急的便秘治疗使用。需要注意的是，经常使用开塞露可能会刺激肠壁引起结肠痉挛性便秘，故不建议长期使用。此外，如果增加开塞露的使用剂量，可能会加重便秘症状。

参考文献

[1]　妇产科通便药合理应用专家委员会. 通便药在妇产科合理应用专家共识［J］. 中华医学杂志，2014，94（046）：3619-3622.

[2]　Schaefer C，Peters P，Miller RK. Drugs during pregnancy and lactation：treatment options and risk assessment

　　　　［M］. 山丹，杨东凯，罗辉，等译. 北京：科学出版社，2010.

［3］　严鹏科，陈敦金，郑志华. 实用孕产妇处方集［M］. 北京：人民卫生出版社，2021.

［4］　Briggs G，Freeman R，Yaffe S，et al. Drugs in pregnancy and lactation［M］. 杨慧霞，段涛，译. 北京：人民卫生出版社，2008.

［5］　中华医学会消化病学分会胃肠动力学组，功能性胃肠病协作组. 中国慢性便秘专家共识意见（2019，广州）［J］. 中华消化杂志，2019，39（9）：577－598.

第十三章　妊娠期作用于子宫平滑肌药物的使用

一、妊娠期子宫兴奋药的合理使用

(一) 缩宫素

缩宫素为人工合成催产素，自然状态下，催产素是由下丘脑室旁核、视上核神经元产生的激素原（前激素）裂解生成的神经垂体激素，由垂体后叶储存并释放入血液，最终在肝、脾和卵巢里被特定催产素酶灭活，在妊娠期，它可以被胎盘产生的胱氨酸氨基肽酶灭活。催产素主要作用于子宫平滑肌和乳腺腺泡上的肌上皮细胞，起到引产、催产、帮助女性加快分娩速度和促进乳汁分泌的作用。妊娠期催产素发挥作用的具体机制复杂，并且受多因素影响，其中包括血液中雌激素、孕激素浓度下降和子宫平滑肌 α 肾上腺素受体和 β 肾上腺素受体活性的降低。妊娠前中期，血液中催产素浓度只轻微升高，到妊娠末期，子宫平滑肌中催产素浓度及其受体数量均显著增加，在分娩过程中，催产素的血浆浓度可较前升高 3～4 倍，达到峰值。

缩宫素作用时间短，半衰期为 5～12 分钟。《妊娠晚期促子宫颈成熟与引产指南》认为，小剂量静脉滴注缩宫素广泛用于催产的原因在于其具有剂量可随时调整、能有效诱发生理水平宫缩，发生异常可随时停药等安全可靠的特点。但需要注意的是，在子宫颈未成熟时应用缩宫素的引产效果不佳。目前，缩宫素的最佳剂量方案仍有争议，尚缺乏充分的循证医学证据证实某种方案最具安全性和有效性，不同国家、不同医疗中心的用药方案存在较大差异。加拿大妇产科学会（SOGC）支持从引产开始使用小剂量缩宫素的方案，即应用达到临产所需要的最小剂量缩宫素，且增加剂量的时间间隔不应短于 30 分钟。美国妇产科医师学会（ACOG）则认为，小剂量和大剂量引产方案均可使用，在特定的情况下，小剂量缩宫素没有效果时，可以考虑应用大剂量缩宫素。缩宫素最常见的副反应是宫缩过频和胎心率异常，其中宫缩过频会导致胎盘早剥或子宫破裂。大剂量给药和高频率加量能缩短临产时间、减少绒毛膜羊膜炎和因难产导致的剖宫产。

分娩过程中应用缩宫素须谨慎，需要使用电子胎心监护仪、胎心宫缩监护仪，专人观察宫缩强度、频率、持续时间及胎心率变化并及时记录。调好宫缩后进行胎心监护。破膜后要观察羊水量及有无胎粪污染及其污染程度。缩宫素引产成功率与宫颈成熟度、妊娠周数及胎先露高低有关，如连续使用 2～3 天仍无明显进展，应改用其他引产方法。

由于缩宫素与血管加压素结构相似，所以也有抗利尿激素的作用，可促进远端肾小管的重吸收。若在注射高剂量缩宫素时使用非电解质溶液，可能引起水中毒，并出现痉挛、昏迷等，极少数情况下甚至导致死亡。在使用缩宫素时应注意减少摄入水量，并监测电解质水平，减少水中毒的发生。

(二) 麦角生物碱

麦角生物碱是麦角胺的衍化物，包括麦角新碱和甲基麦角新碱，可增加子宫收缩的力度，防止产后出血，促进子宫产后复原。麦角类导致的收缩属于强直性收缩而非节律性收缩，而在分娩过程中，子宫的强直性收缩可能导致胎儿缺氧甚至死亡。因此这类药物不能在分娩中使用，只能用于治疗产后宫缩乏力。《世卫组织建议子宫收缩剂用于预防产后大出血》指南提到，在没有高血压疾病的情况下，建议使用麦角新碱（200 μg，IM/IV）来预防产后大出血。服用麦角生物碱可能会出现高血压、恶心、头痛、呕吐和腹痛等副作用，如果有其他选择，建议选择副作用更少的药物替代麦角类生物碱。

（三）前列腺素

前列腺素是由花生四烯酸在磷脂酶 A_2 的催化下合成的产物，有多种生理功能，其中 PGE_2、$PGF_{2\alpha}$ 和 PGI_2（环前列腺素）在妊娠期具有重要意义。PGE_2 可以促进子宫颈成熟，具体表现为宫缩中结缔组织发生改变，促进子宫颈软化、消退和扩张；$PGF_{2\alpha}$ 能促进收缩；PGI_2 能扩张小动脉。环前列腺素的缺乏与妊娠期高血压的发生相关。生殖道内雌二醇、孕酮和儿茶酚胺均可影响前列腺素的合成。肠道、肝脏、肾脏和肺里面都含有快速灭活和限制前列腺素活性的酶，自然产生的前列腺素半衰期只有几分钟，因此临床上不推荐注射前列腺素来预防产后出血，而建议用子宫收缩剂。

前列腺素有以下几种日常应用。

（1）通过阴道栓剂或向宫颈管注射凝胶的方式，应用地诺前列酮或者米索前列醇促进宫颈成熟，为诱发临产提供条件。其中地诺前列酮和米索前列醇均为 PGE_2 类似物。

（2）采用阴道内栓剂、阴道插入剂、宫颈管内或者羊膜外凝胶体等给药方式，使用地诺前列酮引产或者增强宫缩。

（3）地诺前列素或硫前列酮经静脉注射、子宫肌层注射或经宫颈注射至宫腔的方式，治疗产后宫缩乏力，也可以通过口服米索前列醇达到同样目的。

（4）人工流产时，可将地诺前列素以凝胶剂型宫颈管给药，硫前列酮宫颈或子宫肌层给药，地诺前列酮羊膜外给药，吉美前列素或米索前列醇阴道内给药，其中米索前列醇也可口服。

（5）催产素或者类似甲基麦角新碱的麦角胺衍生物可以用来治疗产后的子宫复旧不全。

以上促进子宫收缩的药物均可能引起子宫过度收缩。由于子宫肌层的收缩与子宫血流灌注量下降相关，因此此类药物可能导致胚胎或者胎儿缺氧，从而引起低灌注相关畸形，甚至导致死胎。

米索前列腺醇是一种人工合成的前列腺素 E_1（PGE_1）制剂，可促进子宫收缩，在妊娠早期口服或者经阴道给药可诱发流产，也用于足月妊娠促宫颈成熟和妊娠中期终止妊娠。对于妊娠晚期未破膜而宫颈不成熟的孕妇，米索前列醇是一种安全有效的引产方法。因其价格低、性质稳定、易于保存、作用时间长，米索前列腺醇被越来越多地用于基层医疗机构。发展中国家多以子宫收缩的频率和强度为基础，用滴定法检测米索前列醇药物剂量。行剖宫产的孕妇可通过直肠或舌下给药。然而米索前列禁用于有剖宫产史或者因子宫大范围手术而留有瘢痕的患者。有指南指出，母体和胎儿使用米索前列醇单次用药物剂量超过 $25~\mu g$ 与多数不良后果相关。米索前列醇会显著增加颤抖、发热和腹泻的风险，但鲜少有其他副作用。

在进行人工流产时，经常联合使用口服避孕药米索前列腺醇与阴道内给药，剂量通常是 $800~\mu g$（即每天 4 片，共 20 天疗程）。有报道提出，经米索前列腺醇人工流产失败而出生的新生儿出现了莫比乌斯序列征（即脑神经缺陷和肢体缺陷）以及其他如颅骨缺失、脐膨出和腹裂等畸形的症状。病例报道中的孕妇均在妊娠早期使用过该药物，尤其在妊娠第二个月。生育莫比乌斯序列征孩子的母亲，几乎半数曾使用过米索前列腺醇。经过多普勒超声检测发现，$200~\mu g$ 的米索前列腺醇即可增加子宫动脉阻抗指数，意味着血流量灌注减少可能是导致畸形的原因之一。

在一项前瞻性对照研究中，并没有发现米索前列腺醇对孕妇和新生儿有任何不利作用；另外一项病例研究中，也未观察到特定模式畸形的发生和主要畸形风险的增加。然而，有一项系统综述和荟萃分析认为，米索前列醇与莫比乌斯序列征、末端横向肢体缺陷的风险升高相关。

综上所述，意外应用米索前列腺醇，有可能会增加畸形发生的风险。因此需要在孕妇使用米索前列腺醇前告知其可能产生的不良反应（包括寒战、发热和腹泻），并且做好应对这些不良反应的准备。

前列腺素可用于诱导子宫颈成熟和分娩，但可能有胚胎毒性。当使用前列腺素流产失败而继续妊娠时，建议在 12～14 周和 18～20 周进行详细的超声检查，确定胎儿的形态发育情况。

二、妊娠期宫缩抑制药的合理使用

通过抑制宫缩的保胎药中最常使用的是钙拮抗药、β肾上腺素能药、催产素拮抗剂、前列腺素拮抗剂以及硫酸镁。这些宫缩抑制药物可以阻止子宫收缩和暂时性推迟分娩。有分析证明，大多数宫缩抑制药物只能有效延长妊娠 48～72 小时，可以利用这段时间将孕妇送到围生中心，若为早产应加用肾上腺皮质激素促进肺成熟。目前尚没有任何一种宫缩抑制药的长期给药方案能够明确有效地防止早产或改善新生儿状况，使用宫缩抑制药时必须谨遵医嘱。

（一）β₂ 拟交感神经药

β 肾上腺素能药因具有抑制子宫收缩的作用，长久以来被广泛用于保胎，但因其副反应明显和半衰期短暂而未被作为首选用药。β 肾上腺素能药中应用最广泛的药物为非诺特罗和羟苄羟麻黄碱。克仑特罗、沙丁胺醇、特布他林及选择性较低的异舒普林也可用作保胎药。

使用非诺特罗和其他 β 肾上腺素能药时，尤其是在与糖皮质类固醇联用促进胎儿肺部成熟时，可损害胎儿或新生儿糖耐量，有时还可导致胰岛素依赖性糖尿病患者对胰岛素的需求增加。β 肾上腺素能药在导致婴儿糖耐量下降的同时，还有心血管副作用。

目前还很难评估 β₂ 拟交感神经药在保胎中的作用，使用过程中，母体、胎儿和新生儿都可能会出现与心血管相关的副作用和糖耐量下降等症状。

（二）钙拮抗药

钙拮抗药能够选择性地阻滞电压依赖性钙通道，抑制钙离子内流，降低血管平滑肌内游离钙离子水平，进而扩张动脉，降低外周血管阻力和血压。除此之外，还可以显著改善内皮功能、延缓动脉粥样硬化和缓解心肌缺血，并显著降低脑卒中风险。钙拮抗药如硝苯地平、尼卡地平都被用作保胎药，普遍认为口服缓释制剂优于静脉滴注。一些研究证明，与其他保胎药（如 β₂ 拟交感神经药）相比，这些药物耐受性更好，且更有效。有报道提出，部分病例在使用钙拮抗药保胎期间，出现了心肌梗死并伴有肺气肿的严重呼吸困难。钙拮抗药和镁盐联合服用，可能会显著增强镁离子的活性，诱导血压降低和神经肌肉阻断，危及母亲和胎儿。

妊娠期妇女应慎用和禁用钙拮抗药。如有必要，应在医生和药师指导下使用。

维拉帕米主要通过静脉给药，有心血管相关的不良反应，其中心悸和肺水肿是最为严重的情况。作为一种钙通道阻滞药，维拉帕米可抗心律失常，曾在某个时期一直作为混合药的配药使用，直到有病例报道，混合制剂可引发肺水肿时才被停用。在动物实验中，高剂量使用该药可引起胎儿发育迟缓和死胎，这可能是母体的药物毒性作用所致。重度妊娠期高血压疾病产妇用维拉帕米来降低血压，还未见胎儿中毒的报道。口服制剂的治疗效果尚未得到证明，其效果因受到半衰期的限制，可能无法维持血液浓度水平来达到保胎目的。

（三）硫酸镁

硫酸镁是预防和治疗子痫的一线药物。孕妇用药后，母儿体内镁浓度均容易升高，脐带血浓度可达到母体浓度的 70%～100%，硫酸镁清除半衰期是 43.2 小时，新生儿体内的有效浓度可持续 7 天以上。已证实硫酸镁初始静脉注射 4～6 g，随后以 2～3.5 g/h 注入的疗法是无害的，其可显著降低先兆子痫反复惊厥的风险。硫酸镁还可以抑制宫缩，但由于有更好的保胎药替代，不建议作为保胎药使用。当患者肾功能不全或大剂量使用硫酸镁时，可能会导致母亲和新生儿肌肉张力减退。在较为严重的病例中，尤其是联用钙离子拮抗药（如硝苯地平）时，可增强其效能，增加产妇血压下降的风险，最终导致胎儿缺氧。

（四）催产素受体拮抗剂

阿托西班是一种价格昂贵的新型保胎药，给药方式为静脉注射。阿托西班可结合子宫肌层和蜕膜上的缩宫素受体，阻止细胞内钙离子增加，松弛子宫平滑肌，从而抑制子宫收缩。在一项对比使用阿托西班和 β 受体激动药药效的随机双盲试验中，开始治疗后 48 小时和 7 天内，分娩率相近，但阿托西班的分娩率更低，对产妇的严重副作用更少。与钙拮抗药、β 拟交感神经药相比，阿托西班是相对安全的。然而，对于患有先兆子痫或子痫、疑似绒毛膜羊膜炎、胎盘早剥、未确诊的阴道出血、多胎妊娠、胎儿宫内窘迫或宫内胎儿死亡的孕妇，不能使用阿托西班。

（五）前列腺素拮抗剂

前列腺素合成酶抑制剂（如消炎痛和舒林酸）可作为辅助药物用于保胎。这些药物可能会造成宫内动脉导管收缩，从而抑制产程，延长妊娠期，影响胎儿肾功能发育，也可造成新生儿持久的肺高压。该药使用的禁忌证包括：孕妇血小板功能不良、出血性疾病、肝功能不良、胃溃疡及有对阿司匹林过敏的哮喘病史。妊娠妇女辅助使用前列腺素合成抑制剂来保胎是存在争议的，一般在妊娠晚期和分娩前使用，风险等级为 D，因此应当在特定情况下谨慎使用。

（六）硝酸甘油

硝酸甘油是一种起效迅速、作用时间短的血管扩张药，已经在剖宫产术中用于控制严重高血压，作为静脉给药的辅助药物，可有效保胎并且耐受性良好。然而，考虑到其对新生儿循环的潜在影响，有其关安全问题的证据有限，需要更多研究来确定最安全的有效剂量。

参考文献

［1］ ACOG Committee Opinion No. 342：induction of labor for vaginal birth after cesarean delivery ［J］. Obstet Gynecol，2006，108 （2）：465-468.

［2］ ACOG Practice Bulletin No. 107：Induction of labor ［J］. Obstet Gynecol，2009，114 （2 Pt 1）：386-397.

［3］ Bellemin B，Carlier P，Vial T，et al. Misoprostol exposure during pregnancy：a French collaborative study ［R］. Madrid：Presentation at the 10th Annual Conference of the European Network of Teratology Information Services （ENTIS），1999.

［4］ Black RS，Lees C，Thompson C，et al. Maternal and fetal cardiovascular effects of transdermal glyceryl trinitrate and intravenous ritodrine ［J］. Obstet Gynecol，1999，94 （4）：572-576.

［5］ Bond GR，Van Zee A. Overdosage of misoprostol in pregnancy ［J］. American Journal of Obstetrics & Gynecology，1994，171 （2）：561-562.

［6］ Castilla EE，Orioli IM. Teratogenicity of misoprostol：data from the Latin-American Collaborative Study of Congenital Malformations （ECLAMC） ［J］. Am J Med Genet，1994，51 （2）：161-162.

［7］ Crowther CA，Hiller JE，Doyle LW. Magnesium sulphate for preventing preterm birth in threatened pretermlabour ［J］. Cochrane Database Syst Rev，2002 （4）.

［8］ Dal Pizzol TDS，Knop FP，Mengue SS. Prenatal exposure to misoprostol and congenital anomalies：systematic review and meta-analysis ［J］. Reproductive Toxicology，2006，22 （4）：666-671.

［9］ David M，Halle H，Lichtenegger W，et al. Nitroglycerin to facilitate fetal extraction during cesarean delivery ［J］. Obstetrics & Gynecology，1998，91 （1）：119-124.

［10］ El-Sayed YY，Holbrook Jr RH，Gibson R，et al. Diltiazem for maintenance tocolysis of preterm labor：Comparison to rifedipine in a randomized trial ［J］. The Journal of Maternal-Fetal Medicine，1998，7 （5）：217-221.

［11］ Gonzalez CH，Marques-Dias MJ，Kim CA，et al. Congenital abnormalities in Brazilian children associated with misoprostol misuse in first trimester of pregnancy ［J］. The Lancet，1998，351 （9116）：1624-1627.

［12］ Grospietsch G，Fenske M，Kuhn W. Pathophysiologie der Lungenödementstehungbei der tokolytischenTherapiemitFenoterol ［J］. Archives of gynecology，1981，232 （1）：504-512.

［13］ Versus Beta-Agonists TWA. Effectiveness and safety of theoxytocin antagonist atosiban versus beta-adrenergic agonists in the treatment of preterm labour ［J］. British Journal of Obstetrics and Gynaecology，2001，108 （2）：133-142.

［14］ Higby K，Suiter CR. A risk-benefit assessment of therapies for premature labour ［J］. Drug safety，1999，21 （1）：35-56.

［15］ Hofmeyr G，Milos D，Nikodem V，et al. Limb reduction anomaly after failed misoprostol abortion ［J］. South African Medical Journal，1998，88 （5）：566-567.

［16］ Jannet D，Abankwa A，Guyard B，et al. Nicardipine versus salbutamol in the treatment of premature labor. A prospective randomized study ［J］. Eur J Obstet Gynecol Reprod Biol，1997，73 （1）：11-16.

[17] Katz VL，Farmer RM. Controversies in tocolytic therapy [J]. Clin Obstet Gynecol，1999，42（4）：802-819.

[18] Morris JL，Winikoff B，Dabash R，et al. FIGO's updated recommendations for misoprostol used alone in gynecology and obstetrics [J]. Int J Gynaecol Obstet，2017，138（3）：363-366.

[19] Oei SG. Calcium channel blockers for tocolysis：a review of their role and safety following reports of serious adverse events [J]. Eur J Obstet Gynecol Reprod Biol，2006，126（2）：137-145.

[20] WHO Guidelines Review Committee. WHO recommendations：Uterotonics for the prevention of postpartumhaemorrhage [M]. Geneva：World Health Organization，2018.

[21] Orioli IM，Castilla EE. Epidemiological assessment of misoprostol teratogenicity [J]. BJOG，2000，107（4）：519-523.

[22] Lewan RB，Flynn CA. Nifedipine and ritodrine in the management of preterm labor：a randomized multicenter trial [J]. Obstet Gynecol，1997，90（6）：1023-1024.

[23] Papatsonis DN，Kok JH，Van Geijn HP，et al. Neonatal effects of nifedipine and ritodrine for preterm labor [J]. Obstet Gynecol，2000，95（4）：477-481.

[24] Papatsonis DN，Van Geijn HP，Bleker OP，et al. Hemodynamic and metabolic effects after nifedipine and ritodrine tocolysis [J]. Int J Gynaecol Obstet，2003，82（1）：5-10.

[25] Schaefer C，Peters P，Miller RK. Drugs during pregnancy and lactation：treatment options and risk assessment [M]. Academic Press，2014.

[26] Schüler L，Ashton P，Sanseverino MT. Teratogenicity of misoprostol [J]. The Lancet，1992，339（8790）：437.

[27] Schüler L，Pastuszak A，Sanseverino MTV，et al. Pregnancy outcome after exposure to misoprostol in Brazil：a prospective，controlled study [J]. Reproductive Toxicology，1999，13（2）：147-151.

[28] Schiff E，Sivan E，Terry S，et al. Currently recommended oral regimens for ritodrine tocolysis result in extremely low plasma levels [J]. American journal of obstetrics and gynecology，1993，169（4）：1059-1064.

[29] VanGeijn HP，Lenglet JE，Bolte AC. Nifedipine trials：effectiveness and safety aspects [J]. BJOG：An International Journal of Obstetrics & Gynaecology，2005，112：79-83.

[30] Vogel JP，Williams M，Gallos I，et al. WHO recommendations on uterotonics for postpartum haemorrhage prevention：what works，and which one? [J]. BMJ Specialist Journals，2019：e001466.

[31] Weidinger H，Wiest W. Die Behandlung des Spätabortes und der drohendenFrühgeburtmit Th 1165a in KombinationmitIsoptin [J]. Z. Geburtsh. Perinat，1973，117：233.

[32] Wing DA，Gaffaney CaL. Vaginal misoprostol administration for cervical ripening and labor induction [J]. Clinical obstetrics and gynecology，2006，49（3）：627-641.

[33] Yip SK，Tse AO，Haines CJ，et al. Misoprostol's effect on uterine arterial blood flow and fetal heart rate in early pregnancy [J]. Obstetrics & Gynecology，2000，95（2）：232-235.

[34] Schaefer C，Peters P，Miller RK. Drugs during pregnancy and lactation：treatment options and risk assessment [M]. 山丹，杨东凯，罗辉，等译. 北京：科学出版社，2010.

[35] 唐宇平，韩欢，应豪. "2019 SOGC 临床实践指南：硫酸镁对胎儿的神经保护作用"解读 [J]. 国际妇产科学杂志，2019，46（4）.

[36] 温翠平. 钙拮抗剂/血管紧张素转换酶抑制剂单片复方制剂在高血压治疗中的应用疗效 [J]. 世界最新医学信息文摘（电子版），2018（82）：95-95.

[37] 赵连友，王文，孙宁玲，等. 钙拮抗剂/血管紧张素转换酶抑制剂单片复方制剂在高血压治疗中的应用中国专家建议 [J]. 中华高血压杂志，2016，24（1）：19-25.

[38] 魏军，刘彩霞，崔红，等. 双胎早产诊治及保健指南（2020 年版）[J]. 中国实用妇科与产科杂志，2020，36（10）：949-956.

[39] 中华医学会妇产科学分会产科学组. 妊娠晚期促子宫颈成熟与引产指南 [J]. 中华妇产科杂志，2014，49（12）：881-885.

第十四章　妊娠期肾上腺皮质激素类药的使用

妊娠期肾上腺皮质激素类药的合理使用

（一）下丘脑释放激素类药

下丘脑通过释放激素对垂体前叶产生控制作用，释放激素可通过血液循环进入胎盘。这类激素的代表有促甲状腺激素释放激素（thyrotropin-releasing hormone，TRH）、促性腺激素释放激素（gonado-tropin-releasing hormone，GnRH）、促黄体激素释放激素（luteinizing hormone releasing hormone，LHRH）、生长激素释放激素（growth hormone releasing hormone，GHRH）等。

1. TRH　TRH通过促甲状腺激素（thyroid stimulating hormone，TSH）控制甲状腺的功能，同时还刺激催乳素的分泌。普罗瑞林和可的瑞林是人工合成的促甲状腺激素类似物。有研究表明，TRH对人体子宫肌层和脐带的脉管系统有明显的松弛作用。一些专家指出，TRH可以增加有早产可能的女性产前糖皮质激素分泌，而糖皮质激素可以减少孕妇和新生儿的肺部问题。但是与此同时，许多研究表明，在产前联用皮质类固醇和TRH，不仅不能降低新生儿患肺部疾病的风险，还会对孕妇及婴儿产生负面影响。有作者还报道了母亲产前使用TRH治疗和儿童出生前心理发展延迟之间的联系。因此，普遍共识认为，在早产儿肺疾病的风险上，产前联用TRH和糖皮质激素不一定比单独使用糖皮质激素更有效。

2. GnRH或LHRH　促卵泡生成素（follicle-stimulating hormone，FSH）和促黄体生成素（luteinizing hormone，LH）的合成与分泌。人工合成的GnRH激动药有布舍瑞林、戈那瑞林、戈舍瑞林、亮丙瑞林、那法瑞林和曲普瑞林，目前临床上主要用于治疗女性的雌激素依赖性乳腺癌、多囊卵巢综合征、多毛症和子宫内膜异位症。GnRH拮抗药有西曲瑞克、加尼瑞克，目前其对孕妇是否具有严重的毒副作用、对胎儿的发育是否具有潜在风险，需进一步探索研究。

3. GHRH　GHRH（growth hormone releasing hormone）的人工合成类似物是舍莫瑞林和替莫瑞林，可以减少子宫的血流量，抑制子宫内膜增生，用于子宫肌瘤的术前治疗。生长激素释放抑制素可以抑制生长激素和促甲状腺激素的释放，在临床上用于治疗良性肿瘤以及降低肢端肥大症中生长激素的浓度。其人工合成的八肽衍生物为奥曲肽。妊娠期不慎使用GHRH无须终止妊娠或进行侵入性诊断。

（二）垂体前叶激素类药

垂体前叶可调节局部腺体分泌激素。由于垂体激素相对分子质量较大，它不会透过胎盘，因此不会对胎儿产生直接影响。垂体前叶分泌的激素有生长激素、卵泡刺激素、促甲状腺激素和促肾上腺皮质激素。

1. 生长激素　能促进骨骼、内脏和全身生长，促进蛋白质合成，影响脂肪和矿物质代谢，在人体生长发育中起着关键性作用。在妊娠初期，胎盘大量产生一种结构和功能同GH相似的激素，一般被称作人胎盘催乳激素（human placental lactogen，HPL），或者人绒毛膜生长激素（human chorionic somatomammotropin，HCS），这些激素的功能与催乳素类似。催乳素是一种多肽酶类激素，其主要作用是在产后刺激乳汁的分泌。在妊娠期及哺乳期，催乳素的分泌会生理性增加，此种情况也会发生在下丘脑和垂体疾病中。催乳素没有任何治疗作用。

2. 卵泡刺激素　卵泡刺激素又称促卵泡生成素（FSH），是垂体前叶嗜碱性细胞分泌的一种激素，这种激素能刺激卵泡的生长、成熟和颗粒细胞释放雌激素。使用这些药物诱导排卵是否会引发妊娠风险或婴儿在幼年和青春期出现异常，目前尚未有相关报道。

3. 促肾上腺皮质激素　促肾上腺皮质激素（adreno cortico tropic hormone，ACTH）：此种激素刺激肾上腺皮质中糖皮质激素和盐皮质激素的合成和释放。松果体分泌褪黑素，褪黑素的分泌受光照强度的调节，当缺少光照时，它的分泌量会增加。褪黑素可调节生物节律，还能刺激孕酮的分泌，抑制前列腺素的合成，并有抗分娩的效果。关于如何在妊娠期使用褪黑素进行治疗，目前还没有足够的经验。

总之，妊娠期不建议使用垂体前叶激素，若无意中使用，无须终止妊娠或进行侵入性诊断。

（三）催乳素拮抗剂类药

高催乳素血症（hyperpro-lactinemia，HPRL）常见于生殖内分泌紊乱疾病，以血清催乳素升高、闭经、溢乳、无排卵和不孕为特征，常用中枢性多巴胺受体激动剂治疗，其中溴麦角隐亭、卡麦角林、麦角乙脲、甲麦角林和培高利特在临床上应用最为广泛。溴麦角隐亭能通过胎盘，胎儿药物暴露后作用可能持续 4 周，影响早期器官形成。在超过 6 000 例妊娠并报道服用溴隐亭治疗高催乳素血症的女性中，先天性畸形或流产的发生率没有增加。对在子宫内接触该药物的少数儿童进行长达 9 年的长期随访，也没有显示出有害影响。

卡麦角林药效持续时间较长，一般每周使用 1～2 次。该药物可以直接抑制垂体前叶分泌催乳素，可用于先天性或垂体瘤引起的高泌乳素血症的治疗。在 350 多例用卡麦角林治疗期间妊娠的病例中，没有出现婴儿出生存在缺陷的现象。在 9 个使用培高利特的妊娠案例中，并未发现异常结果增加。基于对比研究，对高催乳素血症患者来说，卡麦角林和培高利特效果和适应性优于溴麦角隐亭。卡麦角林在用于治疗高催乳素血症女性的不孕症时似乎也是安全的，但使用这种药物的经验报道比较少。目前，关于培高利特的安全性证据也较少。

通常建议妊娠妇女停止使用溴麦角隐亭或卡麦角林治疗，外源性药物对胎儿造成伤害的潜在风险相对较高，而垂体肿瘤生长的风险相对较低；但继续用药也无须终止妊娠或进行侵入性诊断。

（四）垂体后叶激素类药

催产素和后叶加压素由垂体后叶的神经释放，其结构与下丘脑激素较为相似。催产素可以刺激子宫肌肉收缩以及乳腺的肌上皮细胞分泌，临床上用于诱导或促发分娩，使用催产素有可能因子宫过分强烈收缩或收缩间期放松不足而导致胎儿缺氧等不良后果。

后叶加压素影响着孕妇和胎儿之间的羊水传递，它受加压素酶的抑制作用。自然和人工合成的类似物质有精氨加压素、去氨加压素、赖氨酸加压素、鸟氨酸加压素和特利加压素等。去氨加压素常用于治疗与妊娠有关的尿崩症状，现有的数据资料还不能够对其潜在的致畸风险进行评价。去氨加压素能够促进凝血因子释放，一般用于治疗轻度血友病、Ⅰ型血管性血友病和血小板功能障碍。

（五）糖皮质激素类药

肾上腺皮质可以合成 2 种类固醇：皮质类固醇和雄激素；皮质类固醇主要包括盐皮质激素和糖皮质激素。皮质类固醇对碳水化合物、蛋白质和脂质代谢有调节作用，用于保持体液和电解质平衡，以及保证心血管系统、免疫系统、肾脏、骨骼肌、内分泌和神经系统的正常功能。此外，皮质类固醇有利于机体抵御伤害性刺激和环境变化等紧张的环境。

糖皮质激素的调控分为基因和非基因两种机制。基因机制通过激活胞液内糖皮质激素受体，进而激活或抑制蛋白质合成，包括细胞因子、趋化因子、炎性酶类以及黏着分子，来改变炎症和免疫反应。糖皮质激素的治疗作用主要是通过抑制编码炎性介质的基因实现的。糖皮质激素在抑制其他转录因子时会导致肾上腺抑制、骨质疏松症状等不良反应。皮质类固醇与血浆蛋白结合，主要在肝脏中代谢，从肾脏排出；游离部分能够透过胎盘。

糖皮质激素具有抗炎、抗过敏、抑制免疫及抗增生等多重疗效，临床用于炎性风湿病、哮喘、自身免疫性疾病、急性肾移植排斥反应以及过敏和皮肤疾病等。对于有早产风险的孕妇，皮质类固醇还可用于促使胎儿肺成熟。

在用于轻症患者时，采用隔日疗法；涉及重症患者时，则需高剂量用药；免疫介导性疾病在早期治疗时可采用静脉注射糖皮质激素（冲击疗法）。糖皮质激素也可能诱发或加重局部感染，如加重痤疮、疖疮，导致皮肤萎缩、毛细管扩张、多毛、色素改变、激素依赖及反跳和口周皮炎等不良反应。

一般认为给药剂量（以泼尼松为例）可分为以下几种情况。

（1）长期服用维持剂量：2.5～15.0 mg/d。

（2）小剂量：<0.5mg/(kg·d)。

（3）中等剂量：0.5～1.0 mg/(kg·d)。

（4）大剂量：>1.0 mg/(kg·d)。

（5）冲击剂量：（以甲泼尼龙为例）7.5～30.0 mg/(kg·d)。

大多数研究发现，母亲局部使用皮质类固醇与分娩方式、出生缺陷、早产和胎儿死亡等不良妊娠结局之间没有显著的相关性，但是这些研究都有一定的局限性。在一项小病例对照研究中发现局部使用皮质类固醇和口腔面部裂之间存在明显相关性。此外一个流行病荟萃分析的前瞻性研究报道指出，孕妇用治疗剂量的皮质类固醇会使胎儿患唇腭裂的概率增加3.4倍，这与已有的动物研究结果一致。另一项研究发现，当妊娠期的局部皮质类固醇超过300 g时，出现低出生体重儿的风险会增加。因此，考虑现有数据得出的合理结论是，虽然不能排除糖皮质激素与唇腭裂相关的可能，但是并没有证据证明它会显著增加胎儿患先天性畸形的风险。

从妊娠期的第24～34周，使用适量的倍他米松或地塞米松可诱导早产儿肺表面活化蛋白的形成，促进胎儿肺成熟，防止新生儿呼吸窘迫综合征、新生儿死亡和心室出血。产前使用倍他米松会降低早产儿患有囊性脑室周围白质软化症的风险。然而，多个研究表明，进行2个或2个以上的完整疗程会导致胎儿发育减缓、出生头围缩小、暂时性肥厚型心肌病、死亡率上升、长期肾上腺抑制、早发性新生儿败血症的患病风险增加。

值得一提的是，在一项长达30多年的随访调查里，534位婴儿的母亲都参与了产前使用倍他米松预防新生儿呼吸窘迫综合征的双盲随机安慰剂对照实验。仅仅在葡萄糖耐受性试验中，发现产前使用倍他米松的个体血浆中胰岛素浓度较高。这证明了有早产风险的孕妇可以服用单疗程的倍他米松来预防新生儿呼吸窘迫综合征。不仅如此，有随机对照实验数据显示：有早产危险的孕妇在完成初始疗程7天后，继续使用同等剂量的倍他米松，在妊娠第34周之后，胎儿肺部通常达到成熟状态，所以倍他米松被认为是有早产风险的孕妇首选的皮质激素。

孕妇慎用糖皮质激素。对于产妇的炎性疾病，已经有足够的证据表明治疗和风险是并存的，糖皮质激素疗法对胎儿造成的风险抵消了其对产妇健康的好处。如果在妊娠前3个月里使用糖皮质激素，建议使用高分辨率超声心动图进行监测，特别是对唇裂的诊断。特殊情况下临床医师可根据情况决定糖皮质激素的使用，如慢性肾上腺皮质功能减退症以及先天性肾上腺皮质增生症，严重的妊娠疱疹、妊娠类天疱疮也可考虑使用糖皮质激素。对于产妇哮喘以及过敏性疾病，妊娠期也能继续皮质类固醇激素治疗。严重的哮喘可能会危害产妇或胎儿的氧气供给，出于风险考虑，在妊娠期应该用口服或吸入皮质激素的给药方法治疗哮喘。如果孕妇有早产的风险，建议在妊娠第34周之前进行单一疗程的糖皮质激素治疗。

参考文献

[1] Ayar A, Kutlu S, Yilmaz B, et al. Melatonin inhibits spontaneous and oxytocin-induced contractions of rat myometrium in vitro [J]. Neuro Endocrinol Lett 2001, 22 (3)：199-207.

[2] Ballard RA, Ballard PL, Cnaan A, et al. Antenatal thyrotropin-releasing hormone to prevent lung disease in preterm infants [J]. New England Journal of Medicine, 1998, 338 (8)：493-498.

[3] Banks BA, Cnaan A, Morgan MA, et al. Multiple courses of antenatal corticosteroids and outcome of premature neonates [J]. American journal of obstetrics and gynecology, 1999, 181 (3)：709-717.

[4] Barlier A, Jaquet P. Quinagolide—a valuable treatment option for hyperprolactinaemia [J]. European journal of endocrinology, 2006, 154 (2)：187-195.

［5］ Baud O，Foix-L'helias L，Kaminski M，et al. Antenatal glucocorticoid treatment and cystic periventricular leukomalacia in very premature infants ［J］. New England Journal of Medicine，1999，341 (16)：1190-1196.

［6］ Biller BM，Luciano A，Crosignani PG，et al. Guidelines for the diagnosis and treatment of hyperprolactinemia ［J］. J Reprod Med，1999，44 (12 Suppl)：1075-1084.

［7］ Boumpas DT，Chrousos GP，Wilder RL，et al. Glucocorticoid therapy for immune-mediated diseases：basic and clinical correlates ［J］. Ann Intern Med，1993，119 (12)：1198-1208.

［8］ Brewster UC，Hayslett JP. Diabetes insipidus in the third trimester of pregnancy ［J］. Obstet Gynecol，2005，105 (5 Pt 2)：1173-1176.

［9］ Briët JM，Van Sonderen L，Buimer M，et al. Neurodevelopmental outcome of children treated with antenatal thyrotropin-releasing hormone ［J］. Pediatrics，2002，110 (2 Pt 1)：249-253.

［10］ Castaman G，Federici AB，Bernardi M，et al. Factor VIII and von Willebrand factor changes after desmopressin and during pregnancy in type 2M von Willebrand disease Vicenza：a prospective study comparing patients with single (R1205H) and double (R1205H-M740I) defect ［J］. J ThrombHaemost，2006，4 (2)：357-360.

［11］ Chi CC，Kirtschig G，Aberer W，et al. Updated evidence-based (S2e) European Dermatology Forum guideline on topical corticosteroids in pregnancy ［J］. J EurAcad Dermatol Venereol，2017，31 (5)：761-773.

［12］ Colao A，Lombardi G，Annunziato L. Cabergoline ［J］. Expert Opin Pharmacother，2000，1 (3)：555-574.

［13］ Crowther CA，Alfirevic Z，Han S，et al. Thyrotropin-releasing hormone added to corticosteroids for women at risk of preterm birth for preventing neonatal respiratory disease ［J］. Cochrane Database Syst Rev，2013，2013 (11)：Cd000019.

［14］ Crowther CA，Haslam RR，Hiller JE，et al. Neonatal respiratory distress syndrome after repeat exposure to antenatal corticosteroids：arandomised controlled trial ［J］. Lancet，2006，367 (9526)：1913-1919.

［15］ Crowther CA，Hiller JE，Haslam RR，et al. Australian collaborative trial of antenatal thyrotropin-releasing hormone：adverse effects at 12-month follow-up. ACTOBAT study Group ［J］. Pediatrics，1997，99 (3)：311-317.

［16］ Czock D，Keller F，Rasche FM，et al. Pharmacokinetics and pharmacodynamics of systemically administered glucocorticoids ［J］. Clin Pharmacokinet，2005，44 (1)：61-98.

［17］ El-Hennawy AS，Bassi T，Koradia N，et al. Transient gestational diabetes insipidus：report of two cases and review of pathophysiology and treatment ［J］. J Matern Fetal Neonatal Med，2003，14 (5)：349-352.

［18］ Elefant E，Biour B，Blumberg-Tick J，et al. Administration of a gonadotropin-releasing hormone agonist during pregnancy：follow-up of 28 pregnancies exposed to triptoreline ［J］. Fertil Steril，1995，63 (5)：1111-1113.

［19］ Gojnic M，Fazlagic A，Likic I，et al. New approach of the treatment of von Willebrand's disease during pregnancy ［J］. Arch GynecolObstet，2005，273 (1)：35-38.

［20］ Lacassie HJ，Muir HA，Millar S，et al. Perioperative anesthetic management for Cesarean section of a parturient with gestational diabetes insipidus ［J］. Can J Anaesth，2005，52 (7)：733-736.

［21］ Ludwig M，Riethmüller-Winzen H，Felberbaum RE，et al. Health of 227 children born after controlled ovarian stimulation for in vitro fertilization using the luteinizing hormone-releasing hormone antagonist cetrorelix ［J］. FertilSteril，2001，75 (1)：18-22.

［22］ Melmed S，Casanueva FF，Hoffman AR，et al. Diagnosis and treatment of hyperprolactinemia：an Endocrine Society clinical practice guideline ［J］. J Clin Endocrinol Metab，2011，96 (2)：273-288.

［23］ Morange I，Barlier A，Pellegrini I，et al. Prolactinomas resistant to bromocriptine：long-term efficacy of quinagolide and outcome of pregnancy ［J］. Eur J Endocrinol，1996，135 (4)：413-420.

［24］ Pérez-Barrero P，Gil L，Martínez C，et al. Treatment with desmopressin before epidural anesthesia in a patient with type I von Willebrand disease ［J］. Rev Esp Anestesiol Reanim，2003，50 (10)：526-529.

［25］ Park-Wyllie L，Mazzotta P，Pastuszak A，et al. Birth defects after maternal exposure to corticosteroids：prospective cohort study and meta-analysis of epidemiological studies ［J］. Teratology，2000，62 (6)：385-392.

［26］ Potter SM，Astbury K，Morrison JJ. Effects of thyrotropin-releasing hormone on human myometrium and umbilical vasculature in vitro ［J］. Am J Obstet Gynecol，2004，190 (1)：246-251.

[27] Ray JG. DDAVP use during pregnancy：an analysis of its safety for mother and child ［J］. Obstet Gynecol Surv，1998，53（7）：450－455.

[28] Schaefer C，Peters P，Miller RK. Drugs during pregnancy and lactation：treatment options and risk assessment ［M］. Academic Press，2014.

[29] 崔李宁. 高催乳素血症 ［J］. 现代实用医学，2009，21（9）：2.

[30] Schaefer C，Peters P，Miller RK. Drugs during pregnancy and lactation：treatment options and risk assessment ［M］. 山丹，杨东凯，罗辉，等译. 北京：科学出版社，2010.

[31] 吴华，章友康. 妊娠及哺乳期女性糖皮质激素和免疫抑制剂的合理应用 ［J］. 中华肾病研究电子杂志，2018，7（6）：4.

[32] Briggs G，Freeman R，Yaffe S，et al. Drugs in pregnancy and lactation ［M］. 杨慧霞，段涛，译. 北京：人民卫生出版社，2008.

[33] 中华人民共和国国家卫生健康委员会. 糖皮质激素类药物临床应用指导原则 ［J］. 中华内分泌代谢杂志，2012，28：171－202.

第十五章　妊娠期甲状腺激素类和抗甲状腺药的使用

一、妊娠期甲状腺功能异常的治疗

妊娠后母体甲状腺功能有所变化，这种变化与妊娠期内分泌和代谢的变化相适应，是胚胎发育正常的重要前提。在妊娠期第 3 个月末，胎儿的甲状腺才发挥功能，而在这之前，完全依赖于母体的调节。

（一）妊娠期甲状腺功能减退症

妊娠期甲状腺功能的变化从数值上体现在总甲状腺激素（total serum thyroxine，TT_4）、甲状腺素（thyroxine，T_4）和甲状腺素结合球蛋白（thyroid binding globulin，TBG）的浓度增加，妊娠早期血清中促甲状腺激素（thyroid stimulating hormone，TSH）降低。若母体在妊娠早期 TSH 升高，必须测量血清游离甲状腺素（FT_4）浓度，根据结果不同将患者分类为妊娠期亚临床甲状腺功能减退症（subclinical hypothyroidism，SCH）（TSH>4 mU/L，血清 FT_4 在妊娠期特异性参考范围之内）和妊娠期临床甲状腺功能减退症（hypothyroidism，OH）（TSH>4 mU/L，血清 FT_4<妊娠期参考范围下限）。

孕妇缺碘会引发甲状腺功能减退症（简称甲减），这可能对子代智力发育造成影响。妊娠期严重缺碘的母亲，其子代可能患有克汀病，表现为严重的智力损伤、聋哑和强直。碘缺乏造成的相关问题是可预防的，在妊娠期前 3 个月，胎儿需要的碘完全来源于母亲，母体充足的碘供应是妊娠期母亲和胎儿甲状腺功能正常运转的保障。2016 年我国营养学会推荐个人每天总碘摄入量（膳食和补充剂）目标为：健康成人 150 μg/d，孕妇 230 μg/d，正在母乳喂养女性 240 μg/d。世界卫生组织建议孕妇和哺乳期妇女每天服用 250 μg。人体所需碘一般是依赖加碘盐、加碘食品以及海洋鱼类等饮食摄入，但对于孕妇及哺乳期女性，因为需求量明显增加，仍可能存在摄入量不足，必要时需通过补充加碘片剂来额外补碘。

（二）妊娠期甲状腺功能亢进症

妊娠会导致甲状腺生理功能的变化，在妊娠早期，这些变化可能会引起生理性甲状腺功能亢进症，但不需要治疗。参数临界边缘且症状轻微的甲状腺功能亢进症，也不需要使用抗甲状腺药。

妊娠产期没有得到良好控制的甲状腺功能亢进症（简称甲亢）与妊娠期高血压、流产、早产、低出生体重儿、宫内生长受限、死产、甲状腺危象及充血性心力衰竭相关，也可能导致儿童智力降低以及大脑皮质灰质体积减少，后代患癫痫和神经行为异常的疾病风险增加。患有 Graves 病（毒性弥漫性甲状腺肿）或桥本氏甲状腺病的女性，一旦发现妊娠，应立即进行临床评估，包括查甲状腺功能及自身抗体。高浓度的抗体特别是促甲状腺素受体抗体（TRAb），以及升高的 T_4 能够通过胎盘进入胎儿体内进而抑制胎儿垂体 TSH 分泌，导致胎儿甲亢、新生儿过性中枢性甲减。据估计，孕妇患有 Graves 病导致胎儿或新生儿甲状腺功能亢进症的概率为 1%～2%。2005 年一份关于 115 名孕妇的前瞻性研究报告表明，该病导致胎儿新生儿甲状腺功能亢进症的概率远高于 12.6%。因此对已确诊甲亢的妇女建议在甲状腺功能控制至正常并平稳后再妊娠。

二、妊娠期甲状腺激素类和抗甲状腺药的合理使用

（一）抗甲状腺功能减退药（T_3 和 T_4）

胚胎发育离不开甲状腺激素，甲状腺激素主要包括三碘甲状腺原氨酸（triiodothyronine，T_3）和

甲状腺素（thyroxine，T_4），其中 T_3 生物效应强，T_4 可以在血液中脱碘酶的作用下转化为 T_3。治疗甲减的药物为甲状腺功能激素类，包括：左旋甲状腺素（levothyroxine，LT_4）、三碘甲状腺氨酸钠（T_3）、干甲状腺片等。备孕期和妊娠期首选左旋甲状腺素（LT_4）。

妊娠期甲状腺激素的需求会增加，建议进行孕前评估，已患临床甲减的妇女应调整 LT_4 剂量，使 TSH 值达到参考下限至 2.5 mU/L 之间后再计划妊娠，且妊娠期应在医生指导下进行个体化用量调整。

孕妇甲减有早产、流产、低出生体重儿和胎儿死亡的风险，应尽早干预。对于有甲减病史的孕妇，在妊娠前期大约每 4 周对产妇血清 TSH 进行监测，推荐的治疗方式是口服 LT_4。强烈建议不要使用其他甲状腺制剂，如 T_3 或干甲状腺片。LT_4 治疗的目标是将母体 TSH 控制在妊娠期特异性参考范围下的 1/2（如无法获得妊娠期特异性参考范围，则控制血清 TSH 在 2.5 mIU/L 以下）。除单纯胎儿甲亢这种少见情况外，在使用抗甲状腺药治疗妊娠期甲亢期间，不需要对孕妇额外补充甲状腺激素，否则会增加抗甲状腺药的需求量。在分娩后，应将 LT_4 降低至患者的妊娠前剂量，建议产后约 6 周进行额外的甲状腺功能检查。

（二）甲状腺拮抗剂

临床上妊娠期常用抗甲状腺药是丙硫氧嘧啶（propylthiouracil，PTU）和甲巯咪唑（thiamazole，MMI）。

在 1972 年有学者首次描述了 MMI 的致畸性：在 2％～4％药物暴露的儿童中观察到的缺陷包括切口发育不全、肛门闭锁、食管和其他类型的腹壁异常，包括脐带、眼、心脏和尿路畸形。一项病例对照研究中发现 204 名孕妇使用了甲巯咪唑后，并未出现高畸形率；但是 8 例儿童发生出生缺陷，包括 1 例鼻后孔闭锁和 1 例食管闭锁。而 PTU 相对具有更高的蛋白结合力，胎盘传递率低。有研究发现在妊娠早期接触 PTU 后观察到出生缺陷率的增加，包括耳前鼻窦、囊肿以及尿路异常等，但备孕期及妊娠早期应用 PTU 导致子代出生缺陷率低于 MMI，分别为 8.0％和 9.1％，而且程度较轻。当然，也有更多的病例研究表明，产前使用丙硫氧嘧啶或甲巯咪唑，不会引起形体发育畸形、甲状腺大小或功能异常、身体和智力发育异常（Wing 1994，Eisenstein 1992）。目前，没有结论表明甲状腺拮抗药在妊娠期的使用会引起畸形率显著升高。但是，Cooper 等人（2002）报道甲巯咪唑可能会引起一种罕见的胚胎病（概率为 1∶1 000～1∶10 000）。

鉴于抗甲状腺药有导致胎儿出生缺陷的风险，如果患者甲亢治疗疗程在 1 年以上、使用抗甲状腺药剂量小且 TRAb 阴性可以考虑停药备孕。如不能停药者备孕期建议将 MMI 替换为 PTU，替换的比例为 1∶10～1∶20。此类妇女一旦确定妊娠可暂停用药并立即检测甲状腺功能和甲状腺自身抗体，同时根据患者临床表现、病史、甲状腺肿大小、疗程、孕前抗甲状腺药剂量等多方面因素，综合决定是否继续用药，尽量在致畸关键期（妊娠 6～10 周）之前停药。如需使用药物继续治疗，建议在妊娠早期使用 PTU，妊娠中晚期可以根据患者意愿及病情，继续服用 PTU 或者 MMI。治疗标准是用最小的剂量使产妇甲状腺激素水平保持或略高于 FT_4 和 T_3 的参考范围。以甲状腺素＋抗甲状腺药联合治疗甲状腺功能亢进曾经一度受到拥护，但现在被认为是不合适的。如果在妊娠期使用了甲巯咪唑（他巴唑）或卡比马唑，特别是在胎儿器官形成发育时期，建议进行详细的超声波检测，并且在婴儿出生后 2 周评估其甲状腺功能。

其他治疗方案，如超生理剂量的碘对甲状腺有多种抑制作用，在日本已成功用于治疗妊娠期甲状腺功能亢进症的妇女，但有导致胎儿甲减的危险。极少数使用高氯酸盐治疗因碘摄入量严重超标的甲亢孕妇的病例中，出现了胎儿碘传递受影响的现象。

参考文献

[1] Alexander EK, Pearce EN, Brent GA, et al. 2017 Guidelines of the American Thyroid Association for the Diagnosis and Management of Thyroid Disease During Pregnancy and the Postpartum [J]. Thyroid, 2017, 27（3）：315-

389.

[2]　Andersen SL，Olsen J，Wu CS，et al．Birth defects after early pregnancy use ofantithyroid drugs：a Danish nation-wide study [J]．J Clin Endocrinol Metab, 2013, 98 (11)：4373 – 4381.

[3]　Carroll DN，Kamath P，Stewart L．Congenital viral infection？[J]．Lancet，2005，365 (9464)：1110.

[4]　DiGianantonio E，Schaefer C，Mastroiacovo PP，et al．Adverse effects of prenatal methimazole exposure [J]．Teratology，2001，64 (5)：262 – 266.

[5]　Karlsson FA，Axelsson O，Melhus H．Severe embryopathy and exposure to methimazole in early pregnancy [J]．J Clin Endocrinol Metab，2002，87 (2)：947 – 949.

[6]　Eisenstein Z，Weiss M，Katz Y，et al．Intellectual capacity of subjects exposed tomethimazole or propylthiouracil in utero [J]．Eur J Pediatr，1992，151 (8)：558 – 559.

[7]　Glinoer D．The regulation of thyroid function in pregnancy：pathways of endocrine adaptation from physiology to pathology [J]．Endocr Rev，1997，18 (3)：404 – 433.

[8]　Messer PM，Hauffa BP，Olbricht T，et al．Antithyroid drug treatment of Graves' disease in pregnancy：long-term effects on somatic growth，intellectual development and thyroid function of the offspring [J]．Acta Endocrinol (Copenh)，1990，123 (3)：311 – 316.

[9]　Ross DS，Burch HB，Cooper DS，et al．2016 American Thyroid Association Guidelines for Diagnosis and Management of Hyperthyroidism and Other Causes ofThyrotoxicosis [J]．Thyroid，2016，26 (10)：1343 – 1421.

[10]　Schaefer C，Peters P，Miller RK．Drugs during pregnancy and lactation：treatment options and risk assessment [M]．Academic Press，2014.

[11]　Stagnaro-Green A，Abalovich M，Alexander E，et al．Guidelines of the American Thyroid Association for the diagnosis and management of thyroid disease during pregnancy and postpartum [J]．Thyroid，2011，21 (10)：1081 – 1125.

[12]　Schaefer C，Peters P，Miller RK．Drugs during pregnancy and lactation：treatment options and risk assessment [M]．山丹，杨东凯，罗辉，等译．北京：科学出版社，2010.

[13]　Briggs G，Freeman R，Yaffe S，et al．Drugs in pregnancy and lactation [M]．杨慧霞，段涛，译．北京：人民卫生出版社，2008.

[14]　《妊娠和产后甲状腺疾病诊治指南》编撰委员会，中华医学会内分泌学分会，中华医学会围产医学分会．妊娠和产后甲状腺疾病诊治指南（第2版）[J]．中华内分泌代谢杂志，2019，35 (8)：636 – 665.

[15]　《孕产期甲状腺疾病防治管理指南》编撰委员会，中华医学会内分泌学分会，中华预防医学会妇女保健分会．孕产期甲状腺疾病防治管理指南 [J]．中华内分泌代谢杂志，2022，38 (7)：13.

第十六章　妊娠期胰岛素和口服降血糖药的使用

一、妊娠期糖尿病的治疗

2021 年 ADA 标准将糖尿病分为 1 型糖尿病、2 型糖尿病、妊娠糖尿病（GDM）和特殊类型糖尿病 4 类。妊娠合并糖尿病有两种情况：一种是妊娠前糖尿病；另一种是妊娠前糖代谢正常，妊娠期才出现，称妊娠期糖尿病，占妊娠合并糖尿病总数 80%～90%。建议每一位妊娠妇女在妊娠 24～28 周进行 75 g OGTT 测定血糖，诊断标准如下。

（1）妊娠期糖尿病：空腹血糖≥7.0 mmol/L，或 OGTT 2 小时血糖≥11.1 mmol/L。

（2）妊娠合并糖尿病：口服葡萄糖 75 g，空腹血糖≥5.1 mmol/L，服糖后 1 小时血糖≥10.0 mmol/L，服糖后 2 小时血糖≥8.5 mmol/L，一个以上的时间点高于上述标准即可诊断。

妊娠前血糖评估通常以糖化血红蛋白（HbAlc>6.5%）来衡量，它和先天性畸形的高风险有着很大的关系。HbAlc 是描述最近 120 天内血液葡萄糖浓度的参数，也被称为"血液的糖记忆"。HbAlc 的浓度越高，统计上证实的致畸率也就越高：8.5% HbAlc 浓度对应的致畸风险为 4%，10.5% 浓度的 HbAlc 有 6% 的致畸风险。最常见的产后畸形有脊骨、四肢、心脏和循环系统的异常，以及神经管发育缺陷。

妊娠合并糖尿病对胎儿影响主要为胎儿的多糖症和高胰岛素血症，这些增加了胎儿患呼吸窘迫综合征（RDS）的风险。妊娠期血糖控制不佳的母亲，其子代出现以下症状的风险上升：易肥胖、患糖尿病或葡萄糖耐量异常。所以糖尿病治疗的目标是维持整个妊娠期血糖正常。

妊娠期胰岛素的活动是不断变化的。妊娠 10～14 周，胰岛素敏感度轻微增加，之后逐渐下降；妊娠末 3 个月，胰岛素抵抗最高。胰岛素敏感度会随着胎盘的分娩而反弹。对于先天性糖尿病患者，这些变化会造成妊娠早期的低血糖、妊娠期中胰岛素需求增加，以及分娩后胰岛素需求重建。

GDM 患者应进行有效的妊娠前咨询，筛查血糖、胰岛素等代谢指标，控制体重，尤其是体型肥胖者；必要时应进行超声和 α 甲胎蛋白筛查。

二、妊娠期降血糖药的合理使用

（一）胰岛素

胰腺可以产生和分泌胰岛素、胰高血糖素和生长激素释放抑制素。胰岛素是存储葡萄糖、脂肪酸和氨基酸等代谢酶底物的必需品。在妊娠期广泛使用人体胰岛素替代法的经验显示，没有导致胎儿中毒的可能。

糖尿病孕妇的治疗通常使用普通人胰岛素。妊娠期使用赖脯胰岛素的信息最多，其控制血糖的效果和人体胰岛素相当，甚至餐后 1 小时的血清葡萄糖浓度更低。到目前为止，还没有发现使用赖脯胰岛素后先天性畸形概率增加。

妊娠期使用天冬氨酸胰岛素的信息较少。有一项来自欧洲的跨国研究，比较了使用普通胰岛素和天冬氨酸胰岛素的 1 型糖尿病孕妇母体和胎儿并发症的情况，这两组婴儿的活体出生、胎儿死亡及先天性异常的数据均类似，并且有近似的新生儿低血糖症状比例和婴儿出生体征。不仅如此，总体血糖控制以及妊娠期内母体和产科的并发症也是相似的。也有研究对比了门冬胰岛素和人胰岛素的疗效，结果发现二者在治疗剂量下同样有效。门冬胰岛素妊娠分级为 B 级。

　　长效胰岛素在妊娠期还较少使用。有病例报道显示，长效的甘精胰岛素可能会导致视网膜病变恶化。

　　2021年妊娠合并糖尿病的管理指南推荐，对于妊娠前1型糖尿病的孕妇，妊娠期应使用胰岛素治疗（证据等级A级）。患有2型妊娠糖尿病的孕妇如果单独靠控制饮食不足以控制血糖的话，也应该注射普通胰岛素。如果孕妇血糖水平处于临界状态，但伴随有巨型胎儿症状，亦需要使用胰岛素治疗。妊娠期禁用动物源性的胰岛素，因为这会使孕妇对胰岛素的需求增加。妊娠期间还需对血清葡萄糖水平和HbAlc值进行测定，及时调整血糖，并进行胎儿的超声检测。

　　（二）口服抗糖尿病药

　　对于出现胰岛素抵抗的患者，临床治疗需要辅助口服降糖药以保证治疗效果，降糖药可分为以下6类。①磺酰脲类化合物是最常用的，其作用为刺激胰腺中仍有功能的B细胞。第二代磺酰脲类药有：格列本脲、格列波脲、格列齐特、格列美脲、格列吡嗪、格列喹酮和格列派特。②双胍类化合物有二甲双胍和苯乙双胍，其可减少肝脏中葡萄糖的合成，延迟内脏中葡萄糖的再吸收，并且增加肌肉系统中葡萄糖利用。③葡萄糖苷酶抑制剂包括阿卡波糖和米格列醇，能够抑制肠内碳水化合物的吸收，不过这是一种有争议的糖尿病疗法。④那格列奈和瑞格列奈能通过短暂增加B细胞的胰岛素分泌，来调节餐后的血糖。⑤吡格列酮和罗格列酮则是增加组织对胰岛素的灵敏性。⑥西他列汀和维达利汀类似肠促胰岛素激素，在内脏中自然发挥作用，并增加胰岛素的产生。

　　胰岛素、二甲双胍和磺脲类，是少数几种持有数据证明对糖尿病晚期的并发症有积极影响的抗糖尿病药。胰岛素是治疗妊娠期糖尿病合并高血糖症状的首选药物。二甲双胍和格列本脲都能穿过胎盘到达胎儿，不能作为一线药物使用。其他口服和非胰岛素注射葡萄糖降低药物皆因缺乏长期安全数据，被认为不适合用来治疗妊娠期糖尿病。

　　二甲双胍常用于超重患者、PCOS等女性，因为其不会刺激胰岛素分泌，因此也不会导致孕妇或新生儿低血糖。二甲双胍通过增加胰岛素敏感性并降低胰岛素需求，比使用格列本脲治疗更合理，一些研究报道服用二甲双胍的患PCOS女性流产率降低、平均出生体重稍低。目前，二甲双胍对妊娠糖尿病的预防性效果尚未被证实。

　　糖尿病患者应在计划妊娠之前用胰岛素治疗控制好血糖。如果妊娠期已经进行了口服抗糖尿病药的治疗，建议进行一次详细的超声检查来检查胎儿的形态发育是否正常，不过这并不表示要终止妊娠。对血糖控制欠佳或需要用药的GDM患者，建议从妊娠32周开始监护胎儿，如有其他高危因素，胎儿监护应适当提前。妊娠糖尿病患者在妊娠前3个月后能否用格列本脲或二甲双胍替代胰岛素，还有待后续的评估。目前，普通胰岛素仍是首选。如果PCOS患者为了稳定妊娠而服用二甲双胍，在妊娠期6～8周时就应停止治疗。

参考文献

［1］　American Diabetes Association Management of Diabetes in Pregnancy：Standards of Medical Care in Diabetes-2021［J］．Diabetes Care，2021，44（Suppl 1）：S200-S210.

［2］　American Diabetes Association Standards of Medical Care in Diabetes-2021 Abridged for Primary Care Providers［J］．Clin Diabetes，2021，39（1）：14-43.

［3］　López Stewart G．Diagnostic criteria and classification of hyperglycaemia first detected in pregnancy：A World Health Organization Guideline［J］．Diabetes Res Clin Pract，2014，103（3）：341-363.

［4］　Gamson K，Chia S，Jovanovic L．The safety and efficacy of insulin analogs in pregnancy［J］．J Matern Fetal Neonatal Med，2004，15（1）：26-34.

［5］　Hod M，Damm P，Kaaja R，et al．Fetal and perinatal outcomes in type 1 diabetes pregnancy：a randomized study comparing insulin aspart with human insulin in 322 subjects［J］．Am J Obstet Gynecol，2008，198（2）：186. e181-187.

[6] Loffredo CA，Wilson PD，Ferencz C. Maternal diabetes：an independent risk factor for major cardiovascular malformations with increased mortality of affected infants [J]. Teratology，2001，64（2）：98 - 106.

[7] 蔡璟浩，周健.《2021 年美国糖尿病学会糖尿病医学诊疗标准》解读 [J]. 中国医学前沿杂志（电子版），2021，13（2）：13 - 23.

[8] 陈佳，李映桃，王振宇，等. 2018 年美国妇产科学会与 2019 年美国糖尿病学会妊娠期糖尿病指南比较 [J]. 国际妇产科学杂志，2019，46（3）：6.

[9] Schaefer C，Peters P，Miller RK. Drugs during pregnancy and lactation：treatment options and risk assessment [M]. 山丹，杨东凯，罗辉，等译. 北京：科学出版社，2010.

[10] 吴阳，刘超. 胰岛素类似物在孕妇中使用的有效性及安全性 [J]. 国际内分泌代谢杂志，2010（1）：3.

[11] 杨娟，秦琼，陈雪慧，等. 治疗糖尿病口服降糖药新临床进展 [J]. 糖尿病天地，2020，17（5）：297 - 298.

[12] 中华医学会糖尿病学分会. 中国 2 型糖尿病防治指南（2020 年版）[J]. 中华糖尿病杂志，2021，13（4）：95.

第十七章　妊娠期性激素类药和避孕药的使用

一、妊娠期性激素类药的合理使用

（一）雌激素

雌激素是由女性卵巢分泌的重要性激素，能刺激子宫和输卵管增长，促使阴道上皮增厚、子宫颈黏液增多，并具有扩大宫颈管的功能。临床上，雌激素被用作复方口服避孕药（COC），可作为绝经期的替代疗法，治疗月经异常、痤疮、多毛症、痛经、子宫肌瘤、子宫内膜息肉等，还用于治疗一些恶性肿瘤。现有的雌激素类药物包括雌二醇及其衍生物，乙炔雌二醇、炔雌醇甲醚、雌激素酮、共轭马雌激素、聚雌二醇、雌三醇、磷雌酚、氯烯雌醚和表美雌醇。

早期有报道指出使用雌激素药物与胎儿心脏缺损、VATER综合征等有关联，还有尿路异常畸形比率升高的报道。雌激素对后代生育力的影响还只是一种假设，尚未得到对照研究的证实。暂无有力的流行病学证据能够证明，出生以前接触雌激素会增加男性生殖器官异常发育的风险。

目前还没有足够的经验评估高剂量雌激素在恶性肿瘤等疾病中的应用安全性。需要注意的是，实验动物研究表明，高剂量的多种雌激素在后代生殖道内引起的病理变化，与应用己烯雌酚后的病理变化相似。

妊娠期无雌激素应用指征。如果不慎在妊娠早期使用口服避孕药，通常不需要终止妊娠。这一点同样适用于治疗闭经的炔雌醇、醋炔诺酮。若是意外大剂量使用雌激素，亦无须终止妊娠。在重复大剂量使用时需通过详细的超声检查证实胎儿的形态发育正常。

（二）孕酮（孕激素）

孕酮由卵巢的卵泡膜细胞与黄体细胞产生。在妊娠期，胎盘也会大量产生孕酮。妊娠过程中孕激素可通过与 Ca^{2+} 结合，提高子宫平滑肌兴奋阈值，抑制子宫收缩从而维持妊娠。此外孕激素还可发挥免疫效应，直接参与调解母-胎界面微环境，促进母-胎耐受。一定水平的孕激素对妊娠的维持至关重要，相关实验表明，妊娠7周前切除黄体可导致流产，补充外源性孕激素，又可继续维持妊娠，这说明孕激素是维持早期妊娠必需的激素。

孕酮制剂的药品包含：屈螺酮、左炔诺孕酮、去氧孕烯、孕诺酮、去氢孕酮、甲羟孕酮、双醋炔诺醇、美屈（罗）孕酮、孕二烯酮、氯地孕酮、羟孕酮、利奈孕醇、炔诺酮及其醋酸盐、异炔诺酮、诺孕酯和炔诺孕酮。

孕激素类药物分为天然孕激素和合成孕激素。合成孕激素多为孕酮或睾酮衍生物，具有雄激素样作用，可能会增加子代出生缺陷风险。黄体酮是黄体支持最重要的激素类药物。

黄体酮常用给药途径有肌内注射、口服、阴道给药，不同给药途径在体内吸收和代谢过程是不同的。肌内注射黄体酮为油剂型黄体酮，肌内注射后迅速吸收，无肝脏首过效应、生物利用度高，肌内注射后血中孕酮浓度明显增高，血药浓度在6~8小时达峰值，以后逐渐下降，药效可持续48小时，72小时后被完全代谢。通常剂量为20~100 mg/d。

黄体酮阴道给药剂型主要有黄体酮阴道缓释凝胶和微粒化黄体酮胶囊，经阴道途径给予黄体酮后，药物经阴道上皮细胞迅速吸收并扩散至子宫颈、子宫体，并完成从子宫内膜向肌层的扩散过程，即"子宫首过效应"。经阴道途径给予黄体酮，由于靶向作用于子宫，子宫局部孕酮浓度高，可减少全身的不良反应。推荐剂量：黄体酮缓释凝胶90 mg/d，qd；微粒化黄体酮胶囊300~800 mg/d，分3~4次给予。口服黄体酮包括微粒化黄体酮胶囊和地屈孕酮，均存在肝脏首过效应。

1999 年美国 FDA 经过详细评估后认为暴露于黄体酮或 17α-羟己酸孕酮酯的妊娠母亲分娩的子代的出生缺陷率没有增加。

（三）己烯雌酚

己烯雌酚（diethylstilbestrol，DES）是一种人工合成的非甾体固醇雌激素药物，能产生与天然雌二醇相同的药理作用。在 1940 年到 1971 年间，有将近 600 万孕妇应用己烯雌酚来预防流产、早产、胎死宫内和毒血症。1975 年 Herbst 报道了母亲妊娠期使用 DES，可致其女性后代在青春期患阴道透明细胞癌的比率上升，且无论男女均会引发子代生殖系统的严重并发症。在妊娠早期接触过这种药物的胎儿中，至少有 25％女婴出现阴道、子宫或输卵管异常的出生缺陷，且男婴出现隐睾症、睾丸发育不全及精子细胞形态异常的风险可能会增加。这是唯一一种被证实能透过胎盘屏障在人类出生前就导致癌症的药物，这一发现引起了世界性的轰动。2017 年此药被世界卫生组织国际癌症研究机构列入一类致癌物清单中。

妊娠期禁用己烯雌酚。

（四）雄激素与合成代谢雄激素类固醇

雄激素类药物主要为美睾酮、睾内酯和睾酮。妊娠期无使用此类药物的指征。合成代谢雄激素类固醇是指由雄激素衍生出的一系列人工合成类固醇化合物，属于雄激素家族。这类药物雄性化作用显著减弱，蛋白同化作用增强。市场上的此类激素有氯睾酮、美替诺龙。此类药物是体育竞赛的违禁药，在妊娠期没有使用这类药物治疗的指征。妊娠期禁用雄激素及蛋白同化激素。如意外使用无须因风险而终止妊娠。多次用药后建议做详细的超声检查，监测胎儿的形态发育。

（五）抗雌激素药、抗雄激素药和达那唑

氨鲁米特、阿那曲唑、福美坦、雷洛昔芬和三苯氧胺是抗雌激素药。比卡鲁胺、环丙孕酮和氟他胺属于抗雄激素类药。达那唑是具有雄激素活性的促性腺激素抑制剂。

氨鲁米特是一种芳香化酶抑制剂，可用于治疗库欣综合征、肾上腺皮质腺瘤、肾上腺皮质细胞瘤以及异位促肾上腺皮质激素综合征。在使用氨鲁米特的病例报道中，正常发育的胎儿，也存在女性胎儿雄性化现象。

三苯氧胺又名他莫西芬，用于治疗乳腺癌。它能影响子宫内膜，因此有可能间接危害胎儿发育。药品生产商收集的 37 名孕妇病例中，共发现 19 例健康的新生婴儿、2 例颅面畸形儿童。一位母亲从怀孕直到第 4 个月，一直服用他莫西芬，其孩子在 2 岁时被确诊为阴道腺瘤。妊娠期服用他莫西芬也有正常妊娠的数据资料，因此目前还没有足够的数据进行风险评估。

醋酸环丙孕酮是生育年龄人群最常用的抗雄激素物质，它常和炔雌醇联用。但因为该制剂疑似可引起肝脏肿瘤，德国药物和医学产品协会（The German Institute for Drugs and Medical Products）限制了它的使用，仅用于治疗雄性激素过量的症状和瘢痕性痤疮。醋酸环丙孕酮的抗雄性性征作用可能会对胎儿存在潜在性影响，导致男性胎儿女性化。厂商报道了 44 例在妊娠期意外接触环丙孕酮的男性胎儿，其中 38 例在胎儿生殖器官形成期应用了环丙孕酮；23 例以每天 2 mg 的剂量贯穿整个胎儿生殖器官形成期；5 例孕妇以每天 25～100 mg 的高剂量在胎儿生殖器官形成期应用该药物；在以上情况下，出生的男孩全部正常。目前还没有证据证明该药物有胎儿致畸效应，但现有的参与评估的胎儿数目有限，难以进行风险评估。

达那唑是一种人工合成的改良雄激素，同时也是一种抗雌激素物质，用于治疗子宫内膜异位、乳腺痛和遗传性血管神经性水肿。妊娠 8 周后每天摄入 200 mg 及以上的孕妇，其胎儿存在女性胎儿男性化的风险。虽然产前用药的女孩内生殖器正常，但其中半数以上存在一定程度的阴蒂肥大或完全发育的女性假两性畸形。

妊娠期是绝对禁止使用抗雌激素物质、抗雄激素物质和达那唑。意外使用无须终止妊娠。产前的高分辨率超声波检查可发现因反复高剂量用药后导致的女性胎儿外生殖器发育异常。

（六）米非司酮（RU486）

米非司酮是一种类固醇类抗孕激素制剂，具有抗孕激素和抗糖皮质激素作用。现已被多个国家认可为堕胎药。妊娠早期终止妊娠，需要米非司酮600 mg，若联合使用前列腺素制剂，则只需200 mg便可起效。米非司酮可与内源性孕酮竞争结合形成受体，产生较强的抗孕酮作用，使妊娠的蜕膜及绒毛组织变性，内源性的前列腺素释放，促使黄体生成素分泌下降，加快黄体退化，从而使依赖于黄体发育的胚囊坏死，导致流产。米非司酮还可增加子宫肌肉的收缩性，并对胎盘孕酮、绒膜促性腺激素和催乳激素的分泌有影响。由于其抗孕酮特性，米非司酮原先主要被用于终止早期妊娠。在"抗妊娠"方面，不同于避孕药的是，米非司酮在妊娠后仍有效。有相关研究发现，米非司酮在促进宫颈成熟、引产以及治疗子宫内膜异位和子宫肌瘤等方面都具有良好的疗效。米非司酮可以透过胎盘，但动物实验发现，它不会影响胎儿孕酮、雌二醇和肾上腺皮质激素的浓度，仅提高醛固酮的浓度。由于相关资料太少，尚不确定本药对人类是否有致畸性。

虽然米非司酮流产的成功率较高，但也并非百分百成功。有病例报道了妊娠早期使用米非司酮后出生的正常胎儿。在单独使用米非司酮或与前列腺素联合使用来终止妊娠早期失败的71例病例中，8例胎儿或婴儿出现了不同类型的异常，其中4例有马蹄足内翻畸形。现仍缺乏足够的对照研究来评估米非司酮造成的发育异常的程度。如果意外使用了米非司酮后，未终止妊娠，可以用详细的超声波评估胎儿的发育状况。

（七）克罗米酚

克罗米酚主要用于促排卵，可过度刺激卵巢，增加双胞胎的发生率。克罗米酚的半衰期约为5天，在用药后6周还可在粪便中检出其代谢物。因此若是母亲妊娠前摄入了这种药物，仍然可能对胎儿造成影响。需要注意的是，高剂量促排卵药物的应用还可能会增加早期胚胎非整倍体出现的概率，导致植入率下降以及流产率上升。

一项基于人群的病例对照研究结果表明，在受孕前90天和妊娠前3个月应用克罗米酚孕妇，不增加神经管缺陷（NTD）的风险。但是，另一个回顾性病例对照研究却发现，克罗米酚有增加重度阴茎阴囊尿道下裂的风险，但轻微或中等程度阴茎阴囊尿道下裂的风险却没有增加。克罗米酚与尿道下裂的关系需要更多的研究来证实。

日本一项时间跨度长达5年多的由克罗米酚诱导排卵的1 034个妊娠病例研究发现，在出生的935个孩子中，有2.3%存在可识别的出生缺陷。该结果与对照组差异不显著。目前研究显示克罗米酚致畸效应微小，还有待更多研究确证。

二、妊娠期避孕药的合理使用

（一）甾体避孕药

现甾体避孕药可分为口服剂、注射剂及缓释剂3类，日常主要使用口服类避孕药，包括复方炔诺酮、左炔诺孕酮等。中国专家共识认为，复方口服避孕药本身无致畸作用，不会增加胎儿先天性畸形的风险，且对染色体无影响。

WHO于2010年6月发表了对左炔诺孕酮紧急避孕药（LNG-ECP）的安全性声明，声明指出使用包括LNG-ECPs在内的激素类避孕药不会对今后的生育造成影响。左炔诺孕酮的半衰期是8.8～11小时，即约过3天时间，药物在体内几乎没有留存，如果在妊娠早期误服LNG-ECPs，其对发育中的胎儿并没有伤害。

还没有发现在妊娠8周后的敏感时期使用避孕剂量的孕酮制剂能引起性别差异。在妊娠早期意外使用孕酮制剂避孕药物，不需要终止妊娠。

关于口服避孕药与21-三体综合征之间的关系，有些研究结果认为不存在相关性，而有些研究表示，其子女患21-三体综合征的风险可增至原来的2.8倍。口服避孕药种类较多，含量和成分不一，需综合分析考虑。

（二）外用避孕药——宫内节育器

铜制宫内节育器避孕可增加女性输卵管内的铜浓度，但不改变血清中的铜和铜蓝蛋白的浓度。很多研究指出，节育环仍在体内时，受孕胚胎的自然流产和早产概率高于已经移去节育环的病例，但还没有致畸率增加的报道。

（三）男用避孕药——杀精避孕剂

非处方类（OTC）杀精剂主要成分为壬苯醇醚-9，其剂型包括脂状、膏状、片剂和泡沫状。普遍认为用这种避孕方式是无害的，但有研究发现，700 多名母亲在受孕期间使用此类阴道避孕药后，婴儿畸形率略有上升，但缺乏可证实该结论的其他研究。还有一些文章指出，杀精剂会破坏阴道黏膜并扰乱阴道菌群，从而增加使用者感染 HIV 的危险。目前还没有证据表明使用含有壬苯醇醚-9 的阴道杀精剂类避孕药会导致婴儿出生缺陷。

参考文献

[1] Bibbo M, Gill WB. Screening of Adolescents Exposed to Diethylstilbestrol in Utero [J]. Pediatric Clinics of North America, 1981, 28 (2): 379 - 388.

[2] Das C, Catt K. Antifertility actions of the progesterone antagonist RU 486 include direct inhibition of placental hormone secretion [J]. The Lancet, 1987, 330 (8559): 599 - 601.

[3] Einarson TR, Koren G, Mattice D, et al. Maternal spermicide use and adverse reproductive outcome: a meta-analysis [J]. Am J Obstet Gynecol, 1990, 162 (3): 655 - 660.

[4] Ericson A, Källén B, Lindsten J. Lack of correlation between contraceptive pills and Down's syndrome [J]. Acta Obstet GynecolScand, 1983, 62 (5): 511 - 514.

[5] Harlap S, Shiono PH, Ramcharan S. Congenital abnormalities in the offspring of women who used oral and other contraceptives around the time of conception [J]. Int J Fertil, 1985, 30 (2): 39 - 47.

[6] Herbst AL, Poskanzer DC, Robboy SJ, et al. Prenatal exposure to stilbestrol. A prospective comparison of exposed female offspring with unexposed controls [J]. N Engl J Med, 1975, 292 (7): 334 - 339.

[7] Källén B. Maternal use of oral contraceptives and Down syndrome [J]. Contraception, 1989, 39 (5): 503 - 506.

[8] Li DK, Daling JR, Mueller BA, et al. Oral contraceptive use after conception in relation to the risk of congenital urinary tract anomalies [J]. Teratology, 1995, 51 (1): 30 - 36.

[9] Lim BH, Lees DA, Bjornsson S, et al. Normal development after exposure to mifepristone in early pregnancy [J]. Lancet, 1990, 336 (8709): 257 - 258.

[10] Martínez-Frías ML, Bermejo E, Rodríguez-Pinilla E, et al. Periconceptional exposure to contraceptive pills and risk for Down syndrome [J]. J Perinatol, 2001, 21 (5): 288 - 292.

[11] Meijer WM, De Jong-Van Den Berg LT, Van Den Berg MD, et al. Clomiphene and hypospadias on a detailed level: signal or chance? [J]. Birth Defects Res AClin Mol Teratol, 2006, 76 (4): 249 - 252.

[12] Peyron R, Aubény E, Targosz V, et al. Early termination of pregnancy with mifepristone (RU 486) and the orally active prostaglandin misoprostol [J]. N Engl J Med, 1993, 328 (21): 1509 - 1513.

[13] Pons JC, Imbert MC, Elefant E, et al. Development after exposure to mifepristone in early pregnancy [J]. Lancet, 1991, 338 (8769): 763.

[14] Rosa FW. Virilization of the female fetus with maternal danazol exposure [J]. Am J Obstet Gynecol, 1984, 149 (1): 99 - 100.

[15] Rosenstein IJ, Stafford MK, Kitchen VS, et al. Effect on normal vaginal flora of three intravaginal microbicidal agents potentially active against human immunodeficiency virus type 1 [J]. J Infect Dis, 1998, 177 (5): 1386 - 1390.

[16] Schaefer C, Peters P, Miller RK. Drugs during pregnancy and lactation: treatment options and risk assessment [M]. Academic Press, 2014.

[17] Stafford MK, Ward H, Flanagan A, et al. Safety study of nonoxynol-9 as a vaginal microbicide: evidence of ad-

verse effects ［J］. JAcquir Immune Defic Syndr Hum Retrovirol，1998，17（4）：327-331.

［18］ Wollen AL，Sandvei R，Skare A，et al. The localization and concentration of copper in the fallopian tube in women with or without an intrauterine contraceptive device ［J］. Acta Obstet Gynecol Scand，1994，73（3）：195-199.

［19］ 复方口服避孕药临床应用中国专家共识专家组. 复方口服避孕药临床应用中国专家共识 ［D］. 中华妇产科杂志，2015，50（2）：81-91.

［20］ 李建花. 米非司酮联合宫瘤消胶囊治疗子宫肌瘤患者的效果 ［J］. 饮食保健，2020，7：76.

［21］ 刘治军，党国红. 蛋白同化激素与竞技运动 ［J］. 临床药物治疗杂志，2008，6（3）：3.

［22］ 乔杰，马彩虹，刘嘉茵，等. 辅助生殖促排卵药物治疗专家共识 ［J］. 生殖与避孕，2015，35（4）：13.

［23］ 吴尚纯. 解读世界卫生组织对左炔诺孕酮紧急避孕药的安全性声明 ［J］. 中国计划生育和妇产科，2010，02（5）：8-10.

［24］ 张宇馨，蔡卫民. 他莫昔芬的遗传药理学研究及其临床应用 ［J］. 世界临床药物，2009（11）：4.

［25］ Schaefer C，Peters P，Miller RK. Drugs during pregnancy and lactation：treatment options and risk assessment ［M］. 山丹，杨东凯，罗辉，等译. 北京：科学出版社，2010.

第十八章　妊娠期抗感染药的使用

一、妊娠期抗感染治疗

感染性疾病是妊娠期常见病症，可能影响孕妇和胎儿的健康，是临床导致不良妊娠和胎儿缺陷的重要原因。妊娠早期感染可能会导致流产和死胎等，妊娠中晚期感染可能会导致胎膜早破、低出生体重儿和畸形等并发症。过去认为，妊娠期应用抗感染药可能会对胎儿产生不利影响，常常避免使用。近年来的研究表明，科学地使用抗菌药对孕妇和胎儿均有益处。

抗菌药（antibacterial agents）一般是指具有杀菌或抑菌活性的药物，包括各种抗生素，如磺胺类、咪唑类、硝基咪唑类、喹诺酮类等药。对所有使用抗感染药的患者来说，抗感染药必须在有指征的情况下才能使用，不能滥用。指征条件如下。①根据患者的症状、体征及血、尿常规等实验室检查结果，初步诊断为细菌性感染以及经病原检查确诊为细菌性感染。②由真菌、结核分枝杆菌、非结核分枝杆菌、支原体、衣原体、螺旋体、立克次体及部分原虫等病原微生物所致的感染。

缺乏细菌及上述病原微生物感染的证据，诊断不能成立者，以及病毒性感染者，像流感病毒感染，均无指征应用抗菌药。

整个妊娠期，孕妇用药后，药物既存在于母体，又可通过胎盘进入胎儿体内。对胎儿的影响程度取决于药物的剂量、持续使用时间、通过胎盘的速度和程度、胎儿的发育程度及胎儿对药物的反应。妇女妊娠后，身体的各个系统和器官，都发生了一系列变化，这些变化可能改变药物在体内的药物代谢动力学特点，如妊娠期血容量增加，药物的分布溶剂增大；妊娠期肝微粒体酶活性增强，药物代谢能力增强等。因此，妊娠期使用抗感染药时，为保证母婴安全，最好先咨询医生或药师，根据病原菌种类、感染发生的部位、感染严重程度和患者自身的情况制订抗菌药治疗方案。医生或药师必须对抗感染药的抗菌原理，使用剂量了解清晰，才能更好的制订抗菌用药方案（包括药物品种、剂量、给药次数、给药途径、疗程及联合用药等），最大限度地降低药物对胎儿的不利影响。

二、妊娠期抗感染药的合理使用

（一）青霉素类

青霉素类属于β-内酰胺类药，其作用机制是阻碍细菌细胞壁的合成。由于哺乳动物的细胞无细胞壁，所以治疗剂量下的青霉素对孕妇和胎儿的毒性很低。临床上常使用的种类有：阿莫西林、氨苄西林、哌拉西林、美洛西林、苯唑西林、青霉素G、青霉素V等。青霉素最常见的不良反应是过敏反应，使用前应先进行皮试。若对青霉素过敏，常用红霉素代替治疗。目前尚无资料证明青霉素有胚胎毒性或致畸作用。有报道指出，妊娠中晚期应用青霉素后可能提升胎儿出现唇裂的风险，但尚未确证。孕妇使用青霉素治疗梅毒时，可能会出现赫克斯海默尔反应（表现为头痛和肌痛），建议在孕妇子宫收缩时对胎儿进行检查，防止早产。不同种类的青霉素在妊娠期的安全性没有明显差别。妊娠期抗感染首选治疗剂量的青霉素。

（二）头孢菌素类

头孢菌素类也属于β-内酰胺类抗生素，作用原理同青霉素，但是比青霉素抗菌谱更广。头孢菌素类可引发超敏反应，一些青霉素过敏患者对头孢菌素也过敏。头孢菌素类按抗菌特点结合开发年代，可分为4代。

第一代：①主要作用于革兰氏阳性菌，对革兰氏阴性菌的抗菌作用差。②对肾脏毒性较大，肌内注射易产生局部刺激等。③对β-内酰胺酶不稳定。④不易透过血-脑屏障。常用的品种有头孢氨苄、头孢唑林、头孢拉定等。

第二代：①对革兰氏阴性菌的抗菌作用比第一代头孢菌素强，且对流感嗜血杆菌、沙雷菌属、类杆菌属也有效，但对某些肠杆菌属及铜绿假单胞菌无效。②不良反应比第一代小。③对多数β-内酰胺酶稳定，对第一代头孢菌素耐药的细菌一般也有效。④脑膜有炎症时头孢呋辛酯可进入脑脊液。常用的品种有头孢呋辛、头孢西丁、头孢克洛、头孢替安、头孢孟多等。

第三代：①抗菌谱比第一、第二代头孢菌素更广、更强、作用时间更长。②不良反应更少，对肾脏几乎无毒性。③对β-内酰胺酶更稳定。④对细菌细胞膜的渗透性比第二代头孢菌素更强，可分布于体内各部分，有一定量可渗透入到脑脊液中。目前临床上常用的品种有：注射用品种，头孢噻肟、头孢曲松、头孢地嗪等；对铜绿假单胞菌有较强抗菌活性的注射用品种，头孢他啶、头孢哌酮等；口服品种，头孢克肟、头孢布坦、头孢地尼、头孢他美酯等。

第四代：①独特的分子结构，使药物很快进入菌体，抗菌作用强，抗菌谱广及耐β-内酰胺酶的能力均超过第三代。常用的品种有头孢吡肟、头孢噻利、头孢匹罗、头孢可定等。

目前，尚无证据证明头孢菌素类抗生素有胚胎毒性和致畸作用。波兰独立公共医疗中心的 Manka 教授的一项研究称孕妇在整个妊娠期应用头孢菌素类抗生素，没有对胎儿身体和神经的发育产生影响。

（三）其他β-内酰胺类

部分细菌会通过产生β-内酰胺酶使青霉素类和头孢菌素类药水解失活，因此，青霉素类和头孢菌素类抗菌药在治疗中常与β-内酰胺酶抑制药（如克拉维酸、舒巴坦、他唑巴坦等）联合使用，β-内酰胺类抗生素和β-内酰胺酶抑制药可通过胎盘，在胎儿体内达到较高浓度，但在妊娠期可快速消除，目前尚无致畸作用或不良反应的相关报道。

另外，还有一些人工合成的β-内酰胺类抗生素，如氨曲南、亚胺培南和美罗培南，此类药物对革兰氏阴性菌，特别是肠道杆菌有很强的抗菌作用，对β-内酰胺酶高度稳定。

孕妇在确有应用指征时可应用头孢菌素类药，若在使用青霉素或头孢菌素产生耐药性时，可改用其他β-内酰胺类抗生素或β-内酰胺酶抑制药进行治疗。

（四）大环内酯类（酯化物除外）

大环内酯类抗生素的作用机制是阻碍细菌蛋白质合成，抑制细菌生长，对于支原体、衣原体、弓形体感染有效，对一般细菌引起的呼吸道感染也有效，这类药物毒性较低。感染支原体、衣原体、弓形体或对青霉素过敏的患者，可选择此类药物。红霉素是使用最久的大环内酯类药，之后研发的大环内酯类药包括阿奇霉素、克拉霉素、竹桃霉素、交沙霉素、麦迪霉素、罗红霉素等，其中较为有代表性的是阿奇霉素。它与红霉素特点相似，但是药物代谢动力学特点和抗菌活性不同。新的大环内酯类抗生素半衰期较长，胃肠道反应较小。

一般认为，红霉素是一种在妊娠期可安全使用且有效的抗生素，在妊娠早期使用红霉素并不会使畸胎的发生增加。但是关于大环内酯类抗生素的使用情况资料仍很有限。有一份动物实验表明，妊娠期小鼠应用大环内酯类抗生素后，胎鼠心血管畸形的发生率增加。然而在人类治疗剂量下，心血管畸形或其他重大畸形的发生率并未增加。

妊娠期首选的大环内酯类抗生素是红霉素，红霉素是使用最久的大环内酯类抗感染药，安全性已得到验证。其次为第二代大环内酯类抗生素，如阿奇霉素、克拉霉素等。在妊娠中后期，孕妇不宜使用依托红霉素和醋竹桃霉素，这两种药物会导致孕妇肝损伤，肝毒性在妊娠后期更为明显，很难逆转。乙酰螺旋霉素可在孕妇妊娠早期作为治疗弓形虫病的药物。

（五）四环素类

四环素是人类较早发明的抗感染药，目前仍在广泛使用。它通过干扰细菌蛋白质的合成来达到抗菌的目的，可以作用于多种细菌，属于广谱抗生素。常用有金霉素、四环素、多西环素、米诺环素和替加环素等。四环素类抗生素可穿过胎盘，并可与钙离子紧密结合，这种紧密的连接在妊娠 16 周左右会影响胎儿牙齿和骨骼的发育，引起牙齿黄染和骨骼发育异常。20 世纪 50～60 年代，四环素在妊娠晚期的广泛使用，使胎儿牙齿黄染的案例频发。自此四环素成为了妊娠期禁忌药物。

（六）氨基糖苷类药

此类药主要针对革兰氏阴性菌，通过抑制细菌蛋白质的合成而产生抑菌作用，可迅速透过胎盘聚集在胎儿的血浆、肾和羊水中。母亲用药后，胎儿的血药浓度一般是母亲的 20%～40%。这类药物一般是静脉给药，肠道吸收量很小，常用种类包括阿米卡星、庆大霉素、卡那霉素、链霉素和妥布霉素等。研究已证明，母亲在妊娠期服用氨基糖苷类药可能导致胎儿先天性失聪或严重的听力障碍。同时，动物实验观察到，产前使用氨基糖苷类药可能会引起肾功能损伤，毒性与服药剂量相关。氨基糖苷类抗生素可分布在胎儿的肾中，尽管尚未有关于人类胎儿肾毒性的报道，但仍存在一定的风险。有病例报道，妊娠早期服用庆大霉素和环丙沙星，胎儿发生了肾异常。因此，使用氨基糖苷类药应谨慎，此类药物仅在发生危及孕妇生命的感染时使用。

（七）氯霉素

氯霉素是通过干扰细菌蛋白的合成来达到抑菌目的。氯霉素能通过胎盘屏障，有毒性，可引发严重的粒细胞缺乏症。妊娠后期使用氯霉素可导致灰婴综合征（表现为呕吐、低体温、呼吸抑制等），对胎儿产生危害。不过目前尚无证据表明氯霉素可增加畸胎的发生率。妊娠期应慎用氯霉素。

（八）磺胺类药

磺胺类药是最早的抗菌药之一，它通过阻滞细菌的代谢达到抑制细菌生长的目的。磺胺类抗菌药可穿过胎盘进入胎儿体内，并达到母体的 50%～90%。磺胺类药并不会使发生畸胎的危险性增高，但是在胎儿体内，磺胺类药可与胆红素竞争性结合血浆中白蛋白的结合位点，使游离的胆红素增多，导致新生儿发生高胆红素血症的概率升高。

磺胺类抗生素常和其他抗生素合用，如常用的复方新诺明是磺胺甲噁唑和甲氧苄啶的复方制剂，甲氧苄啶能够拮抗细菌中的叶酸。在青霉素类或头孢菌素类抗生素产生耐药性时，磺胺甲噁唑和甲氧苄啶可作为治疗泌尿道感染的替代药。妊娠初期，使用甲氧苄啶或磺胺甲噁唑时，建议孕妇每天补充 0.5 mg 叶酸。

（九）喹诺酮类

喹诺酮类药通过干扰细菌 DNA 代谢而起到杀菌作用。高剂量还可以干扰细菌的 RNA 和蛋白质合成从而更进一步杀菌。喹诺酮类药与钙离子有很高的亲和力，会与骨组织和软骨紧密结合，使该类药物常分布在未成熟的软骨中。新型的氟喹诺酮类药物包括环丙沙星、诺氟沙星、加替沙星、氧氟沙星、左氧氟沙星、莫西沙星、司帕沙星等，该类药物有很好的抗菌活性和药物代谢动力学特性，适合复杂的系统性感染。实验证明喹诺酮类药可通过胎盘屏障在羊水中被检测。在妊娠初期使用氟喹诺酮，一般不会引发胎儿的先天畸形或者产生其他严重的不良反应。诺氟沙星、环丙沙星可在妊娠期安全使用，其他种类尚缺乏安全使用的证据。动物实验中发现喹诺酮可引起胎崽软骨损伤，造成关节病，这种不良反应与治疗剂量和持续时间密切相关，且仅发生在动物的敏感时期。到目前为止，人类研究中尚未发现肌肉和骨骼功能的异常，但有学者担心，孕妇在产前服用喹诺酮类药可能导致胎儿的骨骼发育畸形。因此，仅在复杂性感染时，喹诺酮类药可作为耐药性抗生素的替代药，其中环丙沙星和诺氟沙星临床用药经验较多，可优先选择。

（十）多肽类抗生素

多肽类抗生素通过改变敏感菌细胞质膜的通透性达到抗菌作用，主要针对革兰氏阳性菌，常用药物有万古霉素、多黏菌素 E 和多黏菌素 B 等。万古霉素常用于治疗多重耐药性葡萄球菌，对胎儿的安全性资料比较少。多黏菌素也尚未有致畸的报道，相关资料也很有限。此类药物仅在发生危及孕妇生命的感染时被允许使用。

（十一）林可酰胺类抗生素

林可酰胺类抗生素可抑制细菌蛋白质合成，抗菌谱窄，对大多数革兰氏阳性菌有抗菌作用，但大多数革兰氏阴性菌均对其耐药。敏感菌包括肺炎链球菌、A 群链球菌、甲型溶血性链球菌、金黄色葡萄球菌、白喉棒状杆菌等。临床常用药有林可霉素、氯林可霉素、克林霉素等。

尚未有林可霉素与先天性缺陷相关的报道，该抗生素可通过胎盘，进入脐血的浓度约是血浆浓度的 25％。对 302 例在妊娠不同时期口服林可霉素 2 g/d×7 天治疗的患者所生的子代在出生后 7 年内进行不同时间间隔的评估，结果显示，与对照组相比，实验组观察到的畸形发生率和迟发性发育障碍并无增加。阴道内应用氯林可霉素可能导致阴道内大肠埃希菌菌群的暂时增加。一项随机试验提出使用氯林可霉素阴道治疗后使早产的趋势增加。在一项随机的安慰剂——对照试验中，给有早产风险的女性预防性地通过阴道应用氯林可霉素并没有阻止早产，且该组新生儿感染的概率显著升高。另一项研究显示，用克林霉素阴道乳膏治疗女性阴道炎，可明显延长妊娠期和降低新生儿的护理成本。

（十二）抗真菌药

妊娠期抗真菌药的使用需求越来越大，部分孕妇免疫功能低下，更易受真菌感染。①两性霉素 B 是一种全身性用多烯类抗真菌药，是最老的抗真菌药之一。它与麦角固醇结合，形成跨膜毛孔，离子外漏从而导致真菌死亡。两性霉素 B 抗菌谱广，覆盖多数酵母。两性霉素 B 被 FDA 归为 B 类，被视为妊娠期使用最安全的抗真菌药，也是主要用药。两性霉素 B 脂质体也被认为是安全的。②全身性唑类抗真菌药，包括酮康唑、氟康唑、伊曲康唑、伏立康唑和泊沙康唑等，这类药物通过作用于 C14α 的去甲基过程，抑制真菌细胞膜的主要成分麦角固醇的合成。动物实验和人体试验表明唑类抗真菌药可能致畸。③棘白菌素类抗真菌药，如卡泊芬净，作用机制是抑制参与真菌细胞壁合成的 1,3-β-D-葡聚糖的合成。抗菌谱广，能抑制包括念珠菌属、曲霉属和酵母等。动物实验表现出胚胎毒性和致畸性，但是尚未明确卡泊芬净可否通过人胎盘屏障，目前无卡泊芬净在妊娠期应用的报道。④局部用抗真菌药，包括三唑类、特比萘芬、制霉菌素、环吡酮胺、阿莫罗芬、碘化钾等，局部用抗真菌药吸收均很差，除了可引起胎儿甲状腺肿的碘化钾之外，其他药均可在妊娠期使用。

两性霉素 B 及其脂质体衍生物被认为是妊娠期治疗任何侵袭性真菌感染的基石。妊娠期的浅部真菌感染需局部治疗的情况，可使用局部抗真菌药；需要全身性治疗的情况，如灰指甲、着色真菌病、足菌肿等，应在分娩后再接受治疗。

总之，妊娠期用药需持谨慎态度，如必须用药，则最好咨询医生或药师，把药物对胎儿的危害减少到最低限度，以达到治疗及优生的目的。

参考文献

[1] Briggs GG, Freeman RK, Yaffe SJ, et al. Drugs in pregnancy & lactation [M]. Drugs in pregnancy & lactation, 2005.

[2] Czeizel AE, Rockenbauer M, Sørensen HT, et al. Augmentin treatment during pregnancy and the prevalence of congenital abnormalities: a population-based case-control teratologic study [J]. Eur J Obstet Gynecol Reprod Biol, 2001, 97 (2): 188-192.

[3] Donders GG. Bacterial vaginosis during pregnancy: screen and treat? [J]. Eur J Obstet Gynecol Reprod Biol, 1999, 83 (1): 1-4.

[4] Donders GG. Treatment of sexually transmitted bacterial diseases in pregnant women [J]. Drugs, 2000, 59 (3): 477-485.

[5] Drinkard CR, Shatin D, Clouse J. Postmarketing surveillance of medications and pregnancy outcomes: clarithromycin and birth malformations [J]. Pharmacoepidemiol Drug Saf, 2000, 9 (7): 549-556.

[6] Duignan NM, Andrews J, Williams JD. Pharmacological studies with lincomycin in late pregnancy [J]. Br Med J, 1973, 3 (5871): 75-78.

［7］ Einarson A，Phillips E，Mawji F，et al. A prospective controlled multicentre study of clarithromycin in pregnancy ［J］. Am J Perinatol，1998，15（9）：523-525.

［8］ Joesoef MR，Schmid GP，Hillier SL. Bacterial vaginosis：review of treatment options and potential clinical indications for therapy ［J］. Clin Infect Dis，1999，28 Suppl 1：S57-65.

［9］ Larsson PG，Fåhraeus L，Carlsson B，et al. Late miscarriage and preterm birth after treatment with clindamycin：a randomised consent design study according to Zelen ［J］. BJOG，2006，113（6）：629-637.

［10］ Mallié JP，Coulon G，Billerey C，et al. In utero aminoglycosides-induced nephrotoxicity in rat neonates ［J］. Kidney Int，1988，33（1）：36-44.

［11］ Manka W，Solowiow R，Okrzeja D. Assessment of infant development during an 18-month follow-up after treatment of infections in pregnant women with cefuroxime axetil ［J］. Drug Saf，2000，22（1）：83-88.

［12］ Mantovani A，Macrì C，Stazi AV，et al. Tobramycin-induced changes in renal histology of fetal and newborn Sprague-Dawley rats ［J］. Teratog Carcinog Mutagen，1992，12（1）：19-30.

［13］ Vermeulen GM，Bruinse HW. Prophylactic administration of clindamycin 2% vaginal cream to reduce the incidence of spontaneous preterm birth in women with an increased recurrence risk：a randomised placebo-controlled double-blind trial ［J］. Br J Obstet Gynaecol，1999，106（7）：652-657.

［14］ Medina A，Fiske N，Hjelt-Harvey I，et al. Absorption，diffusion，and excretion of a new antibiotic，lincomycin ［J］. Antimicrob Agents Chemother（Bethesda），1963，161：189-196.

［15］ Mickal A，Panzer JD. The safety of lincomycin in pregnancy ［J］. Am J Obstet Gynecol，1975，121（8）：1071-1074.

［16］ Patil AS，Sheng JS，Dotters-Katz SK，et al. Principles of Anti-infective Dosing in Pregnancy ［J］. Clin Ther，2016，38（9）：2006-2015.

［17］ Rac H，Gould AP，Eiland LS，et al. Common Bacterial and Viral Infections：Review of Management in the Pregnant Patient ［J］. Ann Pharmacother，2019，53（6）：639-651.

［18］ Niic RP，Gic N，Gic C，et al. Urinary tract infections in pregnancy ［J］. Romanian Journal of Medical Practice，2021，16（S3）：40-44.

［19］ Schaefer C，Peters PWJ，Miller KM. Drugs During Pregnancy and Lactation，Second Edition ［M］. Academic Press，2007.

［20］ Schick B，Hom M，Librizzi R，et al. Pregnancy outcome following exposure to clarithromycin ［J］. Reproductive Toxicology，1996，2（10）：162.

［21］ Yaris F，Kesim M，Kadioglu M，et al. Gentamicin use in pregnancy. A renal anomaly ［J］. Saudi Med J，2004，25（7）：958-959.

［22］ 曹泽毅. 中华妇产科学（第3版）［M］. 北京：人民卫生出版社，2014.

［23］ 《抗菌药物临床应用指导原则》修订工作组. 抗菌药物临床应用指导原则：2015年版 ［M］. 北京：人民卫生出版社，2015.

［24］ 冷霜. 妊娠期抗感染药物的药物应用 ［J］. 医药前沿，2014（12）：201-202.

［25］ 李帼姬，陈画虹，梁敏洪. 妊娠期合并呼吸道感染住院患者抗菌药物应用分析 ［J］. 中国医院用药评价与分析，2013（6）：3.

［26］ 路爱玲，刘红. 妊娠期抗感染药物的合理应用 ［J］. 中华临床医学研究杂志，2007，013（012）：1716-1717.

［27］ Schaefer C，Peters P，Miller RK. Drugs during pregnancy and lactation：treatment options and risk assessment ［M］. 山丹，杨东凯，罗辉，等译. 北京：科学出版社，2010.

第十九章　妊娠期抗肿瘤药的使用

一、妊娠期恶性肿瘤的治疗

妊娠合并恶性肿瘤比较罕见，发病率为 0.1‰～0.2‰。随着 3 胎政策的放开和辅助生殖技术的发展，孕产妇平均年龄增大，妊娠合并恶性肿瘤的发病率日趋上升。妊娠期最常见的恶性肿瘤有乳腺癌、宫颈癌、恶性黑色素瘤和淋巴瘤，占妊娠期恶性肿瘤的 70%～80%，另外还有卵巢癌、白血病、甲状腺癌和结肠癌等。妊娠合并恶性肿瘤对母婴危害性大，且漏诊率高。因此，研究此类疾病显得尤为必要。考虑到全身治疗对胎儿的毒性，既往都尽量避免对妊娠期肿瘤患者进行抗肿瘤治疗。目前妊娠是否会影响肿瘤患者的预后尚存在争议。对于特定的患者，在妊娠期进行抗肿瘤治疗是可行的。妊娠期肿瘤患者的治疗需要考虑肿瘤类型和分期、孕龄及患者的身体和心理状况等多种因素，进行权衡利弊，充分评估治疗的获益和风险。为保证治疗安全顺利进行，该类特殊患者的诊治过程尤其需要临床药师参与，以便为其提供个体化治疗方案。

（一）妊娠对恶性肿瘤的影响

妊娠使恶性肿瘤的发现和诊断变得困难。主要有以下 3 个方面的原因。①妊娠期的女性主要是处于孕龄期的年轻女性，有悖于恶性肿瘤好发于老龄阶段的常规临床经验，在这种背景下，患者及医生通常会放松对恶性肿瘤的警惕。国内相关文献发现，妊娠合并恶性肿瘤患者年龄范围为 20～44 岁，中位年龄 28 岁。②出于对胎儿健康的考虑，患者对一些本该做的检查予以拖延，甚至拒绝，如妇科阴道检查、胸部 X 线检查、磁共振成像等，最终造成漏诊。③妊娠期特殊的生理状态容易与疾病早期表现混淆。如妊娠早期的早孕反应可能与消化道肿瘤的表现相似；妊娠早期少量阴道出血的先兆流产与宫颈癌的表现相似；随着孕周增大，腹围增加，与腹盆腔肿瘤占位相似；妊娠期肝内胆汁淤积症与肝癌表现相似等。

没有充分的证据表明妊娠本身会影响恶性肿瘤的发生，但妊娠会影响其生长。首先，妊娠期妇女的循环血流会增加 40%～45%，平均增加 1 450 ml，子宫血流量比非妊娠期增加 4～6 倍，血流量为 450～650 ml/min，肿瘤生长部位的供血也相应增加，这无疑会促进肿瘤的生长，尤其是生殖系统肿瘤。有研究表明，5% 的宫颈上皮内瘤变 Ⅰ～Ⅱ 级在妊娠期会转变成浸润癌。霍奇金病是妊娠期最好发的血液系统恶性肿瘤，有 3% 的霍奇金病与妊娠相关。其次，妊娠期妇女处于免疫抑制状态，胎盘产生的免疫抑制因子及孕酮均具有抑制免疫细胞功能的作用，这使得肿瘤逃离了人体免疫屏障而更易于发生全身转移。胎盘分泌性激素可加速恶性肿瘤的生长，近 90% 的脑膜瘤组织中存在孕激素受体，1/3 的脑膜瘤组织中存在雌激素受体，由于妊娠期及哺乳期的女性合成雌激素和孕激素的能力增加，因此会导致如子宫内膜癌、乳腺癌的生长，亦容易复发。

（二）恶性肿瘤对妊娠的影响

生殖系统肿瘤根据肿瘤的大小、位置、分期及侵蚀性大小和是否分泌激素，对早期胚胎的发育影响都不相同。对于非生殖系统的肿瘤，在妊娠早期一般不影响胚胎的种植和生长发育。但如果肿瘤发展至晚期全身转移，乃至出现恶病质状态，则严重威胁母婴安全。因此，恶性肿瘤大大增加了剖宫产率，使得早产儿和低体质量出生儿的风险随之上升。

（三）妊娠合并恶性肿瘤的诊治

因为妊娠合并恶性肿瘤严重影响母婴健康，因此对其进行管理至关重要。妊娠合并恶性肿瘤的黄金诊断法是，处理恶性肿瘤不应以是否妊娠而差别对待。在诊治过程中需首要考虑恶性肿瘤的预后和长期生存率。与此同时，应考虑到化疗药物对胎儿近期和远期的影响。妊娠合并恶性肿瘤具有高风险性，妊娠期应着重关注胎儿的超声监测。

维持到妊娠足月（≥37 周）再终止妊娠应是产科目标。同时，为了避免胎儿药物残留，应该在决定结束分娩的至少 3 周前最后 1 次给予化疗药物。除妇科肿瘤外，分娩方式应遵守产科常规。然而，由于剖宫产可以明确地确定分娩日期，产科医生更愿意选择这种分娩方式。值得关注的是，某些恶性肿瘤，尤其是恶性黑色素瘤患者，胎盘是最常见的胎儿转移灶，因此应该送病理认真检查。

（四）化疗对生育的影响

对于大多数恶性肿瘤患者来说，曾经的化疗并不会导致不孕，但很大程度上会增加流产或低体重儿的发生率。除了化疗持续时间、药物剂量和使用的细胞毒素药物的种类等因素外，接受化疗的年龄也会对未来生育能力产生重要影响。有研究报道了使用环磷酰胺、阿霉素和长春新碱高强度化疗对患有非霍奇金淋巴瘤的女性卵巢功能的影响。该研究显示，在 13 名患者中只有 1 名年龄最大的患者（40 岁），在化疗结束 70 个月后仍然存在卵巢功能障碍。

以往因恶性肿瘤而进行的化疗与出生缺陷的发生无明显关系。尽管很多抗肿瘤药都有诱导突变和细胞毒性作用的潜能，但尚无足够的临床研究证实这些药物会造成染色体畸变或遗传缺陷，因此没有必要进行常规的羊水穿刺或绒毛膜活检。在一份关于 2 300 例妊娠女性的调查中发现，当患恶性肿瘤的父亲接受过治疗后，其后代女性比例增高。

放疗史并不会引起个体不孕不育，除非在放疗中专门对患者的睾丸或卵巢进行了照射。曾有研究表明，如果骨盆区域被照射到，其后代出现生长发育受限的概率升高，早产的危险也会增加。关于 6 000 例家庭的研究表明，孩童时期就接受过放射治疗的男女，他们后代的遗传畸形并没有明显增加。

（五）妊娠期药物代谢动力学变化

妊娠期间药物代谢动力学发生了相应的生理性改变。随着孕妇血容量的增加，母体血白蛋白浓度降低，导致游离药物的比例增加，从而使药物具有更强的生物学活性。妊娠期孕妇动脉血 pH 略有升高，这种 pH 的变化也会影响药物-蛋白质的结合。妊娠期的肾小球滤过增加，可加速许多药物的肾清除率。孕吐、胃酸中 pH 增高及孕酮引起胃排空延迟都可导致妊娠期间的药物吸收减少。妊娠期药物代谢酶的表达和功能也会发生显著变化。因此，妊娠期化疗要考虑是否需要对药物剂量进行调整以适应与妊娠相关的某些药物的药物代谢动力学变化。

（六）药物在胎盘的转运

药物能否通过胎盘转运与其相对分子质量大小、蛋白质结合力、脂溶性和电离常数相关。相对分子质量<600 的药物可穿过胎盘，亲脂或非电离状态下的化合物也很容易通过胎盘。许多用于治疗恶性肿瘤的药物都能通过胎盘转运。在妊娠狒狒的动物模型中，实验人员在狒狒胎儿血浆中检测到阿霉素、表阿霉素、4-羟基环磷酰胺和紫杉醇，浓度分别为母体血浆浓度的 7.5%、4.0%、25% 和 1.5%，证实药物能在胎盘中转运。不仅如此，一些药物在母体中浓度相对较低的情况下也能迅速到达胎儿的循环系统。许多胎盘转运蛋白（如多药耐药蛋白、P-糖蛋白和乳腺癌耐药蛋白）可调节妊娠期药物的摄取和排出，以减少在胎儿血中的浓度。实际上，由于胎盘屏障的阻隔很多药物无法进入胎儿体内发挥作用，虽然有些药物能够少量进入，但到达胎儿体内的浓度相对较低，未必能对胎儿造成损伤。对灵长类动物的观察表明，药物到达胎儿的浓度相对于母体低得多（紫杉醇 0~1%，蒽环类药物 5%~7%，卡铂 60%）。

（七）化疗药物对胎儿和新生儿的不良影响

动物实验表明，几乎所有的抗肿瘤药都有致畸作用。化疗能损伤 DNA，包括干扰 DNA 的复制、修复和染色体的分离过程。在化疗药物诱导体细胞突变的研究中已证实许多化疗药物能诱导基因突变、染色体断裂与重排或非整倍体产生。化疗对胎儿的影响取决于以下几个方面，包括化疗药物作用的时间和长短，到达胚胎或胎儿的药物剂量，以及它们干扰细胞代谢的方式。细胞毒药物在孕妇的不同妊娠期的毒性作用是不同的。在受精过程中使用细胞毒性药物（即在受孕后 14 天内）会导致两种相反的现象：胚胎死亡或正常发育，即"全"或"无"时期。妊娠期前 3 个月化疗可发挥显著的致畸作用，尤其是在心脏、四肢、腭、神经管、眼睛和耳朵。因此，在妊娠的最初 3 个月化疗是禁止的。单用化疗药致胎儿畸形的风险为 7%～17%，而联合化疗致胎儿畸形风险可增加到 25%。一般认为妊娠中期和晚期化疗更安全，然而即使在器官形成期后化疗，损伤也仍然存在，因为眼睛、性腺、中枢神经和造血系统在妊娠中晚期仍会继续发育。妊娠期化疗还可使 DNA 氧化损伤增加，影响胎盘细胞的生长发育，导致在特定人群中胎儿生长受限发生率增加。胎儿对母体化疗有较好耐受性，部分原因是因为相对于妊娠母体，其暴露于细胞毒药物的剂量较小。胎儿与药物的接触量取决于母体药物代谢动力学（包括药物的分布体积、胎盘的代谢和排泄率）、羊水 pH 的差异和妊娠期母亲的血液动力学变化。无论是单剂还是多剂化疗，临床医生必须知道最佳的治疗时机，确保治疗方法安全有效。

化疗对胎儿的影响既有即时的，也有延迟的。推荐妊娠 35 周以后不要再使用化疗药，以避免化疗引起胎儿骨髓抑制，继发感染。理论上，暂时性骨髓抑制可导致严重感染，所以应对高危新生儿进行系统监测。暂时性的骨髓抑制可导致免疫抑制，且很可能持续一段时间，在此期间新生儿对疫苗不能产生免疫反应。因此推荐在新生儿接种疫苗时，给儿科医生相应的时间表。如接受利妥昔单抗治疗的血液病患者，其新生儿 B 细胞发育将受到选择性抑制作用，且 B 细胞水平要 3～6 个月后才能恢复正常。恶性肿瘤转移到胎盘和胎儿是非常罕见的。最常转移到胎盘和胎儿的恶性肿瘤是恶性黑色素瘤，其次是白血病和淋巴瘤。因此，胎儿出生后应仔细检查胎盘，对胎盘进行病理组织学检查，任何有胎盘转移的婴儿都被认为是高风险，应对其加以监测。建议每 6 个月随访 1 次，至少随访 2 年，重点关注原发恶性肿瘤。可用体格检查、血液化学和胸部 X 射线监测这些儿童，对于无胎盘转移的婴儿，随访与健康婴儿相似。

尽管如此，指南建议于妊娠中晚期实施肿瘤化疗，不容忽视的是该时期胎儿中枢神经系统仍在发育。一项对 84 名母亲妊娠期间患有血液病的孩子的长期随访研究发现，这些孩子的生理、神经和心理均发育正常。一项长达 19 年的对母亲妊娠期间化疗的 111 名子代的随访表明，所有子代的神经发育正常。这些研究者认为，妊娠期化疗不会损害儿童的认知发展。第二个主要研究的问题是一些潜在的心脏毒性药物对胎儿心脏发育的影响，特别是蒽环类药物和曲妥珠单抗。几篇病例报告描述了在妊娠期使用蒽环类药物后对胎儿心脏发育的毒性作用，但这些影响绝大多数是可逆的。儿科恶性肿瘤的数据表明，使用蒽环类药物的年轻患儿，可导致进行性左心室功能不全及临床停止化疗 10～20 年后的心力衰竭。在体外及动物实验表明，蒽环类药物经胎盘由母体传到胎儿相对较少，脐动脉标本的浓度不超过检测到的母体浓度的 65%。但是，因为胎儿心肌与成人心肌有显著差异，理论上较低的药物浓度可能会引起胎儿的心脏毒性。幸运的是，研究证实妊娠期暴露于化疗药物中的儿童尚未发现心脏病。在最近的一项研究中，对 50 例年龄 36 个月的曾在子宫内接受化疗的儿童进行了心功能评估，其中 26 例接触了蒽环类药物，其 12 导联心电图和详细的超声心动图检查结果与 47 名年龄和性别匹配的健康儿童相比并未发现心脏结构及功能异常。

接受淋巴瘤化疗的患者在 10 年内就有继发性白血病的危险。宫内接触化疗后继发恶性疾病的风险尚不清楚。在一项研究中，随访了 84 名儿童，直到平均年龄 18.7 岁，未观察到继发性恶性肿瘤和对生育的影响。有 1 例在子宫内暴露于环磷酰胺的儿童被报道患有恶性肿瘤，该患儿出生时就有先天性畸形，11 岁患甲状腺癌，14 岁患神经母细胞瘤；其在子宫中接触到同一种药物的双胞胎兄弟，出生时正常，身体健康。因此妊娠期暴露于化疗药的儿童有继发恶性肿瘤的可能性。心脏毒性的发生要经过很长时间，所以需要长期随访观察。

在妊娠早期诊断出患有恶性肿瘤时，很多夫妇考虑到后期治疗存在潜在的致畸风险，而选择终止妊娠。但是，有病例报道说明，接受治疗并不意味着一定会产生畸形，最终是否会出现畸形取决于所使用的化疗药物种类及剂量。在妊娠中期和晚期接受多种药物化疗，可能会导致婴儿发育受限或暂时性的骨髓活力减弱，包括胎儿贫血症、白血球减少症和血小板减少症，但很少有关于子宫内胎儿死亡的报道。

妊娠早期禁止化疗，以免影响胎儿器官发育。妊娠早期化疗药物的暴露导致先天畸形发生的风险为10%～20%。妊娠14周后化疗相对安全。在大多数情况下，胎儿是能够耐受化疗的，药物不会对其产生长期的损害。迄今为止，并没有观察到化疗对胎儿的智力发育有明显损害。神经认知问题在学龄期观察才更加明显，对生育能力的影响也需要随访到育龄期，因此化疗药物对儿童的远期影响还需长时间观察。在妊娠晚期，为了开展"无约束"的治疗方法，经常采取早产的方法以尽量避免胎儿暴露于潜在的有毒物质中。

建议因恶性肿瘤而化疗过的育龄人群最好等待一段时期后再怀孕，一般女性是 2 年，男性是 6 个月，如果受孕，夫妻应在相关医疗小组的帮助下，详细了解相关的危险，并且根据肿瘤的类型和分期，做出使用抗肿瘤药或终止妊娠的决定。在妊娠期间，每一种恶性肿瘤都需要单独会诊和治疗，以保证妊娠女性的最佳生存机会。在妊娠期间的恶性肿瘤治疗中，除了妇科检查外，也有必要进行详细的胎儿超声波检查，确保胎儿的形态发育正常。

二、妊娠期抗肿瘤药的合理使用

用于恶性肿瘤化疗的药物分为 4 类。第一类是用于抑制细胞生长的药物，也是目前为止最大的一类，该类药物又被细分为 6 组，即长春花生物碱及其类似物、足叶草霉素衍生物、烷基化物试剂（氮芥及其类似物与其他的烷基化试剂）、带有抗癌抗菌素特性的抗生素、抗代谢物及其他细胞毒类药物；第二类是其他抗肿瘤药，包括铂化合物及其制剂和单克隆抗体；第三类是激素类抗肿瘤药，包括激素、激素拮抗药和酶抑制剂；第四类是植物细胞抑制剂。

（一）长春花生物碱和结构类似物

长春花为夹竹桃科植物长春花［Catharanthus roseus（L.）G. Don］的全草，可用于止血、止痛、清洗伤口、治疗坏血病和控制糖尿病。自证实长春花碱类化合物具有抗肿瘤活性以来，已从长春花分离出 70 多种生物碱，并人工半合成 40 余种类似物。其中，抗肿瘤活性较好，且已正式应用于临床的有长春碱（vinblastine，VLB）、长春新碱（vincristine，VCR）、长春地辛（vindesine，VDS）及长春瑞滨（vinorelbine，NVB）。

长春碱（VLB）与长春新碱（VCR）一样，通过干扰有丝分裂中纺锤体的形成来抑制细胞分裂。VLB 在国外主要用于霍奇金淋巴瘤的治疗，国内由于 VLB 没有上市，故常用 VCR 或 VDS 进行替代。在妊娠早期使用 VLB 的孕妇，大部分还结合使用了其他抑制细胞生长的药物，最终妊娠过程正常。不过也有不好的案例发生，如：畸形，主要包括脑积水和腭裂；自发性流产；早产体重轻且患有心房中隔缺陷，最终死于呼吸困难疾病。

长春新碱适用于淋巴瘤、白血病等肿瘤，是非霍奇金淋巴瘤治疗方案中的常用化疗药物，应用于包括弥漫大 B 细胞淋巴瘤、滤泡性淋巴瘤、边缘区淋巴瘤、套细胞淋巴瘤、伯基特淋巴瘤、淋巴母细胞淋巴瘤以及 T 细胞淋巴瘤等。妊娠早期使用长春新碱，产生的畸形同长春碱。此外，在妊娠中期和晚期接触这种药物后，有妊娠结果正常的，也有新生儿患有全血细胞减少症和子宫内发育迟缓的。动物实验显示其有杀胚胎和致畸作用，并且该药与其他抗肿瘤药联用可引起性腺功能障碍。

长春瑞滨常用于非小细胞肺癌、乳腺癌等实体瘤，也可见于部分霍奇金淋巴瘤和非霍奇金淋巴瘤二线方案。该药是一种半合成蔓长春花属烷基化物抗癌药，与另外两种蔓长春花属烷化物相似——长春碱和长春新碱，其相对分子质量较大，因此该药可能在穿过胎盘到达胚胎或胎儿时受到阻碍。Cuvier（1997）报道 3 位母亲在妊娠中期和晚期曾因乳腺癌而接受过长春瑞滨和 5-氟尿嘧啶的治疗，所生的 3 个孩子均发育正常。Fanale（2005）报道了一个在妊娠期曾使用过长春瑞滨和曲妥珠单抗的女性产生了羊水过少并发症，被认为很有可能是曲妥珠单抗的副作用。

半合成的长春地辛，其作用特性与长春碱和长春新碱相似，适用于淋巴瘤、白血病等肿瘤，由于其骨髓和神经毒性介于长春碱和长春新碱之间，可用于霍奇金淋巴瘤方案中替代长春碱，也适用于非霍奇金淋巴瘤并发神经毒性不良反应的情况。同时也可用于非小细胞肺癌、乳腺癌等实体瘤。但目前尚未发现有关妊娠期使用长春地辛的报道。

（二）足叶草霉素衍生物

研究报道了至少有 13 例关于妊娠期间使用依托泊苷的病例，其中：有在妊娠早期接触依托泊苷后分娩了健康婴儿；有在妊娠中期和晚期接触该药后孩子患有全血细胞减少症；有早产儿患有脑萎缩合并脑室增大；有早产儿在出生时患上了严重的白细胞减少症和贫血，虽然后期复查显示其神经发育过程正常，但中度双侧感觉神经听力丧失。动物实验也表明，即使是按体表面积计算依托泊苷临床推荐用量的 $1/20 \sim 1/2$ 低剂量，也具有致畸和胚胎毒性作用，且具有剂量依赖性。总之，即使还没有关于在胚胎期暴露于依托泊苷的报道，依托泊苷仍是潜在的致癌剂，妊娠妇女在职业中暴露于依托泊苷和替尼泊苷，对胎儿来说是个危险因素。

替尼泊苷是足叶草霉素的半合成衍生物，可抑制拓扑异构酶，阻止 DNA 合成和细胞进入早期分裂。曾报道一名在妊娠后半程接受过替尼泊苷联合治疗的女性，产下了一个健康的孩子。关于在神经母细胞增殖活跃期——妊娠中期使用过此药的孕妇子代，尚没有对他们进行体格生长和精神发育方面的远期随访研究。Gerald（2008）的动物实验显示该药呈剂量依赖性的胚胎毒性和致畸性，所致先天性畸形有脊柱和肋骨缺陷、肢体畸形、无眼畸形和露脏畸形等。

（三）氮芥制剂

链脲霉素是一种亚硝基脲，主要用于治疗胰腺转移性胰岛细胞癌。虽然该药对动物有致糖尿病的副作用，但可能因为人类胎儿的胰岛细胞比鼠胎儿的胰岛细胞具有更强的抵抗链脲霉素毒性的能力，由链脲霉素引起动物的糖尿病也许并不会发生在人身上。Schapira（1984）报道，人在妊娠期间使用链脲霉素后无明显不良反应。

卡氮芥又称卡莫司汀，是核苷酸烷基化后得到的一种亚硝基脲，该药物可碱化 DNA 和 RNA，并通过诱发蛋白质甲基化而抑制某些酶的活性，用于姑息治疗特定的脑瘤、脊髓瘤、霍奇金和非霍奇金淋巴瘤。卡莫司汀在血浆内能迅速降解，静脉注射后半衰期为 22 分钟。2 例在妊娠期使用卡莫司汀的病例中，Schardein（2000）报道的 1 例在妊娠早期曾接触过这种药物的婴儿，分娩后发育正常；Gerald（2008）报道的另外 1 例妇女因其病重选择早产，婴儿在产后 17 个月发育迟缓但智力及运动发育正常。然而，卡莫司汀在动物实验中具有致癌性、致突变、致分裂、胚胎毒性和致畸性。福莫司汀、洛莫司汀、尼莫司汀和司莫司汀都可以阻止 DNA 复制，但几乎没有在妊娠期间服用这些药物的报道。

（四）氮芥类似物

苯丁酸氮芥可以阻止 DNA 复制的启动。有报道显示，两位孕妇接受过苯丁酸氮芥治疗后，其流产胎儿存在单侧肾发育不良。其中一对双胞胎中一个胎儿的发育受到了影响，而另一个未受影响。在妊娠早期接触这种药物后，有三分之一的流产胎儿显示出视网膜发育不良。

环磷酰胺是一种用于恶性肿瘤化疗的烷基化剂，也是治疗红斑狼疮等疾病的免疫抑制剂。大鼠、兔子、猴子和鸡的动物实验研究结果显示用药后的胎儿，其中枢神经系统、颅面区域和骨骼有畸形。对于在妊娠早期使用环磷酰胺治疗的认识是以少数系列案例和回顾性案例报道为基础的，在妊娠早期使用过环磷酰胺的 30 多个女性，他们产下的孩子有 17 名是健康的，没有先天性畸形；11 名胎儿和孩子有或多或少的畸形；2 例发生自发性流产；2 例的胎儿在妊娠第 25/26 周时死亡。

Enns 在 1999 年提出了一种特殊的环磷酰胺胚胎病，这种病的特征包括：伴随着眼睛和耳朵畸形的颅面畸形、四肢发育不足和生长发育迟缓。上述病例中，至少有 9 名患儿显现出部分上述病症，另外那些以环磷酰胺作为唯一细胞毒素药物治疗全身狼疮红斑的孩子也出现了相同情况。

在妊娠中期和晚期使用环磷酰胺进行治疗，可能会导致全血细胞减少症和新生儿出生体重降低，也会增加早产概率。Clowse（2005）报道了两位狼疮患者在妊娠中期接受了环磷酰胺的治疗，结果均在妊娠后期发生了流产。

异磷酰胺、氯乙环磷酰胺和环磷酰胺在结构上相似。Merimsky（1999）报道了一位母亲因患尤文肉瘤在妊娠晚期接受了异磷酰胺联合治疗，并产下一个健康婴儿。

苯丙氨酸氮芥被用于治疗继发性恶性肿瘤，现在已经确定苯丙氨酸氮芥会导致染色体异常，且通常要在治疗后几年才能恢复。

Schardein（2000）报道了一位女性曾在妊娠早期接受过苯达莫司汀的治疗，产下了一个健康的孩子。

目前还没有关于妊娠期服用雌二醇氮芥的报道。

（五）其他烷基化剂

白消安是一种抗肿瘤的烷化剂，妊娠期服用白消安会使儿童或胎儿患有各种畸形，但模式不定，因此该药物在妊娠早期是禁用的。由于白消安最严重的不良反应是远期发生治疗相关性白血病或骨髓增生异常综合征及肿瘤，现仅作为老年患者的二线药物选择。白消安可以特异地对骨髓发挥烷基化作用，因此被用于治疗白血病，以及作为骨髓移植的准备用药。

据此前的报道，在妊娠早期使用氮烯唑胺的孕妇产下的新生婴儿都是健康的。

在妊娠早期使用双氯乙基甲胺联合其他抗癌药物治疗，有妊娠结果正常的，也有异常现象的，如少指、脑出血、脑积水和肾功能异常。

甲苄肼是联合用药中治疗霍奇金病和其他淋巴瘤的组成药物之一。由于甲苄肼是弱单胺氧化酶抑制剂，在联合用药的药物增效期间，会使高血压患者的循环系统发生紊乱。在妊娠早期接触甲苄肼产下的新生婴儿中有健康的，但也有该药引发的畸形，包括多发性血管瘤、肾脏发育不全、腭裂、房间隔缺损和胎儿宫内发育迟缓。

三胺硫磷是三亚乙基硫代磷酰胺的缩写，又称噻替哌。Stevens（1965）报道了一例在妊娠晚期开始时使用三胺硫磷（30 mg/d）治疗白血病的案例，没有发现药物引起相关的儿童异常。

目前还没有妊娠期使用氮芥、替莫唑胺、苏消安的数据可供参考。用于治疗红细胞增多症的哌泊溴烷、普卡霉素的相关资料也很少。

（六）细胞毒性的蒽环类抗生素

柔红霉素干扰 DNA 的合成，因其分子大、亲水性高的特性，很大程度上限制并减慢了其向胎盘的渗透。胎儿组织内的柔红霉素浓度低于成人和肿瘤内的浓度，一般为后者的 $1/100 \sim 1/1\,000$。

关于妊娠期服用柔红霉素的案例，包括妊娠早期在内，存活的婴儿没有出现任何畸形，但有孩子在出生 2 个月后观察到暂时性中性粒细胞减少症，重新检查后，他们的发育正常。Gerald（2008）研究表明，观察到的婴儿法洛四联症、并趾、无脑儿死产等缺陷，可能与其父亲使用柔红霉素损害了精细胞有关。Artlich（1994）描述了一位患者在妊娠时服用柔红霉素和阿糖胞苷，并在妊娠 5 周后开始服用阿糖胞苷和硫鸟嘌呤，她的孩子出现了颅缝早闭以及桡骨发育不全症状。这表明在妊娠中期和晚期给予柔红霉素，可能会引起骨髓抑制。

阿霉素，又称多柔比星、14-羟基柔红霉素等，化学结构与柔红霉素相似，干扰 DNA 的合成，属于第二代蒽环类药物。有多个在妊娠期使用阿霉素的报道：一例胎儿的母亲在妊娠早期用环磷酰胺、阿霉素和无防护的钴照射治疗，婴儿出生时出现直肠阴道瘘性肛门闭锁；一名母亲在妊娠早期服用了两个疗程的环磷酰胺、阿霉素和顺铂，其早产儿睑裂狭小、畸形、脑积水，而且遗传该母亲的常染色体平衡易位；其他新生儿未出现任何异常情况。

Nakajima（2004）的报道表明，在妊娠中期和晚期使用细胞毒素抗癌疗法（如阿霉素和异环磷酰胺），可能会生育出健康但生长受限的儿童。使用 5-氟尿嘧啶、阿霉素、环磷酰胺治疗孕妇乳癌的研究结果与之相似。值得注意的是，阿霉素对心脏有毒副作用：在童年或青少年时期接受过阿霉素治疗的年轻孕妇，其心脏功能在妊娠前是正常的，但在妊娠后期出现代偿现象。

表阿霉素（EPI），又称表柔比星，是阿霉素的同分异构体，羟基由顺式变为反式，属于第三代蒽环类药物，比阿霉素的血浆半衰期及组织半衰期短，清除更快，体内蓄积少。表柔比星是作用于细胞周期的非特异性蒽环类抗生素，其胎盘渗透率很低，但略高于阿霉素，主要应用于乳腺癌的辅助治疗，其作用机制是抑制核苷酸和蛋白质的合成，降低 DNA 解螺旋酶的活性。联合治疗中使用表柔比星的病例报道显示，有孕妇在妊娠早期使用表柔比星造成自发性流产、死胎、婴儿在出生不久便死亡、宫内生长受限、早产和暂时性白细胞减少症的情况。

关于在妊娠期使用伊达比星联合疗法的案例中，有孕妇在开始治疗后胎儿死亡；有孕妇产下了生长受限但其他方面健康的婴儿；一个孩子在妊娠第 28 周出生后，出现了 3 天的急性心功能衰竭；也有孩子患有暂时性扩张型心肌病，其中一个还表现出中度的膜部室间隔缺损、短指、手足发绀、骶浅凹和额骨较为突出（即轻度的巨额症）。但以上症状并不能简单归因于孕妇在妊娠中期和妊娠晚期使用伊达比星和阿糖胞苷。虽然伊达比星与传统的蒽环类抗生素相比具有较少的心脏毒性，但其较高的亲脂性使其易透过胎盘。这也可以解释为什么报道中频繁出现关于心脏疾病的报道。

米托蒽醌在结构上与阿霉素相似，是用于治疗急性非淋巴细胞性白血病的抗肿瘤抗生素，也因其具有免疫调节特性而被用于多发性硬化症的治疗。盐酸米多蒽醌对于 DNA 具有毒性，对于增殖性和非增殖性细胞均具有杀细胞效应，其平均半衰期为 5.8 天，多次给药后药物在血浆和组织中积累，在妊娠早期禁用。关于在妊娠期使用米托蒽醌的案例报道中，有一名孕妇使用伊达比星联合其他药物进行治疗，结果导致胎儿死亡，猜测死亡原因可能是使用甲基柔红霉素；另外一名孕妇在妊娠 24～34 周进行宫内化疗后产下的新生儿看起来正常。

至今没有妊娠期使用阿克拉霉素（阿柔比星）和吡喃阿霉素治疗的案例。

（七）其他细胞毒素抗生素

博来霉素是一种糖肽类抗生素，其作用机制为抑制 DNA 合成，轻度抑制 RNA、蛋白质的合成，该药物在大鼠实验中具有致畸作用。Lowenthal（1982）报道，妊娠中期和晚期用博来霉素治疗霍奇金淋巴瘤、非霍奇金淋巴瘤、畸胎瘤的独立临床报告表明，未发现胎儿畸形或染色体的变化。Raffles（1989）在早产儿中观察到了暂时性新生儿白细胞减少症和中性粒细胞减少症，他们的母亲在分娩前 7～10 天使用过博来霉素、依托泊苷和顺铂治疗。Raffles（1991）对产前接触到博来霉素的儿童进行调查，发现他们的生长和发育均正常。

目前已有妊娠早期使用具有细胞毒性的抗生素更生霉素进行治疗的报道，暂未发现任何畸形及明显不良反应。没有妊娠期使用丝裂霉素 D 的资料可供参考，但其叶酸拮抗性可能导致不良效应。

（八）叶酸拮抗性代谢物

叶酸拮抗性抗代谢物包括氨蝶呤及甲氨蝶呤。氨蝶呤是一种与甲氨蝶呤相似的物质。早在 20 世纪 50 年代，就有使用氨蝶呤治疗致畸的报道，报道中有如下畸形：CNS 异常（包括脑膜-脑膨出、脑积水、短头畸形、无脑畸形等）、异常的面部头盖骨（包括小颌畸形、唇裂、腭裂、颅狭窄畸形、低位耳、器官距离过远等）、畸形的肢体、生长迟缓及智力迟钝。据报道，使用氨蝶呤能终止妊娠，在一些论文中，有妊娠早期使用氨蝶呤而正常妊娠的报告。

甲氨蝶呤（MTX）是氨蝶呤的一种甲基衍生物，也就是所谓的氨甲蝶呤，其半衰期为 12～24 小时，有 5%～35% 的甲氨蝶呤可作为聚谷氨酸的衍生物储存于肝细胞和红细胞中长达数月。甲氨蝶呤应用很广，如终止宫外孕或意外妊娠、治疗自身免疫性疾病、慢性炎症性疾病和肿瘤等。甲氨蝶呤有致畸的危险，可产生与氨蝶呤类似的畸形，已经有关于氨蝶呤/甲氨蝶呤综合征的文献发表。其造成的代表性畸形有颅底骨化障碍、面部畸形、智力低下的 CNS 异常与四肢缺陷等。若是儿童在胎儿时期子宫内生长受限，出生后的生长发育可能会受到影响，造成身材矮小。后来的研究发现，这些儿童中既有智力发育正常的，也有智力缺陷的。

甲氨蝶呤可作为化疗药物。已经有在妊娠早期使用甲氨蝶呤治疗恶性肿瘤的案例，这些案例中产下的孩子有健康的，也有异常情况发生，包括自发性流产、无畸形的死胎和腹股沟疝。在妊娠中期和晚期给药时，甲氨蝶呤可能会像其他抑制细胞生长的药物一样，导致宫内生长受限、胎儿骨髓抑制以及胎儿死亡。

甲氨蝶呤还可治疗风湿。报道有超过 110 个在妊娠早期接受所谓的"低剂量"甲氨蝶呤治疗风湿性疾病的孕妇。除了少量前瞻性研究，所有列出的案例都是回顾性报道。这些研究中一共有 4 名儿童有明显的畸形，其中两位母亲使用的甲氨蝶呤，均多于常规低剂量（最大限度为每周 25 mg）；第三母亲在第 6 周内的两天间每天使用 7.5 mg；第四位母亲每周使用 12.5 mg 的甲氨蝶呤结合 1 mg/d 的叶酸，服药直到 10 周。

当前的研究还不能确定甲氨蝶呤的安全使用剂量，在妊娠早期接受治疗风湿病的低剂量疗法可能与致畸风险增加相关。若计划妊娠，应该立即停用治疗风湿的甲氨蝶呤。但现有的数据不能证明停止使用甲氨蝶呤后，推迟至少 3 个月妊娠的建议是正确的。在妊娠早期不慎使用甲氨蝶呤的孕妇应进行详细的超声波扫描，以确认胎儿的发育是否正常。

（九）嘌呤衍生抗代谢物（嘌呤拮抗剂）

6-巯基嘌呤（6-MP）是嘌呤类似物，可作为核酸合成的抑制剂。目前为止，没有关于 6-MP 致畸形综合征的具体报道。6-MP 也可作为一种免疫抑制剂，用于治疗慢性炎症性肠病。6-MP 和硫唑嘌呤都可以渗透到胎盘，血浆半衰期较短，为 1～3 小时，细胞生长的活性代谢物硫代核苷酸的半衰期是 3～13 天。6-MP 的作用和代谢转化模式因人而异，其中涉及硫嘌呤甲基转移酶（TPMT），而 TPMT 的活性由遗传决定。

据 Francella（2003）报道，大部分在妊娠早期患有慢性炎症性肠病的孕妇接受了氢化泼尼松联合 6-MP 治疗，小部分在整个妊娠期都使用这种疗法。大多数使用 6-MP 的孕妇，婴儿出生时并无异常，但也有一些婴幼儿和胎儿出现畸形，如多趾、尿道下裂、脑积水、肺发育不良、膀胱和尿道畸形、腭裂及面部畸形。因 6-MP 治疗慢性炎症性肠病和白血病的剂量有所重叠，故这些报道并不能推断 6-MP 具有潜在的严重致畸性，而致畸性也并不是该药物的一个显著特点。

硫鸟嘌呤是嘌呤类似物，能使哺乳动物 DNA 单链断裂。有案例报道妊娠早期使用硫鸟嘌呤生下正常儿童，并且没有发现儿童异常；但在 Schafer（1981）报道的一宗案例中，孕妇在妊娠后第 6 周接触了硫鸟嘌呤和阿糖胞苷，胎儿出生时患有颅缝早闭桡骨发育不良以及手指缺陷，猜测可能是阿糖胞苷引起的畸形。6-硫鸟嘌呤也用来治疗 Crohn 病，Boer（2005）报道，在整个妊娠期使用低剂量 6-硫鸟嘌呤治疗 Crohn 病的患者均产下了健康的婴儿，且婴儿红细胞里的 6-硫鸟嘌呤核苷相对母亲显著偏低。

有报道称，一名女子在妊娠第 10 周使用克拉屈滨治疗毛细胞白血病，直到产后 6 个月断奶时才停止治疗，最终得到了一个稳定的妊娠结局。

至今没有任何在妊娠期使用氟达拉滨的资料可供参考。

（十）嘧啶衍生的抗代谢物（嘧啶拮抗剂）

嘧啶拮抗剂阿糖胞苷，又称胞嘧啶阿拉伯糖苷（AraC），与胞嘧啶结构不同，该药的糖组成不是脱氧核糖而是阿拉伯糖，通过取代胞嘧啶抑制 DNA 和 RNA 的合成，用来治疗多种白血病。对于仓鼠和大鼠，阿糖胞苷具有致畸作用。在妊娠早期使用阿糖胞苷的报道中，有产下健康孩子的，也有人工流产的。Artlich（1994）报道了一个四肢畸形的孩子，表现为双手的 4 指两侧桡骨发育不全、拇指发育不全、有严重的短头畸形、颅底和面中部发育不良及颅缝骨性联接，这位母亲曾在妊娠前 35 天或 37 天为治疗急性髓细胞白血病服用过阿糖胞苷。另外，Schafer（1981）的案例在上文硫鸟嘌呤部分已提及。

妊娠中期和晚期使用阿糖胞苷的病例，出生的儿童中很大比例是健康的，但也有晚期流产和死胎的，有早产儿患严重全血细胞减少症的，但这种病症是可逆的。Reynoso（1987）报道了 3 个健康婴儿，第一个是妊娠 34 周的早产儿，第二个在血液计数上有短暂变化，第三个是足月的婴儿。一个出生于妊娠第 29 周的早产儿，胎儿的母亲在妊娠期 25 周以前曾接受急性髓细胞性白血病的治疗，该男童 3 年的检查中，除了在 2 岁时发现左眼的虹膜和角膜先天性黏附，其他方面发育正常。

5-氟尿嘧啶（5-FU）通过取代尿嘧啶干扰 DNA 和 RNA 合成。有报道称妊娠早期接受 5-FU 治疗的母亲产下了健康的孩子。在妊娠早期使用 5-氟尿嘧啶联合其他药物的病例记录显示，有产下健康儿童、流产、复杂畸形等情况。Paskulin（2005）报道显示，接触环磷酰胺、氟尿嘧啶、阿霉素直到妊娠 16 周，出生后表现出生长受限、面部畸形及四肢远端的不同畸形，这些异常现象可能是由环磷酰胺引起的。Hahn（2006）报道了妊娠中期和晚期使用 5-FU 的 100 多名儿童与胎儿，大多数身体健康，也有宫内生长受限的案例。Dreicer（1991）报道一位母亲在妊娠中期和晚期使用剂量高达的 20g 的 5-FU，胎儿在妊娠 38 周出生，体重偏低，在 2 岁时发育正常。

目前没有在妊娠期使用吉西他滨和卡培他滨的资料。

（十一）紫杉烷类

紫杉醇是一种抗微管类新型抗肿瘤药，对微管网的正常重组具有抑制作用，而微管网的正常重组对细胞间期和细胞有丝分裂功能很重要，用于治疗晚期卵巢癌和其他恶性肿瘤。紫杉醇的半衰期为 13～53 小时，药物进入人体后 89%～98% 以蛋白结合形式存在，其药物代谢动力学受剂量和输注速度的影响。暂时没有在妊娠早期使用该药的报道，但有在妊娠中晚期使用紫杉醇的孕妇产下了健康的婴儿。人类妊娠期使用该药的资料有限，但动物实验提示有风险。

多西紫杉醇又称多西他赛，是紫杉醇的异构体。有孕妇在妊娠中期和晚期使用多西紫杉醇产下了健康的婴儿。Potluri（2006）报道了一名婴儿在多西紫杉醇治疗前已通过超声波确诊为脑积水。

（十二）铂化合物

顺铂已被用于多种实体肿瘤的治疗，包括泌尿生殖系统肿瘤。尽管顺铂的胎盘渗透率很低，可以保护胎儿使其受到较少的毒性，但依然可能影响胎儿的发育。妊娠期暴露于顺铂的儿童具有剂量依赖的耳毒性风险。

Kim（1996）报道了一个在妊娠早期使用顺铂、环磷酰胺、阿霉素多种药物联合化疗的病例，该孕妇分别在妊娠第 7 周和第 12 周接受两个周期的化疗，在第 25 周时，通过紧急剖宫产手术生产了一个男孩，体重 1 020 g，睑裂狭小、畸形，并且侧脑室扩张，被诊断为染色体平衡易位，至产后第 30 天，超声波扫描头骨没有发现任何改善。也有报道在妊娠期第 12 周使用顺铂，胎儿并未发现异常。

有数例关于在妊娠中期和晚期使用单一药物以及多种药物化疗的报道。Ferrandina（2005）报道了一名孕妇产前使用过 6 个周期的顺铂，产下了一名健康的早产儿；Tomlinson（1997）报道了一名妇女从妊娠第 10 天起直到出生前 6 天，接触顺铂、博来霉素、依托泊苷，产下了一名患有嗜中性粒细胞减少症和可逆性脱发的早产儿，孩子在年满一岁时是正常的，只是有中度的双耳听力损失；Elit（1999）报道了一名母亲在妊娠期第 26/27 周连续 5 天注射 100 mg/m² 的依托泊苷，联合博来霉素、顺铂治疗卵巢肿瘤，产下一名患有脑萎缩与侧脑室扩张的早产儿；Peres（2001）报道了一位母亲在妊娠期第 26 周注射顺铂和依托泊苷治疗非霍奇金淋巴瘤，发生死胎现象，但无畸形。其他大部分报道的孩子都是健康的，但也有产下健康但宫内生长受限的胎儿。

动物实验表明，产前接触顺铂，能增加多种组织中肿瘤形成的风险。因而建议，应该监测妊娠期接触这种药物的婴幼儿是否有肿瘤前病变和肿瘤性的病变。

卡铂用于治疗卵巢恶性肿瘤，与顺铂相似，均为细胞周期非特异性药物，阻碍 DNA 合成。有病例报道显示，在妊娠期 20～30 周接触顺铂，31～36 周接触卡铂的婴儿，没有检测到发育异常；另外在妊娠期 17～33 周接触卡铂的孕妇也产下了一个健康的婴儿。尽管铂类药物可以大量通过胎盘，妊娠早期禁忌使用，但在妊娠 14 周后给予卡铂是安全的。

目前没有在妊娠期使用奥沙利铂的报道。

（十三）其他抗肿瘤药

羟基尿素又称羟基脲，能抑制 DNA 的合成。目前，羟基尿素用于治疗慢性粒细胞白血病、真性红细胞增多症和血小板增多，以及镰刀型细胞贫血病等。截至目前，已有超过 25 例在妊娠期使用羟基尿素的病例，其中一个表观正常的胎儿在妊娠中期选择性流产；一位女性生产了一个死婴，但这个男婴没有可见畸形；在妊娠早期接受治疗的孕妇，他们的活产婴儿没有可见的结构性畸形。如果必须在妊娠期间治疗慢性粒细胞白血病，也有妊娠中期和晚期使用羟基尿素成功生产的案例报道。

阿那格雷是一种抗血小板药，用来治疗重度血小板增多症，能抑制磷酸二酯酶 3，在巨核细胞有丝分裂后期起作用，从而有选择性地减少血小板数目。该药不含有细胞毒性也不是诱导有机体突变的物质，妊娠期服用此药尚未发现致畸作用。总之，有限的阿那格雷用于人类的资料中没有发现其对胎儿的不良影响，但动物实验却发现其含有潜在毒性。

关于维生素 A 在人类生殖中的研究，大部分着眼于异维甲酸的潜在致畸作用。该药是一种维甲酸异构体，且很容易转化为维甲酸，被用于口腔囊性痤疮的治疗。已有研究观察到妊娠期服用该药后出现中枢神经系统、鳃弓和心血管系统的缺陷。在已报道的妊娠期每天全身使用 45 mg/m^2 维甲酸治疗急性早幼粒细胞白血病孕妇所产的新生儿中，没有发现先天畸形，即使发现新生婴儿有问题，通常是由早产引起或者是暂时性的现象；但也有胎儿生长受限、心律失常以及心跳骤停后成功复苏的报道。Siu（2002）报道了一名足月女婴从妊娠第 15 周接触全反式视黄酸和去甲氧柔红霉素后出现心房隔膜缺损，并且右心室有轻微的扩张型心肌病；心肌病在 1～2 个月后完全复原，但仍能通过血液动力学方法检测出轻微的心房隔膜缺损。

安吖啶或米替福新用于治疗利什曼病，目前还没有妊娠期使用该药的数据。同样，喷司他丁、盐酸丙米腙、米托坦、拓扑异构酶抑制剂依立替康、光敏化因子替莫泊芬和卟吩姆钠，以及视黄醇类 X 受体增效剂贝沙罗汀、胸苷酸合成酶抑制剂培美曲塞等，都没有妊娠期使用的报道。

盐酸伊马替尼是一种蛋白酪氨酸激酶抑制剂，用于治疗慢性粒细胞白血病，也用于治疗不能切除和/或发生转移的胃肠间质瘤成人患者，不能切除和/或转移性 KIT 突变的恶性黑色素瘤患者，常见不良事件（＞10％）为中性粒细胞减少、血小板减少、贫血、头痛、消化不良、水肿、体重增加、恶心、呕吐、肌肉痉挛、肌肉骨骼痛、腹泻、皮疹、疲劳和腹痛。目前只有少数在妊娠期使用该药的报道，这些报道既未证明该药物的安全性，也未证明其致畸性。妊娠期使用该药的孕妇，有出现流产、死胎和胎儿畸形现象，其中胎儿畸形主要表现为尿道下裂、脑积水、心脏缺损、幽门狭窄等。

埃罗替尼是一种新型抗肿瘤药，用于治疗非小细胞肺癌。六甲蜜胺是一种口服药物，用于治疗卵巢癌。暂时没有关于妊娠期使用这两种药的数据。

（十四）酶和发挥抗肿瘤效应的抗体

天冬酰胺酶是一种细菌酶，通常联合其他抗肿瘤药以干扰癌细胞摄取氨基酸天冬酰胺而抑制癌细胞快速生长。在妊娠中期联合使用天冬酰胺酶治疗急性白血病的孕妇产下的孩子中没有出现先天缺陷的，但有出现染色体缺陷、环形染色体症状和暂时性骨髓发育不全的婴儿。由于涉及多种化疗药物，因此并不能得出天冬酰胺酶致畸的结论。

阿仑单抗、替伊莫单抗、西妥昔单抗、依决可单抗、绷替佐米和托西莫单抗是单克隆抗体，没有妊娠期使用这些药的数据。

有妊娠期使用利妥昔单抗且妊娠结果正常的多个报道，其中 Decker（2006）报道了一位母亲患有弥漫性大 B 细胞淋巴瘤，妊娠中期使用利妥昔单抗、环磷酰胺、阿霉素、长春新碱和强的松成功治愈，尽管她的孩子出生时 B 细胞被严重削弱，但恢复得比母亲快，且在观察期间没有任何感染。妊娠期应禁止利妥昔单抗与甲氨蝶呤联合用药。

目前治疗小细胞支气管癌的吉非替尼尚处在试验阶段，还没有在妊娠期使用此药的数据。拉帕替尼和贝伐单抗联合 5-氟尿嘧啶治疗妊娠期转移性结肠或直肠癌的数据也没有。治疗非小细胞性支气管癌的力扑素肿瘤疫苗 L-BLP25 是一种抑制细胞增殖的抗生素，尚没有其在临床试验中妊娠期使用的数据。

阿地白介素是通过基因工程生产的，用来治疗转移性肾细胞癌，没有其在妊娠期使用的数据。来那度胺在结构上类似镇静药，但 Christian（2006）的动物实验显示，来那度胺与镇静药的效应不同。在用于骨髓增生异常综合征的治疗时，该药未产生肢体畸形，但会引起死亡、流产和后代减少等不良反应。虽然没有在人类妊娠期使用的报道，但来那度胺可能会有胚胎-生殖毒性，因而在使用期间应注意避孕。

（十五）影响内分泌的抗肿瘤药

激素拮抗剂他莫西芬又称三苯氧胺，除了治疗乳腺癌，还有诱发排卵和治疗特发性少精的作用。可以通过子宫内膜间接危害胎儿的发育。该药的原药清除半衰期为 5～7 天（范围 3～21 天），但其主要代谢产物 N-去甲他莫昔芬的清除半衰期为 9～14 天，长期治疗后（如 2～3 个月），从系统中清除他莫昔芬及其代谢产物就可能需要 6～8 周。药品生产商收集的孕妇病例中表明，产下了新生婴儿既有健康的；也有畸形发生的，主要包括颅面畸形、阴道腺瘤、中性生殖器，及眼-耳-脊椎发育不良综合征相似证等。目前尚没有足够数据进行风险评估。但所有他莫昔芬的动物实验表明，该药可致未成熟或成熟老鼠产生卵巢、睾丸肿瘤及大鼠的肝细胞癌，也对大鼠肝细胞和人类原始淋巴细胞产生遗传毒性。

酶抑制剂（如氨鲁米特）可用于治疗库欣综合征、肾上腺皮质腺瘤、肾上腺皮质细胞瘤以及异位促肾上腺皮质激素综合征。氨鲁米特是一种抗惊厥药，不但可以用于抑制肾上腺皮质激素，其作用相当于"药物性"肾上腺切除术；还可以抑制芳香酶，拮抗雄激素转化为雌激素。关于使用氨鲁米特的病例报道中，既存在女性胎儿雄性化，也有正常发育的胎儿。妊娠期使用托瑞米芬和雌激素拮抗剂氟维司群的资料缺乏。

芳香酶抑制剂来曲唑是绝经女性激素依赖型乳腺癌的处方药，还可作为克罗米芬的替代品，其通过刺激排卵来治疗不育症。Tulandi（2006）的一项对新生儿的回顾性研究表明，新生儿的母亲服用克罗米芬或来曲唑，新生儿整体上在先天性异常方面没有发现任何差异。

还没有妊娠期使用芳香酶抑制剂依西美坦的数据。

（十六）植物来源的抑制细胞（生长）的药品

对于槲寄生制剂（桑寄生），一些临床观察显示，其毒性没有传递给未出生的婴儿。在体外羊水测试中也没有发现毒性或诱变效应。但是，由于桑寄生疗法可能会引起发热，而且临床资料还不足以排除产前毒性，因此应该避免在妊娠期使用。

有一些关于护士流产风险增加的讨论，这些护士在妊娠期定期处理抑制细胞生长的药物。不过，根据现有资料，无法证明或排除这种因果关系。建议妊娠期停止常规专业性处理抑制细胞生长药物的工作。但是，如果护士或药剂师在知道自己妊娠前一直在相关部门工作，无须因假设存在的风险而去终止妊娠。

参考文献

[1] Alegre A，Chunchurreta R，Rodriguez-Alarcon J，et al. Successful pregnancy in acute promyelocytic leukemia [J]. Cancer，1982，49 (1)：152 - 153.

[2] Ali R，Ozkalemkaş F，Ozçelik T，et al. Pregnancy under treatment of imatinib and successful labor in a patient with chronic myelogenous leukemia (CML). Outcome of discontinuation of imatinib therapy after achieving a molecular remission [J]. Leuk Res，2005，29 (8)：971 - 973.

[3] Alkindi S，Dennison D，Pathare A. Successful outcome with anagrelide in pregnancy [J]. Ann Hematol，2005，84 (11)：758 - 759.

[4] Alothman A，Sparling TG. Managing hairy cell leukemia in pregnancy [J]. Ann Intern Med，1994，120 (12)：1048 - 1049.

[5] Andreadis C，Charalampidou M，Diamantopoulos N，et al. Combined chemotherapy and radiotherapy during conception and first two trimesters of gestation in a woman with metastatic breast cancer [J]. Gynecol Oncol，2004，95 (1)：252 - 255.

[6] Arango HA，Kalter CS，Decesare SL，et al. Management of chemotherapy in a pregnancy complicated by a large neuroblastoma [J]. Obstet Gynecol，1994，84 (4 Pt 2)：665 - 668.

[7] Artlich A，Möller J，Tschakaloff A，et al. Teratogenic effects in a case of maternal treatment for acute myelocytic leukaemia—neonatal and infantile course [J]. Eur J Pediatr，1994，153 (7)：488 - 491.

[8] Ault P，Kantarjian H，O'brien S，et al. Pregnancy among patients with chronic myeloid leukemia treated with imatinib [J]. J Clin Oncol，2006，24 (7)：1204 - 1208.

[9] Avilés A，Díaz-Maqueo JC，Talavera A，et al. Growth and development of children of mothers treated with chemotherapy during pregnancy：current status of 43 children [J]. Am J Hematol，1991，36 (4)：243 - 248.

[10] Avilés A，Díaz-Maqueo JC，Torras V，et al. Non-Hodgkin's lymphomas and pregnancy：presentation of 16 cases

［J］. Gynecol Oncol, 1990, 37 (3): 335 - 337.

［11］ Awidi AS, Tarawneh MS, Shubair KS, et al. Acute leukemia in pregnancy: report of five cases treated with a combination which included a low dose of adriamycin ［J］. Eur J Cancer Clin Oncol, 1983, 19 (7): 881 - 884.

［12］ Azuno Y, Kaku K, Fujita N, et al. Mitoxantrone and etoposide in breast milk ［J］. Am J Hematol, 1995, 48 (2): 131 - 132.

［13］ Bangsgaard N, Rørbye C, Skov L. Treating Psoriasis During Pregnancy: Safety and Efficacy of Treatments ［J］. Am J Clin Dermatol, 2015, 16 (5): 389 - 398.

［14］ Ba-Thike K, Oo N. Non-Hodgkin's lymphoma in pregnancy ［J］. Asia Oceania J Obstet Gynaecol, 1990, 16 (3): 229 - 232.

［15］ Bawle EV, Conard JV, Weiss L. Adult and two children with fetal methotrexate syndrome ［J］. Teratology, 1998, 57 (2): 51 - 55.

［16］ Berry DL, Theriault RL, Holmes FA, et al. Management of breast cancer during pregnancy using a standardized protocol ［J］. J Clin Oncol, 1999, 17 (3): 855 - 861.

［17］ Blatt J, Mulvihill JJ, Ziegler JL, et al. Pregnancy outcome following cancer chemotherapy ［J］. Am J Med, 1980, 69 (6): 828 - 832.

［18］ De Boer NK, Van Elburg RM, Wilhelm AJ, et al. 6-Thioguanine for Crohn's disease during pregnancy: thiopurine metabolite measurements in both mother and child ［J］. Scand JGastroenterol, 2005, 40 (11): 1374 - 1377.

［19］ Boice JD, Jr, Tawn EJ, Winther JF, et al. Genetic effects of radiotherapy for childhood cancer ［J］. Health Phys, 2003, 85 (1): 65 - 80.

［20］ Briggs GG, Freeman RK, Yaffe SJ, et al. Drugs in pregnancy & lactation ［M］. Lippincott Williams & Wilkins, 2005.

［21］ Brunet S, Sureda A, Mateu R, et al. Full-term pregnancy in a patient diagnosed with acute leukemia treated with a protocol including VP-16 ［J］. Med Clin (Barc), 1993, 100 (19): 757 - 758.

［22］ Buckley LM, Bullaboy CA, Leichtman L, et al. Multiple congenital anomalies associated with weekly low-dose methotrexate treatment of the mother ［J］. Arthritis Rheum, 1997, 40 (5): 971 - 973.

［23］ Büssing A, Lehnert A, Schink M, et al. Effect of Viscum album L. on rapidly proliferating amniotic fluid cells. Sister chromatid exchange frequency and proliferation index ［J］. Arzneimittelforschung, 1995, 45 (1): 81 - 83.

［24］ Byrd DC, Pitts SR, Alexander CK. Hydroxyurea in two pregnant women with sickle cell anemia ［J］. Pharmacotherapy, 1999, 19 (12): 1459 - 1462.

［25］ Caluwaerts S, K VaNC, Mertens L, et al. Neoadjuvant chemotherapy followed by radical hysterectomy for invasive cervical cancer diagnosed during pregnancy: report of a case and review of the literature ［J］. Int J Gynecol Cancer, 2006, 16 (2): 905 - 908.

［26］ Del Campo M, Kosaki K, Bennett FC, et al. Developmental delay in fetal aminopterin/methotrexate syndrome ［J］. Teratology, 1999, 60 (1): 10 - 12.

［27］ Carradice D, Austin N, Bayston K, et al. Successful treatment of acute promyelocytic leukaemia during pregnancy ［J］. Clin Lab Haematol, 2002, 24 (5): 307 - 311.

［28］ Celiloglu M, Altunyurt S, Undar B. Hydroxyurea treatment for chronic myeloid leukemia during pregnancy ［J］. Acta Obstet Gynecol Scand, 2000, 79 (9): 803 - 804.

［29］ Chapa JB, Hibbard JU, Weber EM, et al. Prenatal diagnosis of methotrexate embryopathy ［J］. Obstet Gynecol, 2003, 101 (5 Pt 2): 1104 - 1107.

［30］ Claahsen HL, Semmekrot BA, Van Dongen PW, et al. Successful fetal outcome after exposure to idarubicin and cytosine-arabinoside during the second trimester of pregnancy—a case report ［J］. Am J Perinatol, 1998, 15 (5): 295 - 297.

［31］ Clowse ME, Magder L, Petri M. Cyclophosphamide for lupus during pregnancy ［J］. Lupus, 2005, 14 (8): 593 - 597.

［32］ Consoli U, Figuera A, Milone G, et al. Acute promyelocytic leukemia during pregnancy: report of 3 cases ［J］. Int J Hematol, 2004, 79 (1): 31 - 36.

[33] Cullins SL，Pridjian G，Sutherland CM. Goldenhar's syndrome associated with tamoxifen given to the mother during gestation [J]. Jama, 1994, 271 (24): 1905-1906.

[34] Cuvier C，Espie M，Extra JM，et al. Vinorelbine in pregnancy [J]. Eur J Cancer, 1997, 33 (1): 168-169.

[35] Dann EJ，Epelbaum R，Avivi I，et al. Fertility and ovarian function are preserved in women treated with an intensified regimen of cyclophosphamide, adriamycin, vincristine and prednisone (Mega-CHOP) for non-Hodgkin lymphoma [J]. Hum Reprod, 2005, 20 (8): 2247-2249.

[36] Dara P，Slater LM，Armentrout SA. Successful pregnancy during chemotherapy for acute leukemia [J]. Cancer, 1981, 47 (5): 845-846.

[37] DeSantis M，Lucchese A，De Carolis S，et al. Metastatic breast cancer in pregnancy: first case of chemotherapy with docetaxel [J]. Eur J Cancer Care (Engl), 2000, 9 (4): 235-237.

[38] Decker M，Rothermundt C，Holländer G，et al. Rituximab plus CHOP for treatment of diffuse large B-cell lymphoma during second trimester of pregnancy [J]. Lancet Oncol, 2006, 7 (8): 693-694.

[39] Diav-Citrin O，Hunnisett L，Sher GD，et al. Hydroxyurea use during pregnancy: a case report in sickle cell disease and review of the literature [J]. Am J Hematol, 1999, 60 (2): 148-150.

[40] Dipaola RS，Goodin S，Ratzell M，et al. Chemotherapy for metastatic melanoma during pregnancy [J]. Gynecol Oncol, 1997, 66 (3): 526-530.

[41] Diwan BA，Anderson LM，Rehm S，et al. Transplacental carcinogenicity of cisplatin: initiation of skin tumors and induction of other preneoplastic and neoplastic lesions in SENCAR mice [J]. Cancer Res, 1993, 53 (17): 3874-3876.

[42] Doll DC，Ringenberg QS，Yarbro JW. Antineoplastic agents and pregnancy [J]. Semin Oncol, 1989, 16 (5): 337-346.

[43] Donnenfeld AE，Pastuszak A，Noah JS，et al. Methotrexate exposure prior to and during pregnancy [J]. Teratology, 1994, 49 (2): 79-81.

[44] Doubek M，Brychtova Y，Doubek R，et al. Anagrelide therapy in pregnancy: report of a case of essential thrombocythemia [J]. Ann Hematol, 2004, 83 (11): 726-727.

[45] Dreicer R，Love RR. High total dose 5-fluorouracil treatment during pregnancy [J]. Wis Med J, 1991, 90 (10): 582-583.

[46] Hassenstein E，Riedel H. Teratogenicity of adriamycin. A case report [J]. Geburtshilfe Frauenheilkd, 1978, 38 (2): 131-133.

[47] Elit L，Bocking A，Kenyon C，et al. An endodermal sinus tumor diagnosed in pregnancy: case report and review of the literature [J]. Gynecol Oncol, 1999, 72 (1): 123-127.

[48] Engert A，Lathan B，Cremer R，et al. Non-Hodgkin lymphoma and pregnancy [J]. Med Klin (Munich), 1990, 85 (12): 734-738.

[49] Enns GM，Roeder E，Chan RT，et al. Apparentcyclophosphamide (cytoxan) embryopathy: a distinct phenotype? [J]. Am J Med Genet, 1999, 86 (3): 237-241.

[50] Fadilah SA，Hatta AZ，Keng CS，et al. Successful treatment of acute promyelocytic leukemia in pregnancy with all-trans retinoic acid [J]. Leukemia, 2001, 15 (10): 1665-1666.

[51] Fanale MA，Uyei AR，Theriault RL，et al. Treatment of metastatic breast cancer with trastuzumab and vinorelbine during pregnancy [J]. Clin Breast Cancer, 2005, 6 (4): 354-356.

[52] Falconer AD，Ferns P. Pregnancy outcomes following treatment of cancer [J]. J Obstet Gynaecol, 2002, 22 (1): 43-44.

[53] Feliu J，Juarez S，Ordoñez A，et al. Acute leukemia and pregnancy [J]. Cancer, 1988, 61 (3): 580-584.

[54] Férnandez M，Andrade R，Alarcón GS. Cyclophosphamide use and pregnancy in lupus [J]. Lupus, 2006, 15 (1): 59.

[55] Ferrandina G，Distefano M，Testa A，et al. Management of an advanced ovarian cancer at 15 weeks of gestation: case report and literature review [J]. Gynecol Oncol, 2005, 97 (2): 693-696.

[56] Francella A，Dyan A，Bodian C，et al. The safety of 6-mercaptopurine for childbearing patients with inflammatory

bowel disease: a retrospective cohort study [J]. Gastroenterology, 2003, 124 (1): 9 – 17.

[57] Gadducci A, Cosio S, Fanucchi A, et al. Chemotherapy with epirubicin and paclitaxel for breast cancer during pregnancy: case report and review of the literature [J]. Anticancer Res, 2003, 23 (6d): 5225 – 5229.

[58] Gaillard B, Leng JJ, Grellet J, et al. [Transplacental passage of epirubicin] [J]. J GynecolObstet Biol Reprod (Paris), 1995, 24 (1): 63 – 68.

[59] Gainford MC, Clemons M. Breast cancer in pregnancy: are taxanessafe? [J]. Clin Oncol (R Coll Radiol), 2006, 18 (2): 159.

[60] Garcia V, Miguel JS, Borrasca AL. Doxorubicin in the first trimester of pregnancy [J]. Ann Intern Med, 1981, 94 (4 pt 1): 547.

[61] Garrett MJ. Letter: Teratogenic effects of combination chemotherapy [J]. Ann Intern Med, 1974, 80 (5): 667.

[62] Germann N, Goffinet F, Goldwasser F. Anthracyclines during pregnancy: embryo-fetal outcome in 160 patients [J]. Ann Oncol, 2004, 15 (1): 146 – 150.

[63] Giacalone PL, Laffargue F, Bénos P. Chemotherapy for breast carcinoma during pregnancy: A French national survey [J]. Cancer, 1999, 86 (11): 2266 – 2272.

[64] Giacalone PL, Laffargue F, Benos P, et al. Cis-platinum neoadjuvant chemotherapy in a pregnant woman with invasive carcinoma of the uterine cervix [J]. Br J Obstet Gynaecol, 1996, 103 (9): 932 – 934.

[65] Giannakopoulou C, Manoura A, Hatzidaki E, et al. Multimodal cancer chemotherapy during the first and second trimester of pregnancy: a case report [J]. Eur J Obstet GynecolReprod Biol, 2000, 91 (1): 95 – 97.

[66] Gililland J, Weinstein L. The effects of cancer chemotherapeutic agents on the developing fetus [J]. Obstet GynecolSurv, 1983, 38 (1): 6 – 13.

[67] Goldwasser F, Pico JL, Cerrina J, et al. Successful chemotherapy including epirubicin in a pregnant non-Hodgkin's lymphoma patient [J]. Leuk Lymphoma, 1995, 20 (1 – 2): 173 – 176.

[68] Gonzalez-Angulo AM, Walters RS, Carpenter RJ, Jr. , et al. Paclitaxel chemotherapy in a pregnant patient with bilateral breast cancer [J]. Clin Breast Cancer, 2004, 5 (4): 317 – 319.

[69] Green DM, Whitton JA, Stovall M, et al. Pregnancy outcome of female survivors of childhood cancer: a report from the Childhood Cancer Survivor Study [J]. Am J Obstet Gynecol, 2002, 187 (4): 1070 – 1080.

[70] Green DM, Whitton JA, Stovall M, et al. Pregnancy outcome of partners of male survivors of childhood cancer: a report from the Childhood Cancer Survivor Study [J]. J Clin Oncol, 2003, 21 (4): 716 – 721.

[71] Greenberg LH, Tanaka KR. Congenital anomalies probably induced by cyclophosphamide [J]. Jama, 1964, 188: 423 – 426.

[72] Greenlund LJ, Letendre L, Tefferi A. Acute leukemia during pregnancy: a single institutional experience with 17 cases [J]. Leuk Lymphoma, 2001, 41 (5 – 6): 571 – 577.

[73] Hahn KM, Johnson PH, Gordon N, et al. Treatment of pregnant breast cancer patients and outcomes of children exposed to chemotherapy in utero [J]. Cancer, 2006, 107 (6): 1219 – 1226.

[74] Han JY, Nava-Ocampo AA, Kim TJ, et al. Pregnancy outcome after prenatal exposure to bleomycin, etoposide and cisplatin for malignant ovarian germ cell tumors: report of 2 cases [J]. ReprodToxicol, 2005, 19 (4): 557 – 561.

[75] Heartin E, Walkinshaw S, Clark RE. Successful outcome of pregnancy in chronic myeloid leukaemia treated with imatinib [J]. Leuk Lymphoma, 2004, 45 (6): 1307 – 1308.

[76] Hendel J, Nyfors A. Pharmacokinetics of methotrexate in erythrocytes in psoriasis [J]. Eur J Clin Pharmacol, 1984, 27 (5): 607 – 610.

[77] Henderson CE, Elia G, Garfinkel D, et al. Platinum chemotherapy during pregnancy for serous cystadenocarcinoma of the ovary [J]. Gynecol Oncol, 1993, 49 (1): 92 – 94.

[78] Hensley ML, Ford JM. Imatinib treatment: specific issues related to safety, fertility, and pregnancy [J]. Semin Hematol, 2003, 40 (2 Suppl 2): 21 – 25.

[79] Herold M, Schnohr S, Bittrich H. Efficacy and safety of a combined rituximab chemotherapy during pregnancy [J]. J Clin Oncol, 2001, 19 (14): 3439.

［80］ Horbelt D，Delmore J，Meisel R，et al. Mixed germ cell malignancy of the ovary concurrent with pregnancy ［J］. Obstet Gynecol，1994，84（4 Pt 2）：662－664.

［81］ Hsu KF，Chang CH，Chou CY. Sinusoidal fetal heart rate pattern during chemotherapy in a pregnant woman with acute myelogenous leukemia ［J］. JFormos Med Assoc，1995，94（9）：562－565.

［82］ Isaacs RJ，Hunter W，Clark K. Tamoxifen as systemic treatment of advanced breast cancer during pregnancy—case report and literature review ［J］. Gynecol Oncol，2001，80（3）：405－408.

［83］ Jacobs AJ，Marchevsky A，Gordon RE，et al. Oat cell carcinoma of the uterine cervix in a pregnant woman treated with cis-diamminedichloroplatinum ［J］. Gynecol Oncol，1980，9（3）：405－410.

［84］ Karp GI，VonOeyen P，Valone F，et al. Doxorubicin in pregnancy：possible transplacental passage ［J］. Cancer Treat Rep，1983，67（9）：773－777.

［85］ Kerr JR. Neonatal effects of breast cancer chemotherapy administered during pregnancy ［J］. Pharmacotherapy，2005，25（3）：438－441.

［86］ Khurshid M，Saleem M. Acuteleukaemia in pregnancy ［J］. Lancet，1978，2（8088）：534－535.

［87］ Kim WY，Wehbe TW，Akerley W 3rd. A woman with a balanced autosomal translocation who received chemotherapy while pregnant ［J］. Med Health R I，1996，79（11）：396－399.

［88］ Kimby E，Sverrisdottir A，Elinder G. Safety of rituximab therapy during the first trimester of pregnancy：a case history ［J］. Eur J Haematol，2004，72（4）：292－295.

［89］ Kirshon B，Wasserstrum N，Willis R，et al. Teratogenic effects of first-trimester cyclophosphamide therapy ［J］. Obstet Gynecol，1988，72（3 Pt 2）：462－464.

［90］ Komaki F，Komaki Y，Micic D，et al. Outcome of pregnancy and neonatal complications with anti-tumor necrosis factor-α use in females with immune mediated diseases：a systematic review and meta-analysis ［J］. J Autoimmun，2017，76：38－52.

［91］ Kopelman JN，Miyazawa K. Inadvertent 5-fluorouracil treatment in early pregnancy：a report of three cases ［J］. ReprodToxicol，1990，4（3）：233－235.

［92］ Köpf-Maier P. Stage of pregnancy-dependent transplacental passage of 195mPt after cis-platinum treatment ［J］. Eur J Cancer Clin Oncol，1983，19（4）：533－536.

［93］ Krähenmann F，Østensen M，Stallmach T，et al. In utero first trimester exposure to low-dose methotrexate with increased fetal nuchal translucency and associated malformations ［J］. Prenat Diagn，2002，22（6）：489－490.

［94］ Lai CH，Hsueh S，Chao AS，et al. Successful pregnancy after tamoxifen and megestrol acetate therapy for endometrial carcinoma ［J］. Br J Obstet Gynaecol，1994，101（6）：547－549.

［95］ Lambert B，Holmberg K，Einhorn N. Persistence of chromosome rearrangements in peripheral lymphocytes from patients treated with melphalan for ovarian carcinoma ［J］. Hum Genet，1984，67（1）：94－98.

［96］ Lewden B，Vial T，Elefant E，et al. Low dose methotrexate in the first trimester of pregnancy：results of a French collaborative study ［J］. J Rheumatol，2004，31（12）：2360－2365.

［97］ Lilleyman JS，Hill AS，Anderton KJ. Consequences of acute myelogenous leukemia in early pregnancy ［J］. Cancer，1977，40（3）：1300－1303.

［98］ Lowenthal RM，Funnell CF，Hope DM，et al. Normal infant after combination chemotherapy includingteniposide for Burkitt's lymphoma in pregnancy ［J］. Med Pediatr Oncol，1982，10（2）：165－169.

［99］ Mamuris Z，Prieur M，Dutrillaux B，et al. Specificity of melphalan-induced rearrangements and their transmission through cell divisions ［J］. Mutagenesis，1989，4（2）：133－139.

［100］ Mao EJ，Mahadevan U. The Debate is Over：Continue Anti-Tumor Necrosis Factor Therapy Throughout Pregnancy ［J］. Am J Gastroenterol，2018，113（11）：1590－1591.

［101］ Meltzer HJ. Congenital anomalies due to attempted abortion with 4-aminopteroglutamic acid ［J］. J Am Med Assoc，1956，161（13）：1253.

［102］ Méndez LE，Mueller A，Salom E，et al. Paclitaxel and carboplatin chemotherapy administered during pregnancy for advanced epithelial ovarian cancer ［J］. Obstet Gynecol，2003，102（5 Pt 2）：1200－1202.

［103］ Mennuti MT，Shepard TH，Mellman WJ. Fetal renal malformation following treatment of Hodgkin's disease during pregnancy [J]. Obstet Gynecol, 1975, 46 (2): 194-196.

[104] Merimsky O, Le Chevalier T, Missenard G, et al. Management of cancer in pregnancy: a case of Ewing's sarcoma of the pelvis in the third trimester [J]. Ann Oncol, 1999, 10 (3): 345-350.

[105] Minton SE, Munster PN. Chemotherapy-induced amenorrhea and fertility in women undergoing adjuvant treatment for breast cancer [J]. Cancer Control, 2002, 9 (6): 466-472.

[106] Moskovitz DN, Bodian C, Chapman ML, et al. The effect on the fetus of medications used to treat pregnant inflammatory bowel-disease patients [J]. Am J Gastroenterol, 2004, 99 (4): 656-661.

[107] Motegi M, Takakura S, Takano H, et al. Adjuvant chemotherapy in a pregnant woman with endodermal sinus tumor of the ovary [J]. Obstet Gynecol, 2007, 109 (2 Pt2): 537-540.

[108] Müller T, Hofmann J, Steck T. Eclampsia after polychemotherapy for nodal-positive breast cancer during pregnancy [J]. Eur J Obstet GynecolReprod Biol, 1996, 67 (2): 197-198.

[109] Mulvihill JJ, Mckeen EA, Rosner F, et al. Pregnancy outcome in cancer patients. Experience in a large cooperative group [J]. Cancer, 1987, 60 (5): 1143-1150.

[110] Ostensen M, Hartmann H, Salvesen K. Low dose weekly methotrexate in early pregnancy. A case series and review of the literature [J]. J Rheumatol, 2000, 27 (8): 1872-1875.

[111] Merlob P. Hydroxyurea in pregnant women with poly cythemia vera [J]. Beltis. Newsletter, 2005, 13: 45.

[112] Murray CL, Reichert JA, Anderson J, et al. Multimodal cancer therapy for breast cancer in the first trimester of pregnancy. A case report [J]. JAMA, 1984, 252 (18): 2607-2608.

[113] Murray NA, Acolet D, Deane M, et al. Fetal marrow suppression after maternal chemotherapy for leukaemia [J]. Arch Dis Child Fetal Neonatal Ed, 1994, 71 (3): F209-210.

[114] Mutchinick O, Aizpuru E, Grether P. The human teratogenic effect of cyclophosphamide [J]. Teratology, 1992, 45.

[115] Nakajima W, Ishida A, Takahashi M, et al. Good outcome for infant of mother treated with chemotherapy forewing sarcoma at 25 to 30 weeks' gestation [J]. J PediatrHematol Oncol, 2004, 26 (5): 308-311.

[116] Nguyen C, Duhl AJ, Escallon CS, et al. Multiple anomalies in a fetus exposed to low-dose methotrexate in the first trimester [J]. Obstet Gynecol, 2002, 99 (4): 599-602.

[117] Nicholson HO. Cytotoxic drugs in pregnancy. Review of reported cases [J]. J Obstet Gynaecol Br Commonw, 1968, 75 (3): 307-312.

[118] Niedermeier DM, Frei-Lahr DA, Hall PD. Treatment of acute myeloid leukemia during the second and third trimesters of pregnancy [J]. Pharmacotherapy, 2005, 25 (8): 1134-1140.

[119] Nieto Y, Santisteban M, Aramendía JM, et al. Docetaxel administered during pregnancy for inflammatory breast carcinoma [J]. Clin Breast Cancer, 2006, 6 (6): 533-534.

[120] Nørgård B, Pedersen L, Fonager K, et al. Azathioprine, mercaptopurine and birth outcome: a population-based cohort study [J]. Aliment PharmacolTher, 2003, 17 (6): 827-834.

[121] Nulman I, Laslo D, Fried S, et al. Neurodevelopment of children exposed in utero to treatment of maternal malignancy [J]. Br J Cancer, 2001, 85 (11): 1611-1618.

[122] Obernikhin SS. Effects of activation of maternal immune system at early stages of pregnancy on antitumor immunity of the progeny [J]. Bull Exp Biol Med, 2013, 156 (1): 66-69.

[123] Odom LD, Plouffe L, Jr, Butler WJ. 5-fluorouracil exposure during the period of conception: report on two cases [J]. Am J Obstet Gynecol, 1990, 163 (1 Pt 1): 76-77.

[124] Ohara N, Teramoto K. Successful treatment of an advanced ovarian serous cystadenocarcinoma in pregnancy with cisplatin, adriamycin and cyclophosphamide (CAP) regimen. Case report [J]. Clin Exp Obstet Gynecol, 2000, 27 (2): 123-124.

[125] Ojeda-Uribe M, Gilliot C, Jung G, et al. Administration of rituximab during the first trimester of pregnancy without consequences for the newborn [J]. J Perinatol, 2006, 26 (4): 252-255.

[126] Okun DB, Groncy PK, Sieger L, et al. Acute leukemia in pregnancy: transient neonatal myelosuppression after combination chemotherapy in the mother [J]. Med Pediatr Oncol, 1979, 7 (4): 315-319.

［127］　Paladini D，Vassallo M，D'armiento MR，et al. Prenatal detection of multiple fetal anomalies following inadvertent exposure to cyclophosphamide in the first trimester of pregnancy ［J］. Birth Defects Res A Clin Mol Teratol，2004，70（2）：99－100.

［128］　Pan PH，Moore CH. Doxorubicin-induced cardiomyopathy during pregnancy：three case reports of anesthetic management for cesarean and vaginal delivery in twokyphoscoliotic patients ［J］. Anesthesiology，2002，97（2）：513－515.

［129］　Paskulin GA，Gazzola Zen PR，De Camargo Pinto LL，et al. Combined chemotherapy and teratogenicity ［J］. Birth Defects Res A Clin Mol Teratol，2005，73（9）：634－637.

［130］　Pata O，Tok CE，Yazici G，et al. Polycythemia vera and pregnancy：a case report with the use of hydroxyurea in the first trimester ［J］. Am J Perinatol，2004，21（3）：135－137.

［131］　Peres RM，Sanseverino MT，Guimarães JL，et al. Assessment of fetal risk associated with exposure to cancer chemotherapy during pregnancy：a multicenter study ［J］. Braz J Med Biol Res，2001，34（12）：1551－1559.

［132］　Pizzuto J，Aviles A，Noriega L，et al. Treatment of acute leukemia during pregnancy：presentation of nine cases ［J］. Cancer Treat Rep，1980，64（4－5）：679－683.

［133］　Polifka JE，Friedman JM. Teratogen update：azathioprine and 6-mercaptopurine ［J］. Teratology，2002，65（5）：240－261.

［134］　Potluri V，Lewis D，Burton GV. Chemotherapy withtaxanes in breast cancer during pregnancy：case report and review of the literature ［J］. Clin Breast Cancer，2006，7（2）：167－170.

［135］　Powell HR，Ekert H. Methotrexate-induced congenital malformations ［J］. Med J Aust，1971，2（21）：1076－1077.

［136］　Ginopoulos PV，Michail GD，Kourounis GS. Pregnancy associated breast cancer：a case report ［J］. Eur J Gynaecol Oncol，2004，25（2）：261－263.

［137］　Raffles A，Williams J，Costeloe K，et al. Transplacental effects of maternal cancer chemotherapy. Case report ［J］. Br J Obstet Gynaecol，1989，96（9）：1099－1100.

［138］　Requena A，Velasco JG，Pinilla J，et al. Acute leukemia during pregnancy：obstetric management and perinatal outcome of two cases ［J］. Eur J Obstet Gynecol Reprod Biol，1995，63（2）：139－141.

［139］　Reynoso EE，Huerta F. Acute leukemia and pregnancy—fatal fetal outcome after exposure to idarubicin during the second trimester ［J］. Acta Oncol，1994，33（6）：709－710.

［140］　Reynoso EE，Shepherd FA，Messner HA，et al. Acute leukemia during pregnancy：the Toronto Leukemia Study Group experience with long-term follow-up of children exposed in utero to chemotherapeutic agents ［J］. J Clin Oncol，1987，5（7）：1098－1106.

［141］　Ring AE，Smith IE，Jones A，et al. Chemotherapy for breast cancer during pregnancy：an 18-year experience from five London teaching hospitals ［J］. J Clin Oncol，2005，23（18）：4192－4197.

［142］　Rugh R，Skaredoff L. Radiation and radiomimetric chlorambucil and the fetal retina ［J］. Arch Ophthalmol，1965，74：382－393.

［143］　Rodriguez JM，Haggag M. VACOP-B chemotherapy for high grade non-Hodgkin's lymphoma in pregnancy ［J］. Clin Oncol (R Coll Radiol)，1995，7（5）：319－320.

［144］　Schaefer C，Peters P，Miller RK. Drugs during pregnancy and lactation：treatment options and risk assessment ［M］. Academic Press，2014.

［145］　Sosa Muñoz JL，Pérez Santana MT，Sosa Sánchez R，et al. Acute leukemia and pregnancy ［J］. Rev Invest Clin，1983，35（1）：55－58.

［146］　Schleuning M，Clemm C. Chromosomal aberrations in a newborn whose mother received cytotoxic treatment during pregnancy ［J］. N Engl J Med，1987，317（26）：1666－1667.

［147］　Signorello LB，Cohen SS，Bosetti C，et al. Female survivors of childhood cancer：preterm birth and low birth weight among their children ［J］. J Natl Cancer Inst，2006，98（20）：1453－1461.

［148］　Stovall M，Donaldson SS，Weathers RE，et al. Genetic effects of radiotherapy for childhood cancer：gonadal dose reconstruction ［J］. Int J Radiat Oncol Biol Phys，2004，60（2）：542－552.

[149] Stephens JD, Golbus MS, Miller TR, et al. Multiple congenital anomalies in a fetus exposed to 5 - fluorouracil during the first trimester [J]. Am J Obstet Gynecol, 1980, 137 (6): 747 - 749.

[150] Schnitzler F, Fidder H, Ferrante M, et al. Outcome of pregnancy in women with inflammatory bowel disease treated with antitumor necrosis factor therapy [J]. Inflamm Bowel Dis, 2011, 17 (9): 1846 - 1854.

[151] Sood AK, Shahin MS, Sorosky JI. Paclitaxel and platinum chemotherapy for ovarian carcinoma during pregnancy [J]. Gynecol Oncol, 2001, 83 (3): 599 - 600.

[152] Szekeres-Bartho J, Polgar B. PIBF: the double edged sword. Pregnancy and tumor [J]. Am J Reprod Immunol, 2010, 64 (2): 77 - 86.

[153] Shotton D, Monie IW. Possible teratogenic effect of chlorambucil on a human fetus [J]. Jama, 1963, 186: 74 - 75.

[154] Stevens FR, Fisher HM. Pregnancy inleukaemia [J]. Aust N Z J Obstet Gynaecol, 1965, 5 (1): 38 - 39.

[155] Steege JF, Caldwell DS. Renal agenesis after first trimester exposure to chlorambucil [J]. South Med J, 1980, 73 (10): 1414 - 1415.

[156] Stücker I, Caillard JF, Collin R, et al. Risk of spontaneous abortion among nurses handling antineoplastic drugs [J]. Scand J Work Environ Health, 1990, 16 (2): 102 - 107.

[157] Schapira DV, Chudley AE. Successful pregnancy following continuous treatment with combination chemotherapy before conception and throughout pregnancy [J]. Cancer, 1984, 54 (5): 800 - 803.

[158] Schafer AI. Teratogenic effects of antileukemic chemotherapy [J]. Arch Intern Med, 1981, 141 (4): 514 - 515.

[159] Siu BL, Alonzo MR, Vargo TA, et al. Transient dilated cardiomyopathy in a newborn exposed to idarubicin and all-trans-retinoic acid (ATRA) early in the second trimester of pregnancy [J]. Int J Gynecol Cancer, 2002, 12 (4): 399 - 402.

[160] Tegay DH, Tepper R, Willner JP. 6-Mercaptopurine teratogenicity [J]. Postgrad Med J, 2002, 78 (923): 572; author reply 572.

[161] Tewari K, Bonebrake RG, Asrat T, et al. Ambiguous genitalia in infant exposed to tamoxifen in utero [J]. Lancet, 1997, 350 (9072): 183.

[162] Tulandi T, Martin J, Al-Fadhli R, et al. Congenital malformations among 911 newborns conceived after infertility treatment with letrozole or clomiphene citrate [J]. FertilSteril, 2006, 85 (6): 1761 - 1765.

[163] Thauvin-Robinet C, Maingueneau C, Robert E, et al. Exposure to hydroxyurea during pregnancy: a case series [J]. Leukemia, 2001, 15 (8): 1309 - 1311.

[164] Terada Y, Shindo T, Endoh A, et al. Fetal arrhythmia during treatment of pregnancy-associated acute promyelocytic leukemia with all-trans retinoic acid and favorable outcome [J]. Leukemia, 1997, 11 (3): 454 - 455.

[165] Toledo TM, Harper RC, Moser RH. Fetal effects during cyclophosphamide and irradiation therapy [J]. Ann Intern Med, 1971, 74 (1): 87 - 91.

[166] Thomas PR, Biochem D, Peckham MJ. The investigation and management of Hodgkin's disease in the pregnant patient [J]. Cancer, 1976, 38 (3): 1443 - 1451.

[167] Takitani K, Hino N, Terada Y, et al. Plasma all-trans retinoic acid level in neonates of mothers with acute promyelocytic leukemia [J]. Acta Haematol, 2005, 114 (3): 167 - 169.

[168] Tomlinson MW, Treadwell MC, Deppe G. Platinum based chemotherapy to treat recurrent Sertoli-Leydig cell ovarian carcinoma during pregnancy [J]. Eur J Gynaecol Oncol, 1997, 18 (1): 44 - 46.

[169] Zwinkels H, Dörr J, Kloet F, et al. Pregnancy in women with gliomas: a case-series and review of the literature [J]. J Neurooncol, 2013, 115 (2): 293 - 301.

[170] Tuch BE, Chen J. Resistance of the human fetal beta-cell to the toxic effect of multiple low-dose streptozotocin [J]. Pancreas, 1993, 8 (3): 305 - 311.

[171] Tuch BE, Turtle JR, Simeonovic CJ. Streptozotocin is not toxic to the human fetal B cell [J]. Diabetologia, 1989, 32 (9): 678 - 684.

[172] Thiersch JB. Therapeutic abortions with a folic acid antagonist, 4-aminopteroylglutamic acid (4-amino P. G. A) administered by the oral route [J]. Am J Obstet Gynecol, 1952, 63 (6): 1298 - 1304.

[173]　鲍志伟，崔朝，马静，等. 抗肿瘤药物说明书 166 份妊娠及哺乳期妇女用药标注情况分析［J］. 安徽医药，2021，842-845.

[174]　刘红，张国楠. 妊娠期化疗的安全性评估［J］. 中国实用妇科与产科杂志，2018，34（10）：1167-1171.

[175]　王丽娟，林海雪，林仲秋.《2022 NCCN 妊娠滋养细胞肿瘤临床实践指南（第 1 版）》解读［J］. 中国实用妇科与产科杂志，2022，38（1）：7.

[176]　Schaefer C，Peters P，Miller RK. Drugs during pregnancy and lactation：treatment options and risk assessment［M］. 山丹，杨东凯，罗辉，等译. 北京：科学出版社，2010.

[177]　Briggs G，Freeman R，Yaffe S，et al. Drugs in pregnancy and lactation［M］. 杨慧霞，段涛，译. 北京：人民卫生出版社，2008.

[178]　中国药学会组织编写. 抗肿瘤药物的合理使用［M］. 北京：人民卫生出版社，2011.

[179]　中国优生科学协会肿瘤生殖学分会，中国医师协会微无创医学专业委员会妇科肿瘤专委会. 妊娠期卵巢肿瘤诊治专家共识（2020）［J］. 中国实用妇科与产科杂志，2020（005）：036.

第二十章　妊娠期疫苗和免疫球蛋白的使用

一、妊娠期疫苗接种

保护性和加强性免疫接种均应在妊娠之前进行。尽管目前没有证明疫苗具有胚胎毒性或致畸作用，但仍建议妊娠期（尤其在妊娠前 3 个月）避免和限制免疫接种。避免接种的原因有 3 点：①胎儿可能被接种的活疫苗感染，虽然这种说法仅是理论推测，但仍需注意；②妊娠早期接种所有疫苗后都可能会发生高热现象，母体高热会影响到胎儿生长发育（一般及时使用对乙酰氨基酚进行治疗）；③接种（尤其是在妊娠后期）可能导致胎儿免疫系统具有耐受性，使血清抗体转化现象缺失，从而在生长发育中无法识别抗原。

若是因缺少预先免疫，导致发生感染的风险高，即使处于妊娠期，也应进行免疫接种。候选疫苗应具有免疫原性、安全可靠性并且对人体影响小等特点。有些候选疫苗因对新生儿和婴儿的发病率存在潜在影响而被允许在妊娠期使用。及时采取免疫措施，某些感染性疾病，如单纯疱疹病毒感染、巨细胞病毒感染、人类免疫缺陷病毒感染等，都可以预防。

关于不同疫苗的细节问题将在接下来的部分具体讨论。

二、妊娠期各类疫苗的接种和免疫球蛋白的合理使用

（一）疫苗防腐剂

硫柳汞，又称乙基汞。Bigham（2005）发现硫柳汞可能造成胎儿或发育中儿童的大脑损伤，质疑其作为疫苗防腐剂的安全性。也有学者认为硫柳汞比已知的胎毒性物质甲基汞更难通过血-脑屏障。目前，还没有具体数据显示疫苗中硫柳汞与胚胎毒性的相关性。WHO 发表的数据表明，仅通过"冷链"防止疫苗污染并不是最佳办法，使用硫柳汞作为疫苗防腐剂也十分有必要。

疫苗接种成功后带来的免疫保护和预防感染疾病的利，远大于疫苗可能造成的个体不良反应的弊。

（二）霍乱疫苗

霍乱是一种由霍乱弧菌引起人体迅速脱水的急性腹泻性传染病，这种疾病与贫穷、卫生条件差和缺乏清洁饮用水密切相关。霍乱弧菌是一种革兰氏阴性、非侵袭性的杆状细菌，主要通过水传播。人类是已知的唯一自然宿主。

霍乱疫苗含有灭活的 Inaba 型和 Ogawa 型霍乱弧菌。疫苗产生保护作用短期而不完全。有关此疫苗在妊娠期的使用数据有限。2015 年的一项前瞻性研究，证实了单剂量的灭活全细胞口服霍乱疫苗（oral cholera vaccine，OCV）在妊娠期可以安全使用。使用抗生素治疗是妊娠期感染霍乱唯一的选择。霍乱弧菌已具有高抗药性，因此无法对妊娠期霍乱感染的预防给予通用的建议，具体采取何种措施因人而异。如果孕妇不得不去往霍乱流行的地区，任何情况下都应严格遵守基本的卫生措施：水应煮沸，饭要煮熟，瓜果去皮，放松心情，且应注射霍乱疫苗。

（三）乙型流感嗜血杆菌疫苗

乙型流感嗜血杆菌（haeophilus influenzae type b，Hib）疫苗是由乙型流感嗜血杆菌中纯化的荚膜多糖（寡糖）与多种蛋白质的结合物。研究表明，母体在妊娠晚期接种 Hib 疫苗，可以使胎儿或新生儿获得被动免疫，并且新生儿中未发现不良反应。然而目前缺乏妊娠期接种 Hib 疫苗的大规模研究，对于其无害性和有效性尚未有定论。

（四）甲型肝炎疫苗

甲型肝炎病毒是一种无包膜的单链线性核糖核酸（ribonucleic acid，RNA）病毒。甲型肝炎是由甲型肝炎病毒（hapatitis a virus，HAV）引起的，它主要通过粪便/口腔途径传播，如摄入受污染的食物和水或与感染者直接接触。甲型肝炎发病率与社会经济指标密切相关。收入的增加、获得清洁饮水和适当的卫生设施，都可以使甲型肝炎感染率下降。

甲型肝炎疫苗是人类细胞培养物中所得的灭活甲型肝炎病毒。感染甲型肝炎的症状通常不会因为妊娠而更严重，且一般不会影响胎儿。关于甲型肝炎疫苗在孕妇中的使用，目前还没有系统研究，也没有指征表明它存在胎儿发育毒性。有报道称，在妊娠末 3 个月，孕妇暴发急性甲型肝炎会增加早产和死胎的风险，但这可能与这些女性潜在的营养不良相关。甲型肝炎病毒很难通过胎盘屏障转移到胎儿，但是有可能因为病毒血症或分娩时的排泄物而发生感染。根据其他灭活病毒疫苗的使用经验，有高感染风险的孕妇可以接种甲型肝炎疫苗。在预防甲型肝炎方面，免疫球蛋白是安全有效的，但甲型肝炎疫苗可以提供更完全和更长时间的保护。

（五）乙型肝炎疫苗

乙型肝炎病毒（hepatitis b virus，HBV）通过接触黏膜或创面黏膜感染血液或其他特定体液（唾液、精液和阴道液）传播。母婴传播是乙型肝炎病毒最主要的传播方式，其次是血液和性传播。急性乙型肝炎的潜伏期短则 1 个月，长则达半年，平均 75 天。HBV 感染时会产生由机体细胞免疫应答介导的肝损伤，其结局受宿主因素（包括年龄、性别、遗传背景、合并感染、其他合并疾病和联合用药）和病毒因素（包括 HBV 基因型和病毒 DNA 水平）的影响。

目前使用的乙型肝炎疫苗是一种利用生物技术生产的非可再生表面抗原，属于非感染性疫苗。尚未有接种该疫苗会给胎儿带来风险的报道。如果条件允许，建议对有感染风险的孕妇进行接种，接种时间最好在妊娠 12 周后。有研究报道，72 位乙肝表面抗体呈阴性的尼日利亚孕妇在妊娠晚期进行了两次肌内注射乙型肝炎疫苗，在第二次注射 1 个月后，均未出现乙肝表面抗原携带者，其中：84％的孕妇乙肝表面抗体呈阳性，并且母体和胎儿均未有明显的不良反应；59％的新生儿被动获得乙肝表面抗体，但消失得也很快，3 个月后，仅有 23％的婴儿体内还能检测到抗体。综上所述，妊娠期接种乙型肝炎疫苗是安全的，可以有效免疫该病毒，但大部分婴儿只能获得暂时性被动免疫。乙肝表面抗原阳性的母亲所生的婴儿乙型肝炎病毒携带累积率达 20％，因此母亲及其所生新生儿均应立即（或出生后 48 小时内）接种乙型肝炎疫苗，建议在婴儿 3 个月、4 个月和 11 个月时注射乙肝免疫球蛋白进行加强免疫。对于乙型肝炎感染高危人群中的孕妇来说，应进行免疫接种，为幼儿提供免疫保护。

（六）人乳头状瘤病毒疫苗

人乳头状瘤病毒（human papilloma virus，HPV）是双链 DNA 病毒，可引起人体皮肤黏膜上皮增生。HPV 主要通过性接触或皮肤密切接触传播。目前已确定的 HPV 亚型有 200 余种，根据有无致癌性，将 HPV 分为高危型和低危型。我国国家药品监督管理局根据世界卫生组织（WHO）国际癌症研究机构的建议，将 HPV-16/18/31/33/35/39/45/51/52/56/58/59/68 定义为高危型，而将 HPV-26/53/66/73/82 定义为中危型，其中 HPV-16/18 诱发癌变的风险最高。

70％的宫颈癌和 90％的生殖器疣均由人乳头状瘤病毒（HPV）引起，2006 年 6 月，美国食品药品监督管理局认证了第一个预防此类病毒的疫苗，该疫苗不仅能预防宫颈癌，还能预防人乳头状瘤病毒亚型（6、11、16 和 18）引起的其他相关疾病。国内疫苗主要有二价、四价和九价 3 种类型。HPV 疫苗通过诱导机体体液免疫反应，产生中和性抗体，在 HPV 进入机体时与病毒抗原结合，从而防止感染。国内外研究显示，二价、四价和九价 HPV 疫苗在完成接种后，均可观察到较高的抗体阳转率和血清学抗体滴度（96％～100％）。有一项调查表明，至少在 5 年内疫苗保护是有效的。尚未有研究表明该疫苗可能与妊娠和胎儿发育不良后果有因果关系。有关妊娠期接种该疫苗的数据仍十分有限，不建议妊娠期女性接种 HPV 疫苗。若近期准备妊娠，建议推迟至哺乳期后再进行接种。若接种后意外妊娠，应停止未完成剂次的接种；已完成接种者，无须干预。

（七）流感疫苗

甲型和乙型流感病毒是最常见的一种呼吸道传染病病毒，主要通过飞沫和气溶胶传播，但偶尔也通过接触受污染的尘螨传播。目前大多数季节性流感疫苗一般含有 3 个亚型的流感病毒毒株，即甲型 2 株，乙型 1 株。

一般认为，孕妇感染流感病毒或患流感并发症的风险更高，而且流感对孕妇的健康危害比较严重。Naleway（2006）和 Munoz（2005）对超过 2000 例妊娠后接种流感疫苗（与流感季节适宜的疫苗）病例进行研究，结果显示母体并发症或妊娠不良后果与接种疫苗没有相关性。美国妇产科医师学会建议，此类疫苗仅适用于患有严重潜伏性疾病的孕妇，如慢性疾病或肺部疾病。与之相反的是，美国免疫实践咨询委员会建议，应为使用该类疫苗的医生和患者制定相关制度、计划或设立专职提示人员，提高妊娠期疫苗接种率。2006 年 6 月，英国疫苗接种与免疫联合委员会指出，孕妇感染季节性流感的风险有明显增加，建议妊娠中、晚期的孕妇常规接种流感疫苗。有一项在流感季节感染呼吸性疾病的孕妇研究显示，随着妊娠期增长，孕妇感染流感的可能性也逐渐增大。在妊娠 37～42 周时，因流感而终止妊娠的孕妇人数比妊娠 24 周时多 5 倍。目前仅有少数关于流感疫苗对胎儿作用的研究，其结果均显示未发现有害作用。建议在计划妊娠前接种疫苗。然而并没有证据可以证明妊娠期接种流感疫苗会对孕妇自身或胎儿产生不良影响。指南建议孕妇或准备在流感季节妊娠的女性接种流感疫苗，孕妇可在妊娠任何阶段接种灭活三价疫苗（TIV）。

（八）流行性脑脊髓膜炎疫苗

流行性脑脊髓膜炎（简称流脑）是由脑膜炎奈瑟菌引起的急性化脓性脑膜炎，流脑具有发病急、进展快、传染性强、隐性感染率高和病死率高等特点。

接种流行性脑脊髓膜炎疫苗，尤其是在妊娠末 3 个月接种，不会对胎儿造成不良影响。一项关于 157 例在妊娠末 3 个月接种该疫苗孕妇的研究表明，在母乳和新生儿血清中，均有明显的 IgA 和 IgG 高表达，故认为抗体可以通过胎盘。目前，尚无证据表明疫苗接种会造成胎儿发育障碍。如果有必要的话，可接种流行性脑脊髓膜炎疫苗。

（九）风疹疫苗

风疹是一种通过鼻咽分泌物直接接触或飞沫传播的疾病，其特征是皮疹、低热、淋巴结病和不适。孕妇感染风疹，尤其是在妊娠的头 3 个月，会导致流产、死产和先天性风疹综合征（congenital rubella syndrome，CRS）。CRS 是一种先天缺陷，通常包括白内障、听力损失、智力低下和先天性心脏缺陷。此外，患有 CRS 的婴儿经常表现出宫内和产后生长迟缓。

对大多数个体来说，自然获得的风疹免疫是高水平且伴随终身的。一项对超过 700 例妊娠期接种风疹疫苗孕妇的研究表明，她们的孩子没有 1 例患有先天性风疹综合征。尽管如此，现在妊娠期以及备孕的一段时间内仍然禁用风疹疫苗。另外一项对照研究显示，94 位妊娠期意外接种风疹疫苗的孕妇和正常组相比，两组胎儿畸形发生率基本一致，胎儿流产率和发育情况没有明显差别，听力测试结果也相同；唯一明显区别是接种疫苗组的胎儿早产率较高。有 1 例母体接种风疹疫苗的婴儿出生后患有先天性白内障，但该病例尚未经证实。

Hamkar（2006）在 2% 母体接种风疹疫苗的病例中，发现新生儿体内可以检测到特异性风疹 IgM 抗体，认为风疹疫苗病毒能够通过胎盘并且感染胎儿。CDC（1989）报道 3%～20% 的流产病例中，胎儿体内可以检测到风疹疫苗病毒。Hofmann（2000）在医学研究中，记录了受孕前后几周接种 RA27/3 风疹减毒疫苗的血清阴性孕妇的接种结果：有 5 例病例没有发生疫苗病毒的母婴垂直传播；有 1 例出现了疫苗接种导致的超过 8 个月持久性脱落病毒胚胎感染，对羊水、脐带血白细胞和婴儿尿液样本的序列分析均证实该婴儿感染了疫苗株病毒。但是，多种体征结果显示，该新生儿没有显示出与 CRS 一致的症状，迟发性疾病的发展也不明显。因此，对于风疹疫苗病毒是否能感染胎儿还有待研究。美国疾病控制和预防中心建议，接种风疹疫苗后隔 1 个月再受孕。

综合建议，虽然理论上存在婴儿由于母体接种风疹疫苗而患先天性风疹综合征的风险，但无法与母体感染风疹病毒而导致的胚胎畸形相提并论。如果孕妇在妊娠前或妊娠中不慎接种了风疹疫苗，也没有证据表明有终止妊娠或进行侵入式诊断的必要性。

（十）麻疹疫苗和流行性腮腺炎疫苗

麻疹是人类最具传染性的疾病之一。在热带地区，大多数麻疹病例发生在旱季，而在温带地区，发病高峰出现在冬末春初。麻疹病毒是一种包膜的负义单链 RNA 病毒，人类是唯一的自然宿主，可通过飞沫或直接接触分泌物传播。

腮腺炎是由腮腺炎病毒侵犯腮腺引起的急性呼吸传染病，常见于儿童和青少年，以发烧和唾液腺发炎为特征，发病率高。正常人暴露后平均 16～18 天发病，多见并发症，如睾丸炎、卵巢炎、脑膜炎、多性神经炎等。有研究报道称，在妊娠早期患腮腺炎的孕妇中，观察到自然流产或宫内胎儿死亡的比率增加。然而，没有确切证据证明腮腺炎会诱导出生缺陷。

麻疹疫苗和流行性腮腺炎疫苗均是减毒活病毒疫苗，现阶段，有关这两类疫苗的使用经验尚不充分。尽管没有证据证实接种疫苗后减毒病毒会经胎盘感染胎儿，但亦不能排除胎儿感染的可能性，故不建议在妊娠期使用这些疫苗。疫苗生产厂商和美国妇产科医师学会建议，接种疫苗 3 个月内应避免受孕。若未免疫的孕妇有接触病毒的重大风险，建议在妊娠末 3 个月接种。这两类疫苗通常与风疹疫苗一同接种，称为麻腮风三联疫苗（measles，mumps and rubella vaccine，MMR），三者具有相同的禁忌证。建议妊娠期避免使用这三类疫苗，理论上胎儿感染减毒病毒是有可能发生的。不过如果在妊娠期进行了疫苗接种，无须终止妊娠。

（十一）肺炎球菌疫苗

有研究表明，妊娠期母体接种肺炎球菌疫苗，不会对新生儿的健康造成不良影响，并且可以在新生儿出生一个月内保护其免受此类病毒的侵害。疫苗接种行为不会对胎儿造成伤害，也不需要进行干预。

（十二）脊髓灰质炎疫苗

沙宾口服型脊髓灰质炎疫苗含有 3 种减毒的脊髓灰质炎病毒，该疫苗在极少数情况下会导致脊髓灰质炎。通常首选含灭活病毒的脊髓灰质炎疫苗沙克与其他疫苗联合注射。曾有记录表明，给一位妊娠 18 周的预先免疫的孕妇口服脊髓灰质炎疫苗后，孕妇在 21 周流产且胎儿出现类似小儿麻痹的症状，但是，自此之后没有再次出现类似事件的报道。对超过 15 000 例妊娠期接种案例的研究表明，口服脊髓灰质炎疫苗不会增加自发性流产、出生缺陷或早产的风险。需要注意的是，临产前 1 个月内的孕妇不宜使用，以避免因病毒脱落而导致感染。无论灭活疫苗或减毒疫苗，都没有理由因妊娠期口服脊髓灰质炎疫苗而终止妊娠。当有强制性指征出现时，可以接种灭活的脊髓灰质炎疫苗。

（十三）狂犬病疫苗

狂犬病是由狂犬病病毒感染引起的一种急性传染病。大多数病例是被患狂犬病的动物咬伤而感染，少数是由于伤口、黏膜感染所致。也曾有报道移植狂犬病患者捐赠的器官或组织而发病的案例。狂犬病毒不能侵入没有损伤的皮肤，临床大多表现为特异性恐风、恐水、咽肌痉挛、进行性瘫痪等。狂犬病毒颗粒由囊膜和核衣壳两部分组成，不耐高温，悬液中的病毒经 56 ℃处理 30～60 分钟或 100 ℃处理 2 分钟即失去感染力。

常见的狂犬病疫苗含有由人类细胞培养物中产生的减毒活病毒。现代生物技术的发展为新型疫苗的研究提供了更多可能性，比如重组疫苗、DNA 疫苗、多肽疫苗等，但是大部分与纯化细胞疫苗相比都没有优势。个别重组疫苗已应用于野生动物，但目前人体研究进展不明。与其他早期疫苗不同，减毒活病毒疫苗自 1980 年使用至今基本没有表现出副作用。妊娠期的主动和被动免疫病例报道表明，妊娠期接种此类疫苗不会引发不良反应。一份有关 Vero 细胞狂犬病疫苗（purified vero cell rabies vaccine，PVRV）的安全性和免疫原性报道显示，29 位接触狂犬病病毒的妊娠女性接种疫苗后，没有 1 例表现出不良反应；胎儿宫内生长发育的超声监测均显示正常，婴儿出生后无先天异常，并且在此后 1 年生长发育正常。接种后 14～365 天，孕妇血清中的狂犬病病毒中和抗体效价大于最低保护水平 0.5 IU/ml，到婴儿 3 个月时，血清中的抗体仍高于保护水平，母亲和婴儿的抗体情况在一年内均表现良好。由于狂犬病是一种致死性疾病，建议孕妇在被疑似患狂犬病的动物咬伤后，立即接受主动或被动免疫。

（十四）伤寒疫苗

伤寒疫苗可分为非口服给药的灭活疫苗和含伤寒沙门菌 21a 的口服活菌疫苗。与灭活疫苗相比，活菌疫苗副作用发生率较小，但不能免疫甲型和乙型副伤寒。孕妇感染伤寒后，可能引发伤寒性败血症，导致流产发生率增高。美国免疫实践咨询委员会建议，这两类伤寒疫苗在妊娠期并非绝对禁用。且此类疫苗暂时没有已知的不良反应。建议免疫实践中优先使用口服伤寒疫苗，因为它具有更高的有效性和较少的不良作用，特别是没有发热反应。

（十五）百白破疫苗

百日咳、白喉、破伤风混合疫苗简称百白破疫苗，经国内外多年实践证明，该疫苗对 3 类疾病都有良好的预防效果。

百日咳是由百日咳鲍特菌引起的一种急性呼吸道疾病。百日咳主要通过咳嗽产生的雾化呼吸液滴或者打喷嚏传播。典型的百日咳病有 3 个阶段：卡他性、阵发性和恢复期。在卡他性阶段，感染者会出现鼻炎（鼻腔黏膜发炎）、轻微的偶发咳嗽和低热。阵发性阶段的特点是痉挛性咳嗽，呕吐后，吸气时发出呼呼声。百日咳患者在卡他性和早期发作期时最具传染性。症状在恢复期慢慢改善，一般持续 7～10 天，但也有可能持续数月。影响百日咳临床表现的因素包括年龄、免疫力水平、疫苗接种史和病程早期使用的抗菌药物。

呼吸性白喉是一种急性传染病，由白喉棒状杆菌引起，该病菌不可移动，是无包膜的革兰氏阳性杆菌。呼吸性白喉的典型特征是有一种灰色的假膜，可以牢固地附着在鼻咽、扁桃体或喉部的黏膜上，通过在鼻咽或皮肤病变中繁殖和产生白喉毒素而引起易感人群受感染。

破伤风是一种由破伤风梭菌通过皮肤或粘膜伤口侵入人体，产生的强效神经毒素引起肌痉挛，进而威胁生命的疾病。本病可通过疫苗预防。每个人感染破伤风到症状出现的潜伏期各不相同，有从 3 天到 21 天的（中位数：7 天），也有极端情况为 1 天到几个月的。潜伏期取决于伤口的位置和严重程度，潜伏期越短，病情越严重，预后越差。破伤风梭菌在自然界普遍存在，高浓度存在于土壤和动物粪便中。

破伤风和白喉疫苗这两类疫苗均为含有类毒素的细菌疫苗，但是数十年的使用经验说明，它们没有明显的胚胎毒性。匈牙利的大量病例研究没能发现破伤风类毒素的任何致畸作用。

妊娠期中应进行充足的免疫保护避免母源性疾病和新生儿破伤风。通常，儿童幼年时期应进行基础免疫接种，之后最好每 10 年进行一次加强免疫。若有指征表明其必要性，孕妇也可以在妊娠头 3 个月进行免疫接种，妊娠中末期也可弥补免疫保护。

（十六）水痘疫苗

水痘是由一种具有高度传染性的水痘-带状疱疹病毒（varicella-zoster virus，VZV）引发的传染病，发病年龄、发病时间均存在地区差异。VZV 可以通过直接接触或飞沫传播，病毒经上呼吸道或结膜侵入人体。感染水痘通常能产生终身免疫。

水痘疫苗是一种减毒活病毒疫苗，1995 年在美国通过认证。在欧洲，此疫苗仅限于免疫力缺乏的儿童使用。在特定情况下，可能会出现妊娠期接种此疫苗的病例。1 份来自疫苗制造商和美国疾病控治与预防中心妊娠期使用水痘疫苗的记录显示，妊娠前期感染了天然水痘病毒的孕妇，其新生儿可能患先天性水痘综合征。先天性水痘综合征的特征为由某个皮片或肢端发育不全而导致的皮肤瘢痕，伴随低出生体重、小头畸形、局部肌肉萎缩、视觉异常和神经学畸形。

关于 362 例孕妇使用水痘疫苗的结果显示，自发流产、后期胎儿死亡、微小或重大先天异常的比率没有增高，已报道的缺陷种类中也没有特定的表现形式。目前尚不能排除水痘疫苗的风险，也不能证实先天异常与疫苗接种相关。

妊娠期严禁接种水痘疫苗，建议在接种疫苗 4 周后再妊娠。有限数据显示，妊娠期意外接种疫苗的孕妇，其新生儿未显示先天性水痘综合征，若不慎接种不会对胎儿造成高风险，不需要干预措施。

（十七）黄热病疫苗

黄热病是一种由蚊子传播的病毒性疾病，是撒哈拉以南的非洲和热带南美地区特有的疾病。疾病临床表现可从轻度非特异性发热性疾病至重度黄疸和出血性疾病。严重黄热病的病死率是20%～50%。

黄热病疫苗含有减毒活病毒。欧洲畸胎学网络信息服务提供的58例妊娠病例中，没有证据表明妊娠头3个月疫苗接种会导致胚胎毒性。对少数不同妊娠时期接种此疫苗女性的调查显示：大多数母亲产生的中和抗体能通过胎盘或经乳汁转移到胎儿体内，但并未发现减毒病毒的传播。幼儿出生后3～4年的随访结果显示，没有与幼儿出生前接触此疫苗相关的不良反应；仅有1例报道了母亲妊娠前3个月接种此疫苗后发生了婴儿先天感染，但并未得到其他报道的证实。

建议孕妇在妊娠期应避免接种黄热病疫苗。如果有必要理由（如必须前往疫区），因黄热病的致命性，即使在妊娠头3个月，也应进行免疫接种。

（十八）新冠疫苗

研究显示妊娠期间感染新型冠状病毒与严重妊娠期并发症、重症监护、机械通气及孕产妇死亡相关。而已经存在的健康问题（如糖尿病、肥胖、高龄和心血管疾病等）使孕妇感染新型冠状病毒后发生并发症的风险进一步增加，并增加早产和死产的风险。

新型冠状病毒疫苗应用于孕产妇的风险仍在观察中，由于上述妊娠期可能出现的严重疾病和孕产妇死亡风险，美国妇产科学院（ACOG）强烈建议孕妇接种新冠疫苗，他们建议在妊娠任何期间都尽可能接种疫苗，且应尽快完成，以最大限度地提高母婴健康。如果新冠疫苗（流感疫苗、破伤风、白喉、百日咳疫苗等）需要与其他疫苗同时接种，可以考虑同时接种或相隔14天后接种。美国食品药品监督管理局（FDA）认为经其批准的疫苗不会导致不育或自然流产。

目前暂时没有证据表明给孕妇接种COVID-19疫苗会对母体或胎儿产生不利影响，当孕妇接种疫苗时，抗体会传递给胎儿，观察性研究显示了妊娠晚期母体接种疫苗后，新生儿出现IgG抗体。但是，没有数据可以证明该抗体是否可以预防新生儿的新型冠状病毒感染。

注射新冠疫苗后局部和全身性副作用很常见（如注射部位疼痛、发热、肌肉疼痛、关节痛、头痛、疲劳和其他症状可能在接种疫苗后出现）。极少数报道提出，注射新冠疫苗后发生了血小板减少综合征、格林巴利综合征和心肌炎血栓。

目前关于新冠疫苗由于其剂型多样、接种人群差异、医疗条件及国情不同等因素，上述内容不具有普遍指导价值。

（十九）免疫球蛋白

免疫球蛋白溶液主要含有免疫球蛋白G抗体，即IgG抗体，一般从人类混合血浆中提取而来。IgG抗体通过胎盘的程度由胎龄、剂量、疗程长短和给药剂型决定。免疫球蛋白应用于不同的母体或胎儿适应证，如：抗体缺乏或感染性疾病；作为预防措施使母体自身免疫病症状好转；治疗某些胎儿疾病，如红斑狼疮母亲的胎儿心脏传导阻滞。

目前，已知的免疫球蛋白和抗特定感染的高免疫血清均没有胚胎毒性，但是不能完全被排除疾病经人类血液制品传播的风险，如感染性疾病和过敏性反应的转移，并且这种风险能间接地危及胎儿。一项93例妊娠期母亲使用γ球蛋白预防法抗肝炎的研究表明，产前接触γ球蛋白的儿童表现出明显的指尖皮纹学改变。但这种现象仅发生在妊娠头163天内注射γ球蛋白的情况下，也不被认为是出生缺陷，因此不做考虑。

免疫球蛋白（如标准γ球蛋白和高免疫血清）可以在妊娠期使用，以治疗相应的适应证。

参考文献

[1]　Ayoola EA, Johnson AO. Hepatitis B vaccine in pregnancy：immunogenicity, safety and transfer of antibodies to infants [J]. Int J Gynaecol Obstet, 1987, 25 (4)：297-301.

［2］ Best JM. Rubella vaccines：past，present and future ［J］. Epidemiol Infect，1991，107 (1)：17 - 30.

［3］ Bigham M，Copes R. Thiomersal in vaccines：balancing the risk of adverse effects with the risk of vaccine-preventable disease ［J］. Drug Saf，2005，28 (2)：89 - 101.

［4］ Briggs GG，Freeman RK，Yaffe SJ. Drugs in pregnancy and lactation：a reference guide to fetal and neonatal risk ［M］. Lippincott Williams & Wilkins，2012.

［5］ Castleman B，Kibbee BU. Case Records of the Massachusetts General Hospital. Case 7 - 1964 ［J］. N Engl J Med，1964，270：302 - 312.

［6］ Chabala S，Williams M，Amenta R，et al. Confirmed rabies exposure during pregnancy：treatment with human rabies immune globulin and human diploid cell vaccine ［J］. Am J Med，1991，91 (4)：423 - 424.

［7］ Chaithongwongwatthana S，Yamasmit W，Limpongsanurak S，et al. Pneumococcal vaccination during pregnancy for preventing infant infection ［J］. Cochrane Database Syst Rev，2015，1 (1)：CD004903.

［8］ Centers for Disease Control. Rubella vaccination during pregnancy—United States，1971—1988 ［J］. MMWR Morb Mortal Wkly Rep，1989，38 (17)：289 - 293.

［9］ Centers for Disease Control and Prevention. Revised ACIP recommendation for avoiding pregnancy after receiving a rubella-containing vaccine ［J］. MMWR Morb Mortal Wkly Rep，2001，50 (49)：1117.

［10］ Chutivongse S，Wilde H，Benjavongkulchai M，et al. Postexposure rabies vaccination during pregnancy：effect on 202 women and their infants ［J］. Clin Infect Dis，1995，20 (4)：818 - 820.

［11］ Czeizel AE，Rockenbauer M. Tetanus toxoid and congenital abnormalities ［J］. Int J Gynaecol Obstet，1999，64 (3)：253 - 258.

［12］ Enders G. Accidental rubella vaccination at the time of conception and in early pregnancy ［J］. BundesgesundheitsblattGesundheitsforschungGesundheitsschutz，2005，48 (6)：685 - 686.

［13］ Enders G，Miller E，Cradock-Watson J，et al. Consequences of varicella and herpes zoster in pregnancy：prospective study of 1739 cases ［J］. Lancet，1994，343 (8912)：1548 - 1551.

［14］ Fescharek R，Quast U，Dechert G. Postexposure rabies vaccination during pregnancy：experience from post-marketing surveillance with 16 patients ［J］. Vaccine，1990，8 (4)：409.

［15］ Fleet WF，Jr，Benz EW，Jr，Karzon DT，et al. Fetal consequences of maternal rubellaimmunization ［J］. JAMA，1974，227 (6)：621 - 627.

［16］ Geelen SP. Adjustment of the hepatitis-B vaccination scheme for newborns born to hepatitis-B virus carriers as of 1 January 2006 ［J］. Ned Tijdschr Geneeskd，2006，150 (8)：415 - 418.

［17］ Hamkar R，Jalilvand S，Abdolbaghi MH，et al. Inadvertent rubella vaccination of pregnant women：evaluation of possible transplacental infection with rubella vaccine ［J］. Vaccine，2006，24 (17)：3558 - 3563.

［18］ Harjulehto-Mervaala T，Hovi T，Aro T，et al. Oral poliovirus vaccination and pregnancy complications ［J］. Acta Obstet GynecolScand，1995，74 (4)：262 - 265.

［19］ Hartert TV，Neuzil KM，Shintani AK，et al. Maternal morbidity and perinatal outcomes among pregnant women with respiratory hospitalizations during influenza season ［J］. Am J Obstet Gynecol，2003，189 (6)：1705 - 1712.

［20］ Hofmann J，Kortung M，Pustowoit B，et al. Persistent fetal rubella vaccine virus infection following inadvertent vaccination during early pregnancy ［J］. J Med Virol，2000，61 (1)：155 - 158.

［21］ Ingardia CJ，Kelley L，Lerer T，et al. Correlation of maternal and fetal hepatitis B antibody titers following maternal vaccination in pregnancy ［J］. Am J Perinatol，1999，16 (3)：129 - 132.

［22］ Josefson D. Rubella vaccine may be safe in early pregnancy ［J］. BMJ. 2001，322 (7288)：695.

［23］ Lee C，Gong Y，Brok J，et al. Effect of hepatitis B immunisation in newborn infants of mothers positive for hepatitis B surface antigen：systematic review and meta-analysis ［J］. BMJ，2006，332 (7537)：328 - 336.

［24］ Letson GW，Little JR，Ottman J，et al. Meningococcal vaccine in pregnancy：an assessment of infant risk ［J］. Pediatr Infect Dis J，1998，17 (3)：261 - 263.

［25］ Liang JL，Tiwari T，Moro P，et al. Prevention of Pertussis，Tetanus，and Diphtheria with Vaccines in the United States：Recommendations of the Advisory Committee on Immunization Practices (ACIP) ［J］. MMWR Recomm Rep，2018，67 (2)：1 - 44.

[26]　Mazzone T, Celestini E, Fabi R, et al. Oral typhoid vaccine and pregnancy [J]. Reprod Toxicol, 1994, 8 (3): 278-280..

[27]　Mclean HQ, Fiebelkorn AP, Temte JL, et al. Prevention of measles, rubella, congenital rubella syndrome, and mumps, 2013: summary recommendations of the Advisory Committee on Immunization Practices (ACIP) [J]. MMWR Recomm Rep, 2013, 62 (RR-04): 1-34.

[28]　Miller RK, Mace K, Polliotti B, et al. Marginal transfer of ReoPro (Abciximab) compared with immunoglobulin G (F105), inulin and water in the perfused human placenta in vitro [J]. Placenta, 2003, 24 (7): 727-738.

[29]　Min KJ, Kwon SH, Kim S, et al. Preventive vaccination against cervical cancer: Korean Society of Gynecologic Oncology Guideline [J]. J Gynecol Oncol, 2016, 27 (3): e30.

[30]　Munoz FM, Englund JA. Vaccines in pregnancy [J]. Infect Dis Clin North Am, 2001, 15 (1): 253-271.

[31]　Tamma PD, Ault KA, Del Rio C, et al. Safety of influenza vaccination during pregnancy [J]. Am J Obstet Gynecol, 2009, 201 (6): 547-552.

[32]　Naleway AL, Smith WJ, Mullooly JP. Delivering influenza vaccine to pregnant women [J]. Epidemiol Rev, 2006, 28: 47-53.

[33]　Nasidi A, Monath TP, Vandenberg J, et al. Yellow fever vaccination and pregnancy: a four-year prospective study [J]. Trans R Soc Trop Med Hyg, 1993, 87 (3): 337-339.

[34]　NishiokaSde A, Nunes-Araújo FR, Pires WP, et al. Yellow fever vaccination during pregnancy and spontaneous abortion: a case-control study [J]. Trop Med Int Health, 1998, 3 (1): 29-33.

[35]　Ornoy A, Arnon J, Feingold M, et al. Spontaneous abortions following oral poliovirus vaccination in first trimester [J]. Lancet, 1990, 335 (8692): 800.

[36]　Ornoy A, Ben Ishai P. Congenital anomalies after oral poliovirus vaccination during pregnancy [J]. Lancet, 341 (8853): 1162.

[37]　Ornoy A, Tenenbaum A. Pregnancy outcome following infections by coxsackie, echo, measles, mumps, hepatitis, polio and encephalitis viruses [J]. ReprodToxicol, 2006, 21 (4): 446-457.

[38]　Reddy PA, Gupta I, Ganguly NK. Hepatitis-B vaccination in pregnancy: safety and immunogenic response in mothers and antibody transfer to neonates [J]. Asia Oceania J Obstet Gynaecol, 1994, 20 (4): 361-365.

[39]　Robert E, Vial T, Schaefer C, et al. Exposure to yellow fever vaccine in early pregnancy [J]. Vaccine, 1999, 17 (3): 283-285.

[40]　Ross LJ. Dermatoglyphics in offspring of women given gamma globulin prophylaxis during pregnancy [J]. Teratology, 1996, 53 (5): 285-291.

[41]　Schaefer C, Peters P, Miller RK. Drugs During Pregnancy and Lactation: Treatment Options and Risk Assessment [J]. Fortschritte der medizin, 2007.

[42]　Shields KE, Galil K, Seward J, et al. Varicella vaccine exposure during pregnancy: data from the first 5 years of the pregnancy registry [J]. Obstet Gynecol, 2001, 98 (1): 14-19.

[43]　Staples JE, Bocchini JA Jr, Rubin L, et al. Yellow Fever Vaccine Booster Doses: Recommendations of the Advisory Committee on Immunization Practices, 2015 [J]. MMWR Morb Mortal Wkly Rep, 2015, 64 (23): 647-650.

[44]　Sudarshan MK, Madhusudana SN, Mahendra BJ. Post-exposure prophylaxis with purified vero cell rabies vaccine during pregnancy—safety and immunogenicity [J]. J Commun Dis, 1999, 31 (4): 229-236.

[45]　Tanaka I, Shima M, Kubota Y, et al. Vertical transmission of hepatitis A virus [J]. Lancet, 1995, 345 (8946): 397.

[46]　Tookey P. Pregnancy is contraindication for rubella vaccination still [J]. BMJ, 2001, 322 (7300): 1489.

[47]　Tsai TF, Paul R, Lynberg MC, et al. Congenital yellow fever virus infection after immunization in pregnancy [J]. J Infect Dis, 1993, 168 (6): 1520-1523.

[48]　World Health Organization. Immunization during pregnancy. ACOG technical bulletin number 160—October 1991 [J]. Int J Gynaecol Obstet, 1993, 40 (1): 69-79.

[49]　World Health Organization. Vaccines against influenza WHO position paper— November 2012 [J]. Wkly Epidemi-

ol Rec，2012，87（47）：461-476.

[50]　World Health Organization. WHO position paper on hepatitis A vaccines—June 2012 [J]. Wkly Epidemiol Rec，
　　　　2012，87（28/29）：261-276.

[51]　World Health Organization. Varicella and herpes zoster vaccines：WHO position paper，June 2014—Recommenda-
　　　　tions [J]. Vaccine，2016，34（2）：198-199.

[52]　World Health Organization. Cholera vaccines：WHO position paper—August 2017 [J]. Wkly Epidemiol Rec，
　　　　2017，92（34）：477-498.

[53]　Hepatitis B vaccines：WHO position paper—July 2017 [J]. Wkly Epidemiol Rec，2017，92（27）：369-392.

[54]　Devera JL，Gonzalez Y，Sabharwal V. A narrative review of COVID-19 vaccination in pregnancy and breastfeeding
　　　　[J]. J Perinatol，2024，44（1）：12-19.

[55]　龚震宇，龚训良. 世界卫生组织关于麻疹疫苗的意见书 [J]. 疾病监测，2017（09）：793-796.

[56]　国家免疫规划技术工作组流感疫苗工作组. 中国流感疫苗预防接种技术指南（2020—2021）[J]. 中华流行病学杂
　　　　志，2020，41（10）：22.

[57]　Schaefer C，Peters P，Miller RK. Drugs during pregnancy and lactation：treatment options and risk assessment
　　　　[M]. 山丹，杨东凯，罗辉，等译. 北京：科学出版社，2010.

[58]　中华预防医学会，李银鸽. 中国脑膜炎球菌疫苗预防接种专家共识 [J]. 中华流行病学杂志，2019，40（2）：6.

[59]　中华医学会妇科肿瘤学分会，中国优生科学协会阴道镜和宫颈病理学分会，马丁，等. 人乳头瘤病毒疫苗临床应
　　　　用中国专家共识 [J]. 中国医学前沿杂志：电子版，2021，13（2）：12.

[60]　周航，李昱，陈瑞丰，等. 狂犬病预防控制技术指南（2016版）[J]. 中华流行病学杂志，2016，37（2）：25.

第二十一章　　妊娠期免疫调节药的使用

一、妊娠期免疫调节治疗

免疫调节药主要包括免疫抑制剂和免疫增强剂。较为常用的是免疫抑制剂，包括：抗代谢药，硫唑嘌呤、吗替麦考酚酯等；微生物代谢产物，环孢素、他克莫司等；多克隆和单克隆抗淋巴细胞抗体，阿达木单抗等；烷化剂，环磷酰胺等；肾上腺皮质激素，可的松、泼尼松等。免疫增强剂包括干扰素、集落刺激因子和格拉替雷等。

据美国 2011 年的一项统计显示，器官移植人群中 1/6 的患者是有潜在妊娠可能的育龄及未成年女性。移植后维持治疗常需使用到硫唑嘌呤、环孢素 A 或他克莫司联合糖皮质激素等药物。美国肝病学会和美国移植学会指南建议，女性在器官移植术后 1~2 年，移植物功能正常，超声检查无异常，未表现出急性或慢性排异反应，并发症得到良好控制且免疫抑制剂用量维持在较低水平的情况下可以妊娠。欧洲最佳临床实践指南也提出，肾移植受者在移植后应等待一年并具有稳定的功能，可尝试受孕。

那么，长期使用免疫调节的妇女是否可以正常妊娠呢？Källén（2005）比较了在移植前几年与移植后几年妊娠的结果。让人吃惊的是，在这两组研究中，一些并发症的发生概率是差不多的，如产前惊厥、早产、出生低体重、妊娠胎龄小和婴儿死亡率等，只有流产率有细微差异。所以只要妊娠期予以足够密切的观察与监测，移植术后女性患者可以生育健康的后代，并且对于移植后器官存活没有明显影响。

二、妊娠期免疫调节药的合理使用

（一）硫唑嘌呤

硫唑嘌呤（AZA）是一种免疫抑制剂，在体内被分解为 6-巯基嘌呤而起作用，能抑制 DNA、RNA 和蛋白质及嘌呤的合成，进而抑制淋巴细胞（主要为 T 细胞）的增殖；此外还具有抑制敏感生物体有丝分裂和干扰细胞代谢的作用。硫唑嘌呤主要作为免疫抑制剂应用于器官移植或炎症性肠病的患者。硫唑嘌呤口服后可以通过胃肠道被很好地吸收（47%），而 6-巯基嘌呤的吸收相对较差（16%）。这两种物质都可以与血浆蛋白结合（30%），能够通过胎盘，妊娠分级为 D 级。

硫唑嘌呤在细菌实验中可以诱导有机体突变，在动物实验中可以引起畸形。De Boer（2006）在 3 名患克罗恩病的妊娠女性分娩后分别检测了母亲和婴儿血红细胞中的硫代嘌呤代谢物，发现婴儿红细胞中无 6-甲巯基嘌呤（肝毒性），但能够检测到比母体低的 6-硫代鸟嘌呤核苷酸（骨髓毒性）。丹麦医疗生育登记处的数据表明，使用硫唑嘌呤的妊娠女性，其婴儿发生严重畸形、围生期的死亡和早产的风险会增加。但是，2002—2005 年开展的 5 个研究，对大约 40 份总数超过 1 000 例妊娠案例的系列研究并未证实硫唑嘌呤能增加致畸率。

妊娠期妇女应避免使用硫唑嘌呤，若妊娠早期服用该药品，不需要终止妊娠，但需要进行一次详细的超声检查，以确保胎儿正常的形态发育。

（二）吗替麦考酚酯

吗替麦考酚酯是一种新型抗代谢类免疫抑制药，可选择性地抑制 T 淋巴细胞和 B 淋巴细胞中嘌呤的合成而抑制细胞增殖。按照药物妊娠风险分级标准，属于 D 级药物。动物实验证明，吗替麦考酚酯能增加出生缺陷的发生概率。欧洲最佳临床实践指南建议，在妊娠前应停用替麦考酚酯并适当更换。

（三）环孢素 A

环孢素 A（CsA）来源于真菌培养物，被用于器官移植或治疗免疫疾病。动物实验证明，高剂量的环孢素 A 会引起生殖毒性，但无严重致畸作用。环孢素 A 能迅速穿过胎盘到达胎儿，妊娠分级为 C 级。多项研究结果表明超过 1 000 个患者在肾脏和其他器官移植后服用环孢素 A 能够妊娠并产下正常孩子。Di Paolo（2000）报道称母体服用环孢素的婴儿出生 1 年以后，有 6 例患有 B 淋巴细胞、T 淋巴细胞和自然杀伤细胞功能障碍疾病，但这些缺陷在临床上并不明显。

环孢素 A 有肾毒性，但是，多个研究追踪了近 40 个在子宫中接触环孢素 A 的儿童，在产后 1～7 岁时，并没有发现肾功能的损伤。

妊娠期使用该药物并不需要终止妊娠，在妊娠早期用药，需要进行详细的超声检查以确保胎儿正常的形态发育。

（四）他克莫司

他克莫司是从链霉菌属中得到的大环内酯物，用于器官移植后的免疫抑制。按照药物妊娠危害分级标准，属于 C 级药物，但是其用于器官移植后免疫抑制治疗的获益与其对子代的可能危害一直在被权衡。相对于环孢素 A，妊娠时使用他克莫司后排异反应和高血压比较少见，联合强的松龙时的剂量也比较低；但是另一方面，妊娠糖尿病及新生儿暂时性血钾过多和暂时性肾功能衰减情况出现概率增大。

Jain（2003）开展了一项前瞻性研究，对 37 名有肝脏移植史的母亲产下的 49 名婴儿进行了分析：有 2 名早产和 1 名患有多发性异常的婴儿死亡；1 名新生儿患有单侧多囊肾及无尿症状。Kainz（2000）和 Vyas（1999）进行的 100 例妊娠女性（存活 68 个婴儿）进行的回顾性分析发现：4 名婴儿患有不同的畸形；妊娠 32 周后早产的一对双胞胎都患有继发性心肌病，其中 1 个已经死亡。

如果在妊娠中晚期长时间服用他克莫司，应该监测新生儿是否有暂时性肾功能不全和高钾血症，在妊娠早期用药时，需要进行一次全面的超声检查，以确保胎儿正常的形态发育。

（五）雷帕霉素

雷帕霉素又称西罗莫司，是一种大环内酯类的抗生素免疫抑制剂。妊娠分级为 C 级。2018 年欧洲肾移植临床实践指南建议，雷帕霉素应该在妊娠之前停止使用，并酌情进行更换。

（六）单克隆抗体

英夫利昔单抗是一种抗人肿瘤坏死因子 α 的单克隆抗体。它主要用于克罗恩病和类风湿性关节炎的治疗。多项研究对超过 60 个在克罗恩病治疗中使用过英夫利昔单抗的回顾性妊娠案例进行分析，结果并没有显示其有致畸的风险。

依那西普是一种由人肿瘤坏死因子受体和人免疫球蛋白组成的融合蛋白。多项研究收集了超过 20 个使用依那西普的妊娠案例报道，其中大部分都是只在妊娠早期使用了该药，且妊娠结局正常。

阿达木单抗是一种以肿瘤坏死因子为靶点的重组人免疫球蛋白的单抗，用于风湿性关节炎和牛皮癣性关节炎的治疗。多项研究报道了妊娠期使用阿达木单抗治疗的案例，结果婴儿健康。

其他单克隆抗体如：巴利昔单抗、达珠单抗、依法利珠单抗、莫罗单抗、帕利珠单抗、兰尼单抗等，目前几乎没有其在人妊娠期使用的报道。

一般在妊娠期禁忌使用单克隆抗体。若不慎使用也无须终止妊娠或进行侵入性诊断。妊娠早期使用时，需要一次全面的超声检查以确保胎儿正常的形态发育。

（七）沙利度胺

沙利度胺在美国 1998 年被批准用于治疗急性麻风结节性红斑，也是一种免疫调节剂，是一个众所周知的 X 级药物，妊娠期绝对禁用，它是已知最强的人类致畸剂。

（八）干扰素

干扰素是自然界存在的具有抗病毒活性的用于激发机体防御反应的蛋白质，主要包括干扰素 α、干扰素 β、干扰素 γ 3 种类型。它们存在于胚胎、胎儿和成人组织中，妊娠分级多属于 C 级。Boskovic（2005）一个对 23 名妊娠期使用干扰素 β 女性的小型前瞻性研究发现：在妊娠早期使用干扰素 β 可能增加流产和出生体重低的风险，但是该研究案例较少，需进一步验证。Sandberg-Wollheim（2005）的研究对 40 位妊娠期使用干扰素 β 的妇女进行调查，发现在存活的 22 个婴儿中，1 个婴儿患有脑积水，其余的都很健康。

　　如果没有别的同样或更有效的药物，妊娠期使用干扰素治疗是可以接受的；如果不慎使用干扰素也无须立即终止妊娠或开展侵入性诊断。如果妊娠早期使用干扰素，孕妇需要一次全面的超声检查。

参考文献

[1]　Coscia LA, Constantinescu S, Moritz MJ, et al. Report from the National Transplantation Pregnancy Registry (NTPR)：outcomes of pregnancy after transplantation [J]. Clin Transpl, 2010：65 - 85.

[2]　Baker RJ, Mark PB, Patel RK, et al. Renal association clinical practice guideline in post-operative care in the kidney transplant recipient [J]. BMC Nephrol, 2017, 18 (1)：174.

[3]　Bar Oz B, Hackman R, Einarson T, et al. Pregnancy outcome after cyclosporine therapy during pregnancy：a meta-analysis [J]. Transplantation, 2001, 71 (8)：1051 - 1055.

[4]　Boskovic R, Wide R, Wolpin J, et al. The reproductive effects of beta interferon therapy in pregnancy：a longitudinal cohort [J]. Neurology, 2005, 65 (6)：807 - 811.

[5]　Brown PA, Gray ES, Whiting PH, et al. Effects of cyclosporin A on fetal development in the rat [J]. Biol Neonate, 1985, 48 (3)：172 - 180.

[6]　Chakravarty EF, Sanchez-Yamamoto D, Bush TM. The use of disease modifying antirheumatic drugs in women with rheumatoid arthritis of childbearing age：a survey of practice patterns and pregnancy outcomes [J]. J Rheumatol, 2003, 30 (2)：241 - 246.

[7]　De Boer NK, Jarbandhan SV, De Graaf P, et al. Azathioprine use during pregnancy：unexpected intrauterine exposure to metabolites [J]. Am J Gastroenterol, 2006, 101 (6)：1390 - 1392.

[8]　Di Paolo S, Schena A, Morrone LF, et al. Immunologic evaluation during the first year of life of infants born to cyclosporine-treated female kidney transplant recipients：analysis of lymphocyte subpopulations and immunoglobulin serum levels [J]. Transplantation, 2000, 69 (10)：2049 - 2054.

[9]　Francella A, Dyan A, Bodian C, et al. The safety of 6-mercaptopurine for childbearing patients with inflammatory bowel disease：a retrospective cohort study [J]. Gastroenterology, 2003, 124 (1)：9 - 17.

[10]　Ghanem ME, El-Baghdadi LA, Badawy AM, et al. Pregnancy outcome after renal allograft transplantation：15 years experience [J]. Eur J Obstet GynecolReprod Biol, 2005, 121 (2)：178 - 181.

[11]　Hyrich KL, Symmons DP, Watson KD, et al. Pregnancy outcome in women who were exposed to anti-tumor necrosis factor agents：results from a national population register [J]. Arthritis Rheum, 2006, 54 (8)：2701 - 2702.

[12]　Jain AB, Reyes J, Marcos A, et al. Pregnancy after liver transplantation with tacrolimus immunosuppression：a single center's experience update at 13 years [J]. Transplantation, 2003, 76 (5)：827 - 832.

[13]　Källén B, Westgren M, Aberg A, et al. Pregnancy outcome after maternal organ transplantation in Sweden [J]. BJOG, 2005, 112 (7)：904 - 909.

[14]　Kainz A, Harabacz I, Cowlrick IS, et al. Review of the course and outcome of 100 pregnancies in 84 women treated with tacrolimus [J]. Transplantation, 2000, 70 (12)：1718 - 1721.

[15]　Katz JA, Antoni C, Keenan GF, et al. Outcome of pregnancy in women receiving infliximab for the treatment of Crohn's disease and rheumatoid arthritis [J]. Am J Gastroenterol, 2004, 99 (12)：2385 - 2392.

[16]　Lamarque V, Leleu MF, Monka C, et al. Analysis of 629 pregnancy outcomes in transplant recipients treated with Sandimmun [J]. Transplant Proc, 1997, 29 (5)：458 - 452.

[17]　Mahadevan U, Kane S, Sandborn WJ, et al. Intentional infliximab use during pregnancy for induction or maintenance of remission in Crohn's disease [J]. Aliment PharmacolTher, 2005, 21 (6)：733 - 738.

[18]　Martinez-Maza O, Andersson U, Andersson J, et al. Spontaneous production of interferon-gamma in adult and newborn humans [J]. J Immunol, 1984, 132 (1)：251 - 255.

[19] Mason RJ，Thomson AW，Whiting PH，et al. Cyclosporine-induced fetotoxicity in the rat ［J］. Transplantation，1985，39（1）：9-12.

[20] Mishkin DS，Van Deinse W，Becker JM，et al. Successful use of adalimumab（Humira）for Crohn's disease in pregnancy ［J］. Inflamm Bowel Dis，2006，12（8）：827-828.

[21] Moskovitz DN，Bodian C，Chapman ML，et al. The effect on the fetus of medications used to treat pregnant inflammatory bowel-disease patients ［J］. Am J Gastroenterol，2004，99（4）：656-661.

[22] Polifka JE，Friedman JM. Teratogen update：azathioprine and 6-mercaptopurine ［J］. Teratology，2002，65（5）：240-261.

[23] Rayes N，Neuhaus R，David M，et al. Pregnancies following liver transplantation—how safe are they? A report of 19 cases under cyclosporine A and tacrolimus ［J］. Clin Transplant，1998，12（5）：396-400.

[24] Rodríguez Faba O，Boissier R，Budde K，et al. European Association of Urology Guidelines on Renal Transplantation：Update 2018 ［J］. EurUrol Focus，2018，4（2）：208-215.

[25] Sandberg-Wollheim M，Frank D，Goodwin TM，et al. Pregnancy outcomes during treatment with interferon beta-1a in patients with multiple sclerosis ［J］. Neurology，2005，65（6）：802-806.

[26] Schaefer C，Peters P，Miller RK. Drugs during pregnancy and lactation：treatment options and risk assessment ［M］. Academic Press，2014.

[27] Sills ES，Perloe M，Tucker MJ，et al. Successful ovulation induction，conception，and normal delivery after chronic therapy with etanercept：a recombinant fusion anti-cytokine treatment for rheumatoid arthritis ［J］. Am J Reprod Immunol，2001，46（5）：366-368.

[28] Vesga L，Terdiman JP，Mahadevan U. Adalimumab use in pregnancy ［J］. Gut，2005，54（6）：890.

[29] Vyas S，Kumar A，Piecuch S，et al. Outcome of twin pregnancy in a renal transplant recipient treated with tacrolimus ［J］. Transplantation，1999，67（3）：490-492.

[30] Wallace DJ. The use of etanercept and other tumor necrosis factor-alpha blockers in infertility：it's time to get serious ［J］. J Rheumatol，2003，30（9）：1897-1899.

[31] Wu A，Nashan B，Messner U，et al. Outcome of 22 successful pregnancies after liver transplantation ［J］. Clin Transplant，1998，12（5）：454-464.

[32] Schaefer C，Peters P，Miller RK. Drugs during pregnancy and lactation：treatment options and risk assessment ［M］. 山丹，杨东凯，罗辉，等译. 北京：科学出版社，2010.

[33] 晏林，王晶晶，黄桦，等. 器官移植术后妊娠期免疫抑制剂的应用 ［J］. 中国临床药理学与治疗学，2018，23（11）：4.

[34] Briggs G，Freeman R，Yaffe S，et al. Drugs in pregnancy and lactation ［M］. 杨慧霞，段涛，译. 北京：人民卫生出版社，2008.

[35] 朱静楠. 他克莫司与器官移植后受者的妊娠 ［J］. 中华器官移植杂志，2015，36（8）：3.

第二十二章　妊娠期抗过敏药的使用

一、妊娠期过敏的治疗

过敏反应，是指已产生免疫的机体再次接受相同物质的刺激时所发生的反应，特点是发作迅速、反应强烈、消退较快、有明显的遗传倾向和个体差异。脱敏作用，一般是指给机体注射少量抗原，使其已建立的过敏机制受到抑制。在迟发过敏反应中，抗原与致敏细胞反应，使其失去效应；在速发过敏反应中，抗原引起封闭抗体产生或者与过敏机体存在的抗体形成非毒性复合物。

目前还没有发现在妊娠期使用抗组胺药治疗过敏症状会有胚胎或胎儿毒性。对于妊娠期及哺乳期妇女而言，目前没有绝对安全的抗过敏药。权衡风险后可选择风险低且合适的药物在妊娠期进行治疗。

一些抗组胺药被用于治疗妊娠剧吐，还有一些被用作催眠药。使用皮质类固醇和色甘酸钠治疗过敏内容已在止咳平喘药和激素相关章节进行了详细的叙述。

二、妊娠期抗过敏药的合理使用

（一）抗组胺药（H_1 受体阻断药）

组胺能刺激一些器官的平滑肌 H_1 受体和胃黏膜 H_2 受体，引起酸性分泌物的增加。抗组胺药可以竞争性抑制组胺作用于组胺受体，发挥抗组胺作用。抗过敏治疗必须阻断 H_1 受体。H_1 受体阻断药主要用于抗过敏治疗，部分还被用作止吐药和镇静药。抗过敏治疗首选有轻微镇静作用的抗组胺药。

1. 第一代抗组胺药　迄今为止已有大量针对孕妇使用第一代抗组胺药的研究报道，这些抗组胺药包括马来酸氯苯那敏、右氯苯那敏、苯海拉明、氯马斯汀、番啶茚胺缓释片、安他乐、美海屈林和屈米通，均未发现致畸风险的增加。

赛庚啶在动物实验中，被证实对胎儿的胰腺细胞有毒性，不过尚无在人类中应用的报道。一项研究揭示了在分娩前 2 周使用抗组胺药与患早产儿视网膜病综合征风险的联系，但暂未发现其他相关报道。在妊娠晚期同时服用苯海拉明和茶苯海明，可能会刺激子宫收缩并导致胎儿缺氧。

有报道表明，在整个妊娠期使用抗组胺药苯海拉明和安他乐，会出现戒断症状，如全身颤抖和腹泻。还有一份报道显示，母亲每天摄入 150 mg 安他乐作为镇静药，其婴儿出生 4 个小时后突然发作强直性阵挛，且新生儿和母亲产后 6 小时的血药浓度相同，作者将其解释为戒断症状。在婴儿 6 个月大的时候神经发育恢复正常。

总之，人类临床资料提示妊娠期使用安他乐具有低危性，妊娠期使用苯海拉明是安全的。

2. 第二、第三代抗组胺药　第二、第三代抗组胺药镇静作用比第一代差。息斯敏和特非那丁的半衰期很长，达到 20～26 小时。

一项关于 66 名孕妇在妊娠早期使用新敏乐的报道中，没有观测到致畸的迹象。阿司咪唑（息斯敏）是一类长效、非镇静抗组胺药，用于缓解季节性变应性鼻炎和慢性特发性风疹，长期服用阿司咪唑会使其终末半衰期变得非常长。动物实验表明，大剂量应用时观察到母体毒性作用和杀胚胎作用。已有报道表明阿司咪唑和特非那丁可能会引起严重心血管反应和潜在药物相互作用。在一些国家市场上已经禁止了息斯敏和特非那丁的销售。

有很多关于安他乐的活性代谢物盐酸西替利嗪在妊娠期使用的经验。两项前瞻性研究均表明，妊娠早期用盐酸西替利嗪，并未增加先天性畸形或其他不良反应的风险。来自瑞典医学出生登记处的 917 名在妊娠期使用盐酸西替利嗪的数据，同样也证实了这个发现。39名孕妇在妊娠早期使用依巴斯汀均未出现致畸的迹象。

　　氯雷他定是研究最全面的第二代抗组胺药。瑞典医学出生登记处的报道指出，约3 000名孕妇在妊娠期间曾服用氯雷他定，其男性后代尿道下裂的发生率是普通人的2倍，但是这个报道在设计方面存在局限性，且之后的研究和报道中并没有证明尿道下裂风险的增加。在两项约370名孕妇参与的前瞻性对照研究中，其中至少有336名孕妇在妊娠的前3个月使用了氯雷他定，结果没有发现先天性畸形和尿道下裂风险增加。疾病控制中心的调查员对国家出生缺陷预防研究的数据进行分析，数据中仅有1.7%的人被确定使用了氯雷他定，分析结果显示氯雷他定或者其他抗组胺药的使用与尿道下裂没有显著的联系。一份关于丹麦出生登记处的报道表明，产妇使用氯雷他定与尿道下裂风险增加没有显著的联系，上市后的持续监测也同样没有发现其增加尿道下裂的风险。

　　原则上，妊娠期应尽量避免使用抗组胺药。如果症状反复发作，严重影响患者生活和工作，必须采用抗组胺药治疗，应在权衡利弊的情况下，选择相对安全可靠的第二代抗组胺药，如氯雷他定、西替利嗪和左西替利嗪。

　　（二）糖皮质激素

　　糖皮质激素是平喘的首选药物之一，可以在临床实践中治疗多种疾病，如炎性风湿病、哮喘、自身免疫性疾病（如系统性红斑狼疮等）、急性肾移植排斥反应和皮肤疾病等，还用作肾上腺功能不全的补充疗法。对于有早产风险的孕妇，皮质类固醇还可用于促使胎儿肺成熟。同样，糖皮质激素可以治疗过敏反应。妊娠及哺乳期妇女应慎用糖皮质激素。

　　（三）肥大细胞稳定剂

　　该药可用于治疗过敏反应，同时根据妊娠期止咳平喘用药相关内容已知，肥大细胞稳定剂也用于治疗哮喘，但并非主要药物。

　　（四）免疫疗法

　　变应原免疫治疗（即过敏性注射），是一种持续增加皮下注射变应原剂量的抗过敏治疗方法，通过刺激免疫球蛋白的产生，在肥大细胞对抗原起作用前结合变应原。在免疫治疗后，通过暴露于变应原，使得肥大细胞释放组胺减少，从而使过敏反应消失。针对症状持续存在的患者，尤其在已经进行了药物治疗的情况下，免疫治疗是有效的。据报道显示，在妊娠期接受免疫治疗后，没有出现畸形胚胎或者胎儿毒性。不过，孕妇的过敏反应会导致血压过低和子宫灌注减少，引起胎盘缺氧，对胎儿有一定损伤。

　　建议对可以从中获益并且没有产生不良反应的孕妇，可以小剂量持续性地进行变应原免疫治疗。不过因免疫治疗起作用的时间有几个月的延迟，一般不建议妊娠期展开免疫治疗。没有迹象表明在妊娠期接受免疫治疗需要终止妊娠或进行额外的诊断程序。

参考文献

[1] Lee NM, Saha S. Nausea and vomiting of pregnancy [J]. Gastroenterol Clin North Am, 2011, 40 (2): 309 - 334.

[2] Diav-Citrin O, Shechtman S, Aharonovich A, et al. Pregnancy outcome after gestational exposure to loratadine or antihistamines: a prospective controlled cohort study [J]. J Allergy Clin Immunol, 2003, 111 (6): 1239 - 1243.

[3] Gilbert C, Mazzotta P, Loebstein R, et al. Fetal safety of drugs used in the treatment of allergic rhinitis: a critical review [J]. Drug Saf, 2005, 28 (8): 707 - 719.

[4] Källén B. Use of antihistamine drugs in early pregnancy and delivery outcome [J]. The Journal of Maternal-Fetal & Neonatal Medicine, 2002, 11 (3): 146 - 152.

[5] Källén B, Mottet I. Delivery outcome after the use of meclozine in early pregnancy [J]. Eur J Epidemiol, 2003, 18 (7): 665 - 669.

[6] Källén B, Olausson PO. Monitoring of maternal drug use and infant congenital malformations. Does loratadine cause

hypospadias? [J]. International Journal of Risk & Safety in Medicine, 2001, 14 (3-4): 115-119.

[7]　Lione A, Scialli AR. The developmental toxicity of the H1 histamine antagonists [J]. ReprodToxicol, 1996, 10 (4): 247-255.

[8]　Luciano R, Zuppa AA, Maragliano G, et al. Fetal encephalopathy after maternal anaphylaxis. Case report [J]. Biol Neonate, 1997, 71 (3): 190-193.

[9]　Moretti ME, Caprara D, Coutinho CJ, et al. Fetal safety of loratadine use in the first trimester of pregnancy: a multicenter study [J]. J Allergy Clin Immunol, 2003, 111 (3): 479-483.

[10]　Paulus W, Schloemp S, Sterzik K, et al. Pregnancy outcome after exposure to cetirizine/levocetirizine in the first trimester—a prospective controlled study [J]. ReprodToxicol, 2004, 19 (2): 258.

[11]　Pedersen L, Skriver MV, Nørgaard M, et al. Maternal use of Loratadine during pregnancy andrisk of hypospadias in offspring [J]. Int J Med Sci, 2006, 3 (1): 21-25.

[12]　Schaefer C, Peters P, Miller RK. Drugs during pregnancy and lactation: treatment options and risk assessment [M]. Academic Press, 2014.

[13]　Schatz M, Petitti D. Antihistamines and pregnancy [J]. Ann Allergy Asthma Immunol, 1997, 78 (2): 157-159.

[14]　Serreau R, Komiha M, Blanc F, et al. Neonatal seizures associated with maternal hydroxyzine hydrochloride in late pregnancy [J]. ReprodToxicol, 2005, 20 (4): 573-574.

[15]　Shaikh WA. A retrospective study on the safety of immunotherapy in pregnancy [J]. Clin Exp Allergy, 1993, 23 (10): 857-860.

[16]　Centers for Disease Control and Prevention. Evaluation of an association between loratadine and hypospadias—United States, 1997—2001 [J]. MMWR Morb Mortal Wkly Rep, 2004, 53 (10): 219-221.

[17]　Wilton LV, Pearce GL, Martin RM, et al. The outcomes of pregnancy in women exposed to newly marketed drugs in general practice in England [J]. Br J Obstet Gynaecol, 1998, 105 (8): 882-889.

[18]　Zierler S, Purohit D. Prenatal antihistamine exposure and retrolental fibroplasia [J]. Am J Epidemiol, 1986, 123 (1): 192-196.

[19]　Schaefer C, Peters P, Miller RK. Drugs during pregnancy and lactation: treatment options and risk assessment [M]. 山丹, 杨东凯, 罗辉, 等译. 北京: 科学出版社, 2010.

[20]　Briggs G, Freeman R, Yaffe S, et al. Drugs in pregnancy and lactation [M]. 杨慧霞, 段涛, 译. 北京: 人民卫生出版社, 2008.

第二十三章 妊娠期皮肤病药和局部治疗药的使用

一、妊娠期皮肤病的治疗

妊娠期妇女由于其特殊的生理改变以及体内激素的变化，其皮肤的变化与非妊娠期有明显不同，也易患一些与妊娠相关的皮肤疾病。妊娠期皮肤会大量吸收局部使用的药物，尤其是治疗皮肤感染和溃疡的药物，这会使全身暴露增加，从而影响胎儿。

（一）妊娠期典型的皮肤变化

妊娠期间机体适应性会使皮肤在形态和功能上发生变化，属于正常现象，通常无须治疗。这些变化包括：①色素沉着。资料调查显示，91％以上的女性在妊娠期会发生生理性色素沉着。妊娠期女性体内的促黑素细胞激素、雌激素和黄体酮水平升高，导致其乳晕、腹白线、生殖器、腋窝和大腿内侧等部位出现严重的色素沉着。颧颊部及眶周、上唇、鼻部和前额可能出现色素沉着过度（黄褐斑），但通常会在分娩后自行消失。同时妊娠期孕妇对阳光的敏感性会增强，需加强防晒。②妊娠纹。在妊娠的后半期，胸部、腹部、臀部和大腿皮肤的弹力纤维断裂，常出现妊娠纹，并随着妊娠月份增加、孕妇形体改变和婴儿体形增大变得更宽更多。且这些细纹周围的皮肤呈现松弛、细薄、无弹性样。目前尚无任何物理措施或药物可有效预防妊娠纹。③纤维瘤。女性在妊娠期经常会出现软的纤维瘤，特别是在颈部和腋窝区域。④血管变化。妊娠期女性皮肤血容量增加，使皮肤温度升高。孕妇脸部缩血管神经纤维的兴奋性增加，使得皮肤潮红、灼热和敏感。血管变化可能导致孕妇胸腹部的细纹更为明显，甚至可能出现"紫纹"，腿部和外阴部则分别表现为静脉曲张和痔疮。⑤皮脂腺、毛发和指甲的变化。妊娠期内分泌系统的变化使皮脂腺分泌增多，尤其是在妊娠早期，迅速增加皮脂腺分泌物会引发或加重痤疮，其中妊娠期急性痤疮（妊娠痤疮）常在第3个月出现，产后逐渐消失。妊娠期，女性头发和指甲生长加快，面部、背部和四肢的毛发明显增多。妊娠6个月后，上述现象逐渐消退。需要注意的是，女性若在妊娠前6个月，毛发过度增多，应进行检查，以排除雄激素分泌失调所致的卵巢肿瘤及黄体囊肿等疾病。

（二）皮肤病的妊娠期用药原则

涉及系统用药和局部用药两方面，用药前应对药物进行评估，药物选择上应遵循以下原则：①妊娠期用药应参考美国FDA的分类标准，而不是药厂的说明书用药；无分类等级的药品，可参考药品说明书或同类药品中的妊娠期用药。②在妊娠早期12周内尽量不用药情况。③应使用疗效确切，且上市时间较长，安全性好的老药，避免使用新药。④最好选用单一组分的制剂，少用复方制剂，一定要使用复方制剂时，应确保复方制剂的每一组分对孕妇和胎儿是安全的。⑤可选外用药物局部治疗的，尽量不用肠内外给药，因为尽管FDA的分类标准是一致的，但皮肤具有多种的屏障作用，使得局部用药安全性更高。⑥要合理选用外用药物的剂型，应选择透皮吸收少的剂型，如乳膏剂、洗剂、散剂等，不用酊剂、贴膏剂等剂型。⑦在外用药物的用药方法上，避免使用溶液剂湿敷及封包治疗，以免药物大量吸收。⑧根据循证医学的成果，应选择有效剂量最小、有效疗程最短、对胎儿毒副作用最小的药物。

二、妊娠期皮肤病药和局部治疗药的合理使用

（一）局部抗感染药

一般来说，外用抗生素疗法必须通过观察系统治疗对细菌感染是否更有效，来仔细检查疗法的可行性。此外，采用局部抗生素治疗时需要考虑过敏性和细菌耐药性的产生。大部分的外用抗感染药可用于

产科患者。治疗痤疮和酒渣鼻的外用甲硝唑、红霉素、克林霉素都属于 B 类，可以在妊娠期安全使用。FDA 妊娠等级为 C 级的磺胺醋酰钠，大多数与硫磺制剂一起合用，抑制细菌生长。Akhavan（2003）研究显示，磺胺醋酰钠的皮肤再吸收率约为 4%，但尚无数据证明其安全性。研究显示 12 名孕妇局部使用新霉素治疗时（含妊娠早期），并未造成胎儿发育异常。

目前尚无对用于局部抗感染的抗生素会引起胎儿致畸效应的怀疑。可用于全身的抗生素也可局部使用。

克霉唑和咪康唑是属于咪唑衍生物的抗真菌药，作用机制是使细菌细胞膜上的麦角固醇合成受阻，从而造成细胞膜的功能和通透性改变。克霉唑仅用于局部治疗皮肤和黏膜的念球菌感染。一项流行病学研究发现，妊娠期女性在外阴道使用克霉唑，有减少早产发生的作用。病例对照的研究已证实咪康唑的安全性。

阿昔洛韦是一种非环状的核苷类似物，常用于治疗 HSV 疱疹病毒感染。它可有效阻滞水痘-带状疱疹和 1 型、2 型疱疹中病毒核糖核酸的合成。表面局部使用阿昔洛韦经皮肤吸收量少。FDA 妊娠分级为 B 级。已经有多项研究提出，妊娠期服用抗病毒药阿昔洛韦局部治疗尖锐湿疣较为安全。

咪喹莫特是一种免疫调节剂，抑制病毒生长，Maw（2004）和 Einarson（2006）分别报道了 8 位患有尖锐湿疣的妊娠女性使用了这种药物，其中 2 位在妊娠早期使用，产下的所有新生儿都是健康的。然而，中华医学会《2017 年尖锐湿疣治疗专家共识》认为妊娠期应忌用咪喹莫特。因妊娠期疣体生长迅速，所以应在妊娠早期尽早采用物理方法如液氮冷冻或手术进行治疗。对于临近分娩仍有皮损的患者，最好在羊膜未破前进行剖宫产，否则可能引起产道阻塞，或因阴道强烈收缩而导致严重出血。出生后的新生儿应避免与 HPV 感染者接触。必要时需请妇产科和性病科专家联合会诊处理。

妊娠期可在皮肤、黏膜、眼睛和耳朵使用抗感染药治疗相关症状。大面积皮肤使用抗生素前应该和全身使用前一样进行试用，防止皮肤大量吸收无效药物。氯霉素可抑制骨髓造血功能，容易引起新生儿尤其是早产儿急性中毒，产生"灰婴综合征"，因此应尽量避免使用氯霉素。

（二）氨苯砜

氨苯砜是一个曾经被广泛讨论的口服药物。作为治疗妊娠期疱疹性皮炎和麻风的药物，文献没有报道过该药物对胎儿的不利影响。但在临近分娩时使用氨苯砜，理论上存在导致新生儿高胆红素血症的风险，所以临床医生在妊娠最后一个月应谨慎停用该药物。

（三）防腐剂和消毒剂

消毒剂应具有很强的抑菌或杀菌作用，被吸收后不会引起全身中毒效应，且皮肤、黏膜和伤口对它耐受良好。

使用较多的有乙醇和异丙醇。妊娠期可使用乙醇进行局部消毒。

过氧化苯甲酰可外用治疗痤疮，吸收率约为 5%，其妊娠分级为 C。它在皮肤内会转化为苯甲酸。因其肾清除率快，预计无全身毒性，而且理论上导致先天性畸形的风险比较小。在不同浓度的基质中，过氧化苯甲酰可作为处方药和非处方药，具有抗菌、抗粉刺和抗炎的性质。将该药与类视黄醇同时用于局部治疗可以增加其吸收。过氧化苯甲酰也用于食品和塑料工业。尚无充分的实验和流行病学数据对其危险性进行评估，也无致畸效应的案例报道。建议在有限的范围内局部（如面部）使用安全治疗浓度内的过氧化苯甲酰治疗痤疮。

聚乙烯吡咯烷酮碘（PVP-I）是一种用于局部消毒的碘伏消毒剂。若在不完整的皮肤、伤口、黏膜或体腔内使用聚乙烯吡咯烷酮碘（PVP-I），碘可能会转移到胎儿体内，导致胎儿甲状腺功能性失调。分娩时，新生儿会在阴道冲洗碘时摄入碘，导致新生儿血液中促甲状腺激素暂时增加，可能会引发暂时性的甲状腺功能减退症，而甲状腺功能正常对于新生儿中央神经系统分化具有重要意义。在 Czeizel（2004）的一项回顾性评估中，并未在母亲使用过碘冲洗阴道的小孩身上发现致畸效应，但该研究未明确在妊娠期接触和使用该药的时间。

根据 2010 年编写的《中国国家处方集》，妊娠期禁用聚维酮碘。

妊娠期只能在小范围和短期内使用含碘的消毒剂，以免造成不可逆的损伤，并且应避免使用含碘的溶液清洁体腔。

苯酚衍生物是非处方制剂，主要用于清洗口腔、消毒皮肤和治疗肛门周围的感染。妊娠期使用苯酚衍生物溶液是安全的，如甲酚、百里酚以及含氯的苯酚衍生物（即4-氯甲酚和三氯生），但它们的使用浓度须低于2%，并用于完整的皮肤，以免引起吸收增加。

氯己定是一种双胍类抗菌剂和消毒剂，对大多数细菌有效，对某些真菌及病毒（包括HIV）亦有效。常采用局部皮肤和阴道内给药，用于妊娠女性的皮肤和黏膜消毒。它还是有效的产前阴道和外阴消毒剂及剖宫产术切面前腹部消毒剂。大量研究已经证实在分娩前使用氯己定消毒阴道的安全性及有效性。

苯酚衍生物六氯酚有神经毒性，妊娠期应小心使用，其FDA妊娠分级为C级。当患者大范围使用浓度高于3%的六氯酚时，会引起伴随中枢神经系统症状的中毒。一些动物研究发现了六氯酚的致畸效应。在过去10年的报道里，关于工作场所接触六氯酚是否造成胎儿毒性备受争议。Baltzar（1979）以约3 000名职业性接触六氯酚的孕妇和1 653名对照组孕妇为研究对象，结果并未发现胎儿产期死亡率或先天性畸形率有上升。Roeleveld（1993）的进一步回顾性研究发现，在妊娠晚期接触过六氯酚母亲的306名小孩智力迟钝。

在妊娠期内避免使用六氯酚，但是偶然接触并无大碍。妊娠期女性使用其他苯酚衍生物（如氯己定）消毒皮肤和黏膜更好。

汞化合物用于体表会被大量吸收，对胎儿的生长发育具有潜在毒性。含汞消毒剂在妊娠期是禁用的，但偶尔少量的应用并不需要立即中断妊娠或进行额外的诊断。

对于其他抗菌剂，Andersen（2006）研究过硫酸喹啉的诱变性。氯碘羟喹是一种含碘的抗菌剂。龙胆紫或结晶紫已经被广泛使用很久，动物研究数据表明其具有致癌效应，但有关致畸效应的数据存在矛盾，且上述两种效应尚未在人类中得到证实。暂未发现在妊娠期使用派奥克坦宁和利凡诺的毒副作用。目前尚无对以上物质的妊娠期毒性进行全面研究，但在有限的范围和短时间内局部使用上述药物治疗相应的症状是可行的。

（四）收敛剂

收敛剂通过引起黏膜和伤口中蛋白质沉淀使表层组织封闭和干皱，用于治疗局部发炎的黏膜和伤口。收敛剂主要有两组治疗方案：含鞣酸制剂和金属盐的稀溶液，如醋酸铝和锌盐。

在妊娠期用收敛剂治疗不会产生问题，因为它们被吸收的可能性较小。

（五）聚乙二醇十二酰酸

聚乙二醇十二酰酸可外用治疗瘙痒，与苯乙铵和尿素混合可用于伤口治疗，静脉注射可以消除静脉曲张症状，治疗口腔黏膜损伤。此外，聚乙二醇十二酰酸还可用于阴道杀精剂和化妆品。对于这种广泛使用的物质，目前还没有观察到其对于动物或人体的致畸作用，但也尚无较为全面的研究。

妊娠期女性在瘙痒时可使用聚乙二醇十二酰酸。

（六）樟脑和薄荷醇

少量的樟脑用在皮肤上有清凉和局部麻醉效应，加以摩擦可促进血液循环。因此，樟脑和其他一些香精油被添加到某些可能引起充血的皮肤病治疗药物中。

薄荷醇用于治疗局部瘙痒，目前还没有发现该药的局部应用对动物或人有致畸作用。

在妊娠期可局部使用樟脑和其他精油。

（七）煤焦油和石棉油制剂

煤焦油被认为是没有致畸效应的治疗神经性皮炎的药物。Franssen（1999）在对23位接触此药物的女性的回顾性研究中，没有发现煤焦油引起的不良影响。有动物实验表明，煤焦油产品在某种程度上具有诱变性和致癌性，但目前人体长期采用此种药物并没有显示出不良反应。其FDA妊娠等级为C级。

石棉油萃取药物（如沥青磺酸铵和沥青磺酸钠）可用于治疗局部慢性皮炎和其他相应症状。尚无对该类药物的妊娠期毒性的全面研究，也并没有显示出人体致畸效应。

妊娠期最好避免使用煤焦油制剂，但可以偶尔使用。妊娠期可以使用石棉油萃取物。

（八）局部免疫调节剂

他克莫司和哌美克隆是神经性皮炎的局部治疗药物。它们的局部使用情况暂无系统研究。在移植医学中，他克莫司的全身作用没有表明其有导致生长发育异常的风险。事实上，局部使用他克莫司比移植治疗时使用他克莫司的患者血清水平低。因此，当没有其他选项时，这种药物可用于局部治疗。局部给药后，该药物的全身吸收降至最低，峰值血药浓度范围在 20 ng/ml 以下。全身给药与新生儿高钾血症和肾功能不全有关。

尚无哌美克隆的相关数据。

当没有其他选择时，允许他克莫司小范围的局部使用。不建议使用哌美克隆，但如果使用，无须进行侵入性诊断，也无须终止妊娠。

（九）糖皮质激素与非甾体抗炎药

当在大面积皮肤上规律地使用糖皮质激素或非甾体抗炎药（如丁苯羟酸）时，一定要考虑到药物通过皮肤吸收并转移给胎儿的可能性。

Mygind 报道了在 363 名局部使用糖皮质激素母亲（170 名于妊娠早期用药）的小孩中，没有发现生长发育异常的比例增高，两组的出生数据也没有差异。

丁苯羟酸虽然广泛用于皮肤病治疗，但是目前其妊娠毒性尚未研究完全。此外，其他局部应用的非甾体抗炎药（如左美诺醇和苄达明）也缺乏相关研究。到目前为止，使用非甾体抗炎药进行全身治疗的案例中没有出现致畸效应。

治疗时间短暂、给药面积适当的情况下，可以用糖皮质激素或丁苯羟酸进行局部治疗。非甾体抗炎药具有抗前列腺素的作用，因此在妊娠 30 周后应限制其在小范围内使用。

（十）角质层分离剂

角质层分离剂被用于软化角质层和松弛皮垢。浓度为 2%～10% 的水杨酸盐可用作角质层分离剂，30%～50% 浓度的水杨酸盐凡士林溶液可用来治疗疣。

尿素制剂的使用浓度为 10%。当治疗相应的症状时，妊娠期使用不会出现全身反应。

如果在小面积和短时间内局部使用以上几种角质层分离剂，并不会对妊娠期女性有影响。

卡泊三醇是维生素 D_3 的衍生物。一般来说，在妊娠期应尽量避免服用维生素 D。但使用推荐剂量范围（每周小于或等于 100 g，浓度为 0.005%）的卡泊三醇并不会导致钙平衡的紊乱。FDA 妊娠等级为 C 级。《中国银屑病治疗专家共识（2004 版）》中明确指出：维生素 D_3 衍生物是治疗寻常性银屑病的临床一线治疗药物之一。在《白癜风诊疗共识（2018 版）》推荐维生素 D_3 衍生物用于白癜风治疗，建议卡泊三醇软膏及他卡西醇软膏每天外用 2 次。尚无维生素 D 衍生物他卡西醇在妊娠期局部使用的信息。

目前缺乏卡泊三醇和蒽三酚在人体妊娠期毒性的系统性研究。前者作为一种抗有丝分裂药，尽管使用时不大可能被孕妇大量（通常为 1%～3%）吸收，理论上仍不适用于孕妇。

妊娠期应避免大面积或皮肤发炎时使用上述药物，以免吸收率上升。

二硫化硒可作为局部抗真菌药、局部角质层分离剂治疗花斑癣和局部应用于头皮来控制脂溢性皮炎和头皮屑，目前尚无关于其致畸性的系统数据。二硫化硒可以小面积内短时间的局部使用。

壬二酸产生于酸败的脂肪，是油酸的氧化产物，具有抗菌、抗炎和角质层分离效应，也用于痤疮治疗。体外实验证实壬二酸对痤疮丙酸杆菌和表皮葡萄球菌等痤疮患者皮肤的常见菌具有抗菌活性，并能抑制毛囊上皮增生与角化，减少粉刺形成等作用。局部使用壬二酸 4%～8% 会被全身吸收。动物实验未显示出致畸性。目前缺乏流行病学研究。如果特别有必要妊娠期使用壬二酸，只能小面积皮肤使用，而且最好不要在妊娠早期使用。若在妊娠期使用了该药，也无须进行侵入性产前诊断或立即终止妊娠。

　　硫黄（硫黄乳）是以乳膏、洗剂（浓度为2%～10%）和粉末形式存在的一种抑菌剂和温和角质层分离剂。局部使用硫黄的生物利用度约为1%。尚无妊娠期使用该药的相关数据。妊娠期可在小面积皮肤上使用硫黄治疗适应证，产生全身性影响的可能性较小。

　　间苯二酚作为一种芳醇，具有杀菌、杀真菌、溶解角质、分离剥落性角质层和止痒的作用，局部使用可治疗痤疮、脂溢性皮炎和牛皮癣。化妆品和染发剂中也含有间苯二酚。该药无致畸性。目前缺乏系统的流行病学研究。妊娠期可小面积局部使用间苯二酚治疗其适应证。

　　（十一）视黄醇类

　　异维A酸（13-顺式视黄酸）和维A酸（全反维A酸）是维生素A（视黄醇）的天然衍生物。在过去20年里，外用或全身使用维生素A的化学合成衍生物治疗囊肿性痤疮取得了较好的结果，维A酸也被批准为治疗早幼粒细胞白血病的全身性使用药物。口服维A酸类药物具有显著抑制皮脂腺脂质分泌、调节毛囊皮脂腺导管异常角化、改善毛囊厌氧环境从而减少痤疮丙酸杆菌繁殖、以及抗炎和预防瘢痕形成等作用。这是目前针对痤疮发病4个关键病理生理环节唯一的口服药物。

　　相关研究已经证明了阿维A酸和依曲替酯在银屑治疗中的效用，但两者都会造成体内维A酸持续处于高浓度状态。阿维A酸在体内会代谢成半衰期80～175天的依曲替酯。

　　阿达帕林是一种化学合成的多环芳烃，是具有受体选择性的维A酸，可用于治疗严重的痤疮。他扎罗汀可以治疗银屑病。Kaposi sarcoma使用0.1%阿利维A酸凝胶对合并卡波西肉瘤的获得性免疫缺陷综合征进行局部治疗，发现激活维A酸受体可抑制肿瘤的生长。

　　维A酸被当成是除反应停外致畸作用最强的药物。实验动物的胚胎/胎儿毒理学表明维A酸具有显著的致畸特性。妊娠期使用维A酸会增加自然流产的风险，并且导致典型的维A酸类胚胎病：中枢神经系统发育缺陷（从眼和内耳的神经损伤到脑积水）、耳朵发育异常（包括听细胞发育不全和听道狭窄）、脸部和腭缺陷、小颌畸形、心血管缺陷（圆锥动脉干畸形）、胸腺发育缺陷（伴有可能的免疫性后果）等。Adams（1991）发现部分接触过维A酸的儿童虽没有明显出生缺陷却有某种程度上的智力缺陷。

　　2004年的一项前瞻性流行病学研究显示，母亲摄取异维A酸可导致自然流产率升高到40%，增加早产儿概率，严重出生缺陷概率高达35%。跟踪调查显示，胚胎期内接触了维A酸的儿童（5～10岁）患智力缺陷概率增高，视觉空间定位和行为能力很弱，且只有25%的儿童没有出现严重的畸形。

　　美国畸形协会于1991年已经发出了维A酸致畸风险的强烈警告，然而在北美的很多病例中，因母亲使用维A酸而患出生缺陷的儿童数还在上升。显然，风险警告没有奏效。医药公司和美国FDA已经收到了150多份有关胚胎期接触了异维A酸的儿童生长发育异常的报道。

　　Honein（2001）在加利福尼亚的一项回顾性研究中，14位母亲妊娠中使用了异维A酸，其中有5例自愿进行流产，4例自然流产，5例产下婴儿，产下的婴儿中有1例出现典型性畸形。Moerike（2002）对2例自愿流产的母亲进行胎儿病理检查，发现中耳和内耳异常，并未明显畸形。有文献描述过典型的阿维A酸胚胎病表现为脸部畸形、小头畸形、心脏房间隔缺损和双侧感音神经性聋。Barbero（2004）的病例研究显示，每天服用10 mg阿维A酸直到妊娠第10周的母亲，其胎儿在18个月时表现出持续性小头畸形和神经发育迟缓。

　　Geiger（2002）对阿维A酸进行上市后研究，包含了13例接受过阿维A酸治疗的父亲，其中11例用阿维A酸治疗直到妻子妊娠，结果有5例健康儿童出生，5例自然流产，1例终止妊娠。此外，Geiger（1994）对8例妊娠期和67例妊娠前接触阿维A酸的妊娠母亲进行了调研。在妊娠期接触药物的8例中，4例自然流产，2例选择终止妊娠；2例活产婴儿中，1例被诊断出有高频听力紊乱；另外1例的母亲在妊娠期的前19周每天服用了50 mg的阿维A酸，使胎儿出现典型性畸形（小耳畸形、脸和四肢畸形）。妊娠前接触阿维A酸的母亲中，没有发现胎儿典型性畸形。

　　另外，Geiger（1994）报道了在妊娠期接受依曲替酯治疗的75名女性，有41名选择了人工流产，5名自然流产，29名胎儿出生。在41例人工流产胎儿里，5例胎儿有典型性畸形；29例新生儿中，6

例典型性畸形，3 例非典型性畸形。另外一组 173 名妊娠前接受过依曲替酯治疗的女性，产下的 88 例胎儿中，有 5 例典型性畸形，13 例非典型畸形；13 例人工流产胎儿中，典型畸形 3 例，非典型畸形 1 例。妊娠前接触该药比妊娠期接触造成的自然流产率低。

早期的多项研究使人们怀疑局部使用维 A 酸后会出现典型维 A 酸类出生缺陷。Jick（1993）和 Shapiro（1997）在对 300 名妊娠女性的对照研究中没有发现维 A 酸的致畸效应。但这些研究病例数过少且大部分都是基于处方，无法确定最后实际使用的药物，因此不能肯定维 A 酸是无害的。Loureiro（2005）对 106 名局部使用维 A 酸的女性进行前瞻性研究，并没有发现自然流产率增高或致畸风险的增加。通常在药理学上，浓度为 0.05% 的局部维 A 酸类制剂平均吸收率为 2%，最高为 6%，而这个循环浓度在正常范围内，远低于致畸浓度，且有证据表明外用该药不会显著升高内源性维 A 酸浓度。因此，在用药面积和再吸收率不大的情况下，该药不会产生致畸效应。

通常该药每天最高剂量是含 1 mg 有效成分的 2 g 软膏。但必须注意在严重的皮肤发炎或合用杀菌剂的情况下吸收率会升高，应减少用量。使用异维 A 酸时必须要像维 A 酸一样进行评判。

局部应用他扎罗汀有 6% 的再吸收率，半衰期约为 18 小时，由于其代谢产物具有亲水性，该物质无法在脂肪储藏。Menter（2000）认为母亲妊娠期局部应用过他扎罗汀生出的小孩是健康的。

妊娠期禁用类视黄醇、阿维 A 酸、依曲替酯、异维 A 酸、维 A 酸进行全身治疗。对于育龄女性，当其他治疗方案不起效时，排除妊娠情况并同时使用两种独立有效的措施避孕后，才允许使用。在停止用阿维 A 酸和依曲替酯的两年内和停用异维 A 酸的一个月内，都应当采取可靠的避孕措施。中国痤疮治疗指南（2019 修改版）中提出，异维 A 酸有明确的致畸作用，育龄期女性患者应在治疗前 1 个月、治疗期间及治疗结束后 3 个月内严格避孕。在接受治疗后相当短的一段时间内，尤其是妊娠初期接受治疗，可能会对胚胎发育造成严重的影响，包括自然流产。在这种情况下需要进行超声波诊断，在某些情况下，需要考虑终止妊娠。

妊娠期也不应局部使用类视黄醇。不过即使在妊娠早期使用了该药物也无须终止妊娠。若确实存在致畸危险情况，一般也是相当有限的致畸效应，建议对胎儿进行详细的超声波诊断。

妊娠期轻度痤疮可外用壬二酸和克林霉素（妊娠分级 B），过氧化苯甲酰可小面积谨慎使用（妊娠分级 C），外用维 A 酸类药物应尽量避免（妊娠分级 C-X）。对于中度及中重痤疮，以外用药物为主，必要时配合短期服用大环内酯类抗生素，禁用四环素类抗生素（妊娠分级 D）。对于重度痤疮，除了上述方法以外，严重的患者可以考虑短期系统使用泼尼松治疗。

（十二）光化学疗法和富马酸

银屑病，俗称"牛皮癣"。通常用光化学疗法（PUVA 疗法）治疗严重的银屑病，如口服或外部涂擦 8-甲氧基补骨脂素，然后在长波紫外线下照射。补骨脂素在紫外线下可以与 DNA 更牢固地结合来杀灭病灶细胞。由于渗透深度有限，PUVA 疗法的细胞毒性较小。

在食品行业中，可使用少量的富马酸作抗氧化剂。治疗银屑病的处方药中也含有一定剂量（数百毫克/天）的富马酸，可能会产生白细胞减少和淋巴球减少的副作用。Schaefer 研究了 15 位在妊娠早期使用一定量富马酸治疗银屑病的孕妇，未发现胚胎毒性或致畸效应。

不建议在妊娠期使用 8-甲氧基补骨脂素和 UVA 进行光化学治疗，因为补骨脂素与 DNA 结合，抑制 DNA 合成和细胞分裂，理论上具有诱变和致畸作用。但若是已经进行了这种治疗，也无须立即终止妊娠或进行侵入性诊断治疗。局部应用不太可能有大的发育毒性风险。

（十三）性激素与环丙氯地孕酮

雄激素（如睾酮）对头发生长和皮脂腺有促进作用，导致青少年在青春期容易长痤疮。由于大多数性激素（如孕酮、促孕激素、雌激素，特别是抑制剂环丙氯地孕酮）具有抗雄激素作用，可用于治疗痤疮。口服避孕药中使用最广泛的是乙炔雌二醇和环丙氯地孕酮。

妊娠期不可使用性激素或性激素抑制剂治疗痤疮，不过偶然使用无须立即终止妊娠或进行侵入性诊断治疗。

（十四）5-氟尿嘧啶

5-氟尿嘧啶是一种抑制 DNA 合成的抗代谢药，用于治疗日光性角化病、尖锐湿疣、寻常疣、扁平疣等皮肤病，特别是在治疗扁平疣的色素沉着性损害如鲍温样丘疹病时疗效较好。已有研究证明，在妊娠早期使用 5-氟尿嘧啶局部治疗阴道湿疣，并没有胚胎毒性。不过因局部应用 5-氟尿嘧啶存在明显的不良反应（如局部炎症反应、疼痛、烧灼感和溃疡等），故不能作为一线疗法，只有当其他疗法失败时可以考虑使用。

除个别湿疣外，妊娠期切忌使用 5-氟尿嘧啶治疗皮肤病。国外有报道指出尖锐湿疣可在产褥期自发消退，欧美指南建议对于小的、生长缓慢的、不影响妊娠分娩的疣体可推迟到分娩后进行治疗，或采用其他疗法（如冷冻疗法）。需要告知患尖锐湿疣的孕妇，HPV-6、11 可引起婴幼儿的呼吸道乳头瘤病，如无其他原因，没有足够证据建议患尖锐湿疣的孕妇终止妊娠。

（十五）锂

锂口服能治疗躁郁症，局部使用具有消炎作用，可治疗脂溢性皮炎，经皮吸收率相当低，在血浆中的浓度也比口服时低。

由于没有充分的研究数据，因此不建议用锂治疗皮肤病。但在妊娠期使用了锂并不需要立即终止妊娠或进行侵入性诊断治疗，建议使用冷冻疗法替代。

（十六）治疗疥疮与虱子药物

外用苯甲酸苄酯、林丹和合成的丙烯除虫菊酯、口服伊维菌素可治疗疥疮。外用椰子油、除虫菊提取物、丙烯除虫菊酯、除虫菊酯和林丹可除虱子。克罗米通和扑灭司林既可以治疗疥疮又可以防止虱子传染。欧洲皮肤病与性病学会 EADV 推荐的治疗方法是 5% 的氯菊酯乳膏，25% 的苯甲酸苄酯洗剂和口服伊维菌素。

美国已禁止使用苯甲酸苄酯，因为它的代谢产物苯甲醇流经中央静脉血管时会对新生儿产生致命毒性，导致"呼吸综合征"伴脑病、严重的代谢性酸中毒、骨髓功能抑制和多器官功能衰退等疾病。局部使用苯甲酸苄酯目前只发现会导致局部的皮肤疼痛，未发现其他严重的毒性结果。ESDV 认为苯甲酸苄酯局部外用是安全的。在 Kennedy（2003，2005）的一项前瞻性研究中，113 位女性在妊娠期使用扑灭司林洗发水，其中 31 位是在妊娠早期使用，结果并未发现胎儿中毒现象。

林丹外用时大约有 10% 的药物会通过皮肤吸收，具有潜在的神经毒性。Suwalsky（2000）的动物实验表明，该药会积蓄在脂肪组织和睾丸中，损伤睾丸间质细胞。根据欧洲环境指导方针，2007 年后该药已被禁用。

人工合成的丙烯除虫菊酯、扑灭司林和除虫菊酯的半衰期远长于天然除虫菊酯的半衰期。局部应用除虫菊酯大约有 2% 会被吸收，合用克罗米通后，其吸收率低于 1%。正常使用上述药物后并未观察到致畸效应。

妊娠期治疗疥疮首选苯甲酸苄酯或克罗米通，治疗虱病首选椰子油或除虫菊提取物。人工合成的除虫菊酯可作为次选药物。除非需要急性的局部治疗，应避免使用林丹。ESDV 在 2017 年建议苄氯菊酯在妊娠中使用，并且可以在 2 个月大的儿童中使用。伊维菌素在妊娠期或体重不足 15 kg 的儿童中不宜使用。

（十七）避蚊胺和羟乙基哌啶羧酸异丁酯

驱蚊药（如避蚊胺，DEET）可擦或喷到皮肤上，为 8%～17% 被皮肤吸收。Schaefer（1992）报道了一位非洲智力缺陷儿童的母亲在妊娠期除了使用疟疾预防药（氯喹）外，每天还在手脚上涂抹浓度为 25% 的 DEET 溶液。由于 DEET 可通过皮肤吸收且具有神经毒性，因此不能完全排除其因果关系。然而尚无关于其胎儿生长发育毒性的进一步报道。

McGready（2001）进行了覆盖 449 名在妊娠中期和晚期平均每天局部使用 1.7 g DEET 的妊娠期女性的随机前瞻性研究，结果表明新生儿和 1 岁婴儿除了在脐带血液样品中测到了浓度为 8% DEET，与对照组比较没有任何区别。

目前还没有足够的研究数据证明在妊娠早期可以使用 DEET。

通常，羟乙基哌啶羧酸异丁酯的毒性比 DEET 低，但尚无妊娠期使用该药的相关研究。

建议使用非化学性保护（覆盖皮肤等）替代长时间大面积皮肤的使用 DEET 类的驱蚊药，如果必须使用驱虫剂，应尽量选用低毒驱虫剂（包括羟乙基哌啶羧酸异丁酯）。在患疟疾风险较高的区域，孕妇及胎儿使用 DEET 的危险性明显低于感染疟疾的危险性。目前研究已经证明在妊娠早期使用 DEET 并不需要立即终止妊娠或进行侵入性诊断治疗。

（十八）眼、鼻与耳药水

通常，在妊娠期可以使用眼、鼻和耳药水治疗相应的适应证，但需仔细选择药物，应尽量避免使用存疑的药物合用以及（伪）新型药物。当有疑惑时，可参考相应的系统性治疗建议。

目前常用的青光眼药物均不符合 A 类标准，除了 α_2 肾上腺素受体激动剂溴莫尼定被划分为 B 类，其他均归在 C 类。一定量眼药水可通过缝隙连接被吸收。因此，Wagenvoort（1998）观察到含阿托品类药物和 β 受体阻滞药的眼药水极有可能引起胎儿心率加快或减慢。然而，一般认为用来诊断远视或治疗青光眼的眼药水剂量并没有危险。一项基于人群的研究收录 244 例局部应用抗青光眼药物（其中 77.5% 的孕妇应用 β 肾上腺素受体阻滞药）的孕妇，与 1952 例年龄、分娩年份、高血压史和妊娠期糖尿病史相匹配的孕妇进行比较，发现在母亲妊娠期应用 β 肾上腺素受体阻滞药和对照组相比，低出生体重儿的风险无显著差异；研究者认为 β 肾上腺素受体阻滞药可以作为孕妇青光眼的一线治疗药物。尽管尚存在争议，多数研究者认为孕妇局部应用 β 肾上腺素受体阻滞药是安全的，但在妊娠晚期应尽可能停止使用该药物，以降低新生儿暴露于 β 肾上腺素受体阻滞药的风险。

还没有对碳酸酐酶抑制药布林佐胺、多佐胺，以及全身使用治疗青光眼的乙酰唑胺进行系统研究。Ozawa（2001）报道了一个母亲曾在分娩前 3 天内每天服用 750 mg 乙酰唑胺，妊娠 34 周时她的孩子出生，且被诊断出患有呼吸急促、复合性呼吸-代谢性酸中毒、低血糖以及低钾血。分娩 5 小时后测得这个孩子血液中药物浓度为 2.9 μg/ml，几乎达到了治疗水平（3～10 μg/ml），但 11 天后未检测到该药物成分；婴儿的进一步生长发育也没有受到影响。在 1 024 例妊娠期全程接触乙酰唑胺的婴儿中，没有发现重大或轻微胎儿异常。虽然目前对孕妇使用该类药物的安全性还存在分歧，但为了防止可能发生的胎儿或新生儿低钾血症、酸中毒和致畸风险，建议在孕妇特别是在妊娠的前 3 个月内，尽量避免使用这类药物。Lee（2005）报道了 12 位平均每天服用 500 mg 乙酰唑胺治疗突发性的颅内高压的孕妇，其中 9 位孕妇是在妊娠早期就服用此药，她们的婴儿并没有出生缺陷或出生后生长发育异常。

动物实验结果显示前列腺素药物具有催产作用。这类药物通过增加子宫张力，刺激子宫收缩，诱发动物流产、畸胎或死胎。de Santis（2004）报道了 10 位孕妇妊娠早期使用了拉坦前列腺素滴眼液，其中 1 位发生了自然流产，另外 9 位产下健康足月婴儿。Johnson（2001）观察了 2 位在妊娠早期后接触该药的孕妇，结果正常。目前对妊娠期青光眼患者应用这类药物是否安全存在争议，但由于机制上前列腺素会增加子宫张力，并可能导致胎儿畸形和血液灌注减少等，孕妇需要谨慎使用。

总体来说，到目前为止还没有实验证明此类药物对胎儿有持久的不利影响，如长期使用的药物、溴莫尼定和类胆碱功能药物（如匹鲁卡品和可乐定）。

妊娠期通常可以使用眼药水来治疗其适应证。一般建议谨慎使用前列腺素，以免增加子宫收缩节律从而减少胎儿的血液灌注。但是，当青光眼严重到必须采取治疗时，可以在治疗水平剂量使用该类药物。

鼻减充血滴剂或喷雾剂的胚胎毒性尚未被系统研究。目前为止，妊娠期经常被使用的丁苄唑啉和羟甲唑啉对胎儿的危险性也尚不清楚；不过理论上，其在高剂量情况下会引起全身性血管收缩使胎儿体内循环血液量减少，正常剂量情况下则无须考虑。不过许多女性（包括孕妇）使用鼻减充血药的周期长达几个月，考虑到这些药物会损伤鼻黏膜，最好还是停药。

如果在妊娠期需要使用鼻减充血滴剂或喷雾剂，建议选择丁苄唑啉和羟甲唑啉。治疗间隔水平和剂量越低越好，也可以考虑选择生理盐水或蒸气吸入药。

在某些情况下可以使用肾上腺皮质激素、色甘酸、抗组胺药、抗生素以及阿昔洛韦，另外还有一些"人工泪液"（如聚维酮）可供选择，但应尽量避免使用氯霉素。Ellegård（2001）认为鼻用或吸入性布地奈德和鼻用氟替卡松并不会引起新生儿生长发育异常。

（十九）痔疮药物

欧洲肛肠病学学会 ESCP（2020）指南表示，由于盆腔内血压升高，（栓塞）痔疮是孕妇的常见病状。确切患病率未知。有研究报道说，妊娠末 3 个月中有 8％的妇女和分娩后立即有 20％的妇女发现了血栓性痔疮。对于许多女性而言，症状会在孩子出生后立即自发缓解，因此主要通过饮食和生活方式的改变来缓解急性症状进行治疗。

痔疮药物（药膏或栓剂）是局部治疗药物，包含局部麻醉药、肾上腺皮质激素、抗生素和杀菌剂等单一成分或多种成分复合组成。这些制剂也可用于外科手术后的直肠－肛门部位，并且不会被大量吸收。目前尚无关于常规痔疮药物胎儿毒性的报道。已证实在妊娠期使用常规痔疮药物是安全的。

（二十）血管药物

研究表明，在妊娠期采用七叶皂苷制剂（七叶草提取物）治疗血管疾病对孕妇和胎儿无不良影响，但研究尚未充分。

若情况非常紧急，妊娠期可静脉注射聚多卡醇治疗静脉曲张。

米诺地尔是具有血管扩张作用的口服全身性抗高血压药，局部使用具有外用促毛发生长作用，能刺激真皮毛乳头细胞表达血管内皮生长因子，扩张头皮血管，改善微循环，促进毛发生长，治疗雄性激素源性脱发以及其他类型的脱发。米诺地尔具有亲脂性，吸收率为 2％～3％，成年人血清中的浓度远低于治疗水平。

Shapiro（2003）进行了前瞻性调查，其中 17 位孕妇服用了米诺地尔，在 15 位新生婴儿中有 1 位出现心脏发育异常。Carlo（2003）报道了一位母亲在妊娠期每天至少在头皮上涂两次米诺地尔，胎儿出现伴随大动脉末梢狭窄的心脏扩张、乙状结肠和肠系膜扩张，以及伴随大脑出血的脑室扩张症状；胎盘有多处缺血和硬化区域，并且妊娠期和绒毛成熟期有所不同。另有 Rojanski（2002）报道了使用米诺地尔长达数年的一位母亲，她的胎儿有过分肥大、骶骨发育紊乱、下肢畸形、下端脊椎发育不全、肾缺如以及食管闭锁等表现。

由于尚无令人信服的研究结论。妊娠期不允许口服或局部使用米诺地尔。然而，无意接触到该药也无须立即终止妊娠或进行侵入性诊断治疗。

（二十一）止汗药

甲安非他明药膏是多汗症的局部治疗药物，其局部使用的再吸收率较低，目前尚无对妊娠期使用该药的安全性的系统研究，也尚无皮内注射 A 型肉毒杆菌毒素（Botox）制剂的研究数据，但其全身毒性的风险性是很小的。

妊娠期内可在皮肤上小面积使用甲安非他明，但不可注射肉毒杆菌毒素 C。不过偶尔接触到也无须立即终止妊娠或进行侵入性诊断治疗。

（二十二）化妆品和医用护肤品

如果能使孕妇心情愉悦，孕妇可按日常量使用化妆品和护发产品，包括一些染发和烫发产品。但应检查其标签上的产品成分，并使用有信誉产商生产的产品。根据报道，部分不知名厂商的产品中含有环境污染物，比如铅，应谨慎使用。

2010 年《中国国家处方集》首次将润肤剂、保湿剂等写入皮肤辅助治疗，这类制剂一般不含香料、防腐剂等易致敏成分，国外将其归入医学护肤品，我国目前尚不作为药物，但已被广泛应用，其对妊娠安全性的影响还需更多研究支持。

（二十三）磷酸二酯酶 4 抑制剂

克立硼罗是一种新型的非甾体外用软膏，自 2016 年起被批准用于治疗 2 岁及以上患者的轻度至中度 AD，其作用机制主要为抑制磷酸二酯酶-4（PDE-4）的活性。PDE-4 是一种降解环磷酸腺苷

（cAMP）的细胞内炎症介质。在 AD 患者的免疫细胞中，PDE-4 活性升高，cAMP 减少导致促炎细胞因子和趋化因子（如 IL-2、IL-4 和 IL-31）的产生和释放，因此，克立硼罗可以通过抑制 PDE-4 来减轻炎症。目前没有针对妊娠前和妊娠期使用克立硼罗治疗的研究，相比健康人，AD 患者因皮肤屏障受损对克立硼罗软膏的吸收率更高，但总的吸收量还是很小的，目前不建议妊娠前、妊娠期或哺乳期母亲使用克立硼罗。

（二十四）紫外线治疗

紫外线对皮肤屏障具有局部免疫抑制、免疫调节和抗炎作用。目前没有研究表明紫外线 A 或紫外线 B 光疗法与妊娠相关并发症的关系，也无对胎儿的长期影响的研究。由于在阳光下工作而暴露于高水平 UVB 辐射的孕妇并没有增加异常分娩结局的风险，因此 UVB 辐射不被认为具有致畸作用，可用于治疗 AD 孕妇。可选择 UVB 疗法治疗妊娠期泛发性银屑病。这种疗法的累积剂量不能太高，当累积剂量超过阈值时，可能会导致叶酸水平下降，影响用药安全。建议在 UVB 治疗期间每天补充 4~5 mg 叶酸，以避免神经管畸形。此外，孕妇在紫外线照射后患黄褐斑的风险增加，应考虑在治疗期间遮盖面部。

（二十五）杜普利尤单抗

杜普利尤单抗是 AD 的有效治疗方法，它是一种重组单克隆免疫球蛋白 G4（IgG4）抗体，可阻断白细胞介素-4 受体亚单位 α（IL-4 Rα）从而抑制 AD 介质（IL-4 和 IL-13）的释放，用于严重的难治性病例。目前有一份关于在整个妊娠期和哺乳期使用杜普利尤单抗治疗 AD 的病例报道，结果未表现任何并发症。此外无其他关于杜普利尤单抗在妊娠并发症、胚胎毒性或母乳喂养期使用后果的研究。综上所述，目前对妊娠期使用杜普利尤单抗可能出现的并发症以及对胎儿的影响知之甚少。目前不建议在妊娠前、妊娠期或哺乳期间使用杜普利尤单抗。

（二十六）系统免疫调节剂

在妊娠与哺乳期使用环孢素风险相对较低，胎儿主要畸形的发生率与健康人群相比没有增加。目前认为环孢素与健康状况复杂患者的早产和胎儿低体重相关。如果使用，应服用最小剂量，并密切监测产妇血压和肾功能。

羟氯喹可以在妊娠和哺乳期继续使用，以防止疾病爆发。但研究数据有限。

（二十七）静脉注射免疫球蛋白

有限的研究表明，静脉注射免疫球蛋白对天疱疮和妊娠期类天疱疮是一种安全的治疗方法（Ahmed and Gurcan，2011）。

（二十八）霉酚酸酯

有致畸效应；与流产和先天异常有关，为妊娠期禁用药。

（二十九）环磷酰胺

对人类致畸风险高，尤其是在妊娠早期使用（Briggs 等人，2014）。可导致环磷酰胺胚胎病（生长受限、耳朵和面部异常、手指缺失、肢体发育不良和发育迟缓）。

（三十）甲氨蝶呤

可能导致胎儿死亡和或先天性异常。暴露后在肝脏中停留长达 116 天，因此建议在尝试妊娠前至少 3 个月停止使用。可在母乳中排泄。

（三十一）生物制剂

生物制剂是相对较新的、特定的全身疗法。虽然没有大规模的研究，但越来越多的证据表明，生物制剂可以用于治疗妊娠和哺乳期银屑病患者。

阿达木单抗：据一份＞500 例研究对象的数据报道，没有明显证据表明其胚胎毒性、致畸性或妊娠风险增加（Grunewald 和 Jank，2015）。建议在治疗期间和治疗结束后 5 个月内避孕。

依那西普：Götestam-Skorpen 等人对超过 300 例的妊娠患者进行了研究，并未发现有畸形或早产。

英夫利昔单抗：对超过 1 000 例妊娠患者的多项研究没有显示畸形或早产（Ostensen，2014）。建议在治疗期间和最后一次治疗后 6 个月内避孕。病例报道显示对婴儿无不良影响。

赛妥珠单抗：妊娠期间的首选。1 137 名患者的登记数据显示无致畸性或胎儿死亡风险增加（Clowse 等人，2018）。母乳中排泄的浓度最低；无不良事件报道。

利妥昔单抗：不推荐。建议女性在暴露后至少 12 个月内避免妊娠。

司库奇尤单抗：不推荐。临床数据有限，对猴子和小鼠的发育毒性研究没有发现对胎儿有害的证据。

乌司奴单抗：不推荐。建议在治疗后至少 15 周对有生育潜力的女性进行避孕。

依奇珠单抗、奥马珠单抗：孕妇数据有限。

（三十二）酸类药物

乙醇酸（GA）诱导表皮松解和皮肤剥脱。这是一种表层皮肤的剥离，由于可忽略皮肤渗透，在妊娠期被认为是安全的。

乳酸（LA）诱导角质溶解。有报道表明使用 2% LA 治疗妊娠期痤疮没有任何胎儿风险，因为皮肤渗透可以忽略不计。

水杨酸（SA）是一种具有粉刺溶解和角质溶解特性的 β-羟基酸。它被归类为妊娠 C 类（Fabbrocini 等人，2009）。据报道，大面积使用 SA 或在闭塞情况下使用时，皮肤渗透率高达 25%。目前已有关于低剂量乙酰水杨酸在妊娠适应症（如子痫前期）中的安全性的研究，并未在在胎儿中发现不良反应的增加。因此，建议如果在孕妇身上使用 SA，面积应较小，并应进行适当的咨询。

三氯乙酸（TCA）既可用于表面剥脱，亦可用于中深度剥脱。

高剂量 TCA 与胎儿生长迟缓和低出生体重有关；然而，在皮肤外科手术中并没有达到如此高的浓度。TCA 已安全用于妊娠期治疗生殖器尖锐湿疣。

参考文献

[1] Adams J，Lammer E. Relationship between dysmorphology and neuropsychological function in children exposed to isotretinoin "in utero" [J]. Functional neuroteratology of short term exposure to drugs，1991：159 - 170.

[2] Adams J. The adverse effect profile of neurobehavioral teratogens：retinoic acid [J]. Birth Defects Res A，2004，70：344.

[3] Aidoo A，Gao N，Neft RE，et al. Evaluation of the genotoxicity of gentian violet in bacterial and mammalian cell systems [J]. Teratog Carcinog Mutagen，1990，10（6）：449 - 462.

[4] Akhavan A，Bershad S. Topical acne drugs：review of clinical properties，systemic exposure，and safety [J]. Am J Clin Dermatol，2003，4（7）：473 - 492.

[5] Andersen A. Final amended report on the safety assessment of oxyquinoline and oxyquinoline sulfate as used in cosmetics [J]. Int J Toxicol，2006，1：1 - 9.

[6] Au W，Pathak S，Collie CJ，et al. Cytogenetic toxicity of gentian violet and crystal violet on mammalian cells in vitro [J]. Mutat Res，1978，58（2 - 3）：269 - 276.

[7] Baltzar B，Ericson A，Källén B. Delivery outcome in women employed in medical occupations in Sweden [J]. J Occup Med，1979，21（8）：543 - 548.

[8] Bangsgaard N，Rørbye C，Skov L. Treating Psoriasis During Pregnancy：Safety and Efficacy of Treatments [J]. Am J Clin Dermatol，2015，16（5）：389 - 398.

[9] Barbero P，Lotersztein V，Bronberg R，et al. Acitretin embryopathy：a case report [J]. Birth Defects Res A Clin Mol Teratol，2004，70（10）：831 - 833.

[10] Bargman H. Is podophyllin a safe drug to use and can it be used during pregnancy？ [J]. Arch Dermatol，1988，124（11）：1718 - 20.

[11] Bhargava HN，Leonard PA. Triclosan：applications and safety [J]. Am J Infect Control，1996，24（3）：209 - 218.

[12]　Camera G，Pregliasco P．Ear malformation in baby born to mother using tretinoin cream [J]．Lancet，1992，339 (8794)：687．

[13]　Smorlesi C，Caldarella A，Caramelli L，et al．Topically applied minoxidil may cause fetal malformation：a case report [J]．Birth Defects Res A Clin Mol Teratol，2003，67 (12)：997-1001．

[14]　Colley SM，Walpole I，Fabian VA，et al．Topical tretinoin and fetal malformations [J]．Med JAust，1998，168 (9)：467．

[15]　Czeizel AE，Kazy Z，Vargha P．Vaginal treatment with povidone—iodine suppositories during pregnancy [J]．Int J Gynaecol Obstet，2004，84 (1)：83-85．

[16]　De Die-Smulders CE，Sturkenboom MC，Veraart J，et al．Severe limb defects and craniofacial anomalies in a fetus conceived during acitretin therapy [J]．Teratology，1995，52 (4)：215-219．

[17]　Einarson A，Costei A，Kalra S，et al．The use of topical 5% imiquimod during pregnancy：a case series [J]．Reprod Toxicol，2006，21 (1)：1-2．

[18]　Lammer EJ，Chen DT，Hoar RM，et al．Retinoic acid embryopathy [J]．N Engl J Med，1985，313 (14)：837-841．

[19]　Ellegård EK，Hellgren M，Karlsson NG．Fluticasone propionate aqueous nasal spray in pregnancy rhinitis [J]．Clin Otolaryngol Allied Sci，2001，26 (5)：394-400．

[20]　Fölster-Holst R，Rufli T，Christophers E．Treatment of scabies with special consideration of the approach in infancy，pregnancy and while nursing [J]．Hautarzt，2000，51 (1)：7-13．

[21]　Franssen ME，Van Der Wilt GJ，De Jong PC，et al．A retrospective study of the teratogenicity of dermatological coal tar products [J]．Acta DermVenereol，1999，79 (5)：390-391．

[22]　Garbis H，Eléfant E，Bertolotti E，et al．Pregnancy outcome after periconceptional and first-trimester exposure to methoxsalen photochemotherapy [J]．Arch Dermatol，1995，131 (4)：492-493．

[23]　Geiger JM，Baudin M，Saurat JH．Teratogenic risk with etretinate and acitretin treatment [J]．Dermatology，1994，189 (2)：109-116．

[24]　Geiger JM，Walker M．Is there a reproductive safety risk in male patients treated with acitretin (neotigason/soriatane? [J]．Dermatology，2002，205 (2)：105-107．

[25]　Gunnarskog JG，Källén AJ，Lindelöf BG，et al．Psoralen photochemotherapy (PUVA) and pregnancy [J]．Arch Dermatol，1993，129 (3)：320-323．

[26]　Honein MA，Paulozzi LJ，Erickson JD．Continued occurrence of Accutane-exposed pregnancies [J]．Teratology，2001，64 (3)：142-147．

[27]　Jick SS，Terris BZ，Jick H．First trimester topical tretinoin and congenital disorders [J]．Lancet，1993，341 (8854)：1181-1182．

[28]　Johnson SM，Martinez M，Freedman S．Management of glaucoma in pregnancy and lactation [J]．SurvOphthalmol，2001，45 (5)：449-454．

[29]　Karol MD，Conner CS，Watanabe AS，et al．Podophyllum：suspected teratogenicity from topical application [J]．Clin Toxicol，1980，16 (3)：283-286．

[30]　Kennedy D，Hurst V，Konradsdottir E，et al．Pregnancy outcome following exposure to permethrin and use of teratogen information [J]．Am J Perinatol，2005，22 (2)：87-90．

[31]　Kennedy D，Hurst V，Konradsdottir E，et al．Outcome of pregnancy following exposure to permethrin head lice shampoo [J]．Birth Def Res B，2003，68：294-295．

[32]　Kimmel CA，Moore Jr，W，Hysell DK，et al．Teratogenicity of hexachlorophene in rats．Comparison of uptake following various routes of administration [J]．Arch Environ Health，1974，28 (1)：43-48．

[33]　Kopelman JN，Miyazawa K．Inadvertent 5-fluorouracil treatment in early pregnancy：a report of three cases [J]．ReprodToxicol，1990，4 (3)：233-235．

[34]　Lammer E，Hayes A，Schunior A，et al．Unusually high risk for adverse outcomes of pregnancy following fetal isotretinoin exposure [J]．Am J Hum Genet，1988，43 (suppl)：A58．

[35]　Lauwerys R，Bonnier C，Evrard P，et al．Prenatal and early postnatal intoxication by inorganicmercury resulting

from the maternal use of mercury containing soap [J]. Hum Toxicol, 1987, 6 (3): 253 - 256.

[36] Lee AG, Pless M, Falardeau J, et al. The use of acetazolamide in idiopathic intracranial hypertension during pregnancy [J]. Am J Ophthalmol, 2005, 139 (5): 855 - 859.

[37] Lipson AH, Collins F, Webster WS. Multiple congenital defects associated with maternal use of topical tretinoin [J]. Lancet, 1993, 341 (8856): 1352 - 1353.

[38] Lockhart JD. How toxic is hexachlorophene? [J]. Pediatrics, 1972, 50 (2): 229 - 235.

[39] Loureiro KD, Kao KK, Jones KL, et al. Minor malformations characteristic of the retinoic acid embryopathy and other birth outcomes in children of women exposed to topical tretinoin during early pregnancy [J]. Am J Med Genet A, 2005, 136 (2): 117 - 121.

[40] Martínez-Frías ML, Rodriguez-Pinilla E. First-trimester exposure to topical tretinoin: its safety is not warranted [J]. Teratology, 1999, 60 (1): 5.

[41] Maw RD. Treatment of external genital warts with 5% imiquimod cream during pregnancy: a case report [J]. BJOG, 2004, 111 (12): 1471 - 0528.

[42] Mcgready R, Hamilton KA, Simpson JA, et al. Safety of the insect repellent N, N-diethyl-M-toluamide (DEET) in pregnancy [J]. Am J Trop Med Hyg, 2001, 65 (4): 285 - 289.

[43] Miller RK, Hendrickx AG, Mills JL, et al. Periconceptional vitamin A use: how much is teratogenic? [J]. ReprodToxicol, 1998, 12 (1): 75 - 88.

[44] Moerike S, Pantzar JT, De Sa D. Temporal bone pathology in fetuses exposed to isotretinoin [J]. Pediatr Dev Pathol, 2002, 5 (4): 405 - 409.

[45] Navarre-Belhassen C, Blanchet P, Hillaire-Buys D, et al. Multiple congenital malformations associated with topical tretinoin [J]. Ann Pharmacother, 1998, 32 (4): 505 - 506.

[46] Odom LD, Plouffe Jr, L, Butler WJ. 5-fluorouracil exposure during the period of conception: report on two cases [J]. Am J Obstet Gynecol, 1990, 163 (1 Pt 1): 76 - 77.

[47] Ozawa H, Azuma E, Shindo K, et al. Transient renal tubular acidosis in a neonate following transplacental acetazolamide [J]. Eur J Pediatr, 2001, 160 (5): 321 - 2.

[48] Robert E, Scialli AR. Topical medications during pregnancy [J]. ReprodToxicol, 1994, 8 (3): 197 - 202.

[49] Robertson J, Polifka JE, Avner M, et al. A survey of pregnant women using isotretinoin [J]. Birth Defects Res A Clin Mol Teratol, 2005, 73 (11): 881 - 887.

[50] Roeleveld N, Zielhuis GA, Gabreëls F. Mental retardation and parental occupation: a study on the applicability of job exposure matrices [J]. Br J Ind Med, 1993, 50 (10): 945 - 954.

[51] Rojansky N, Fasouliotis SJ, Ariel I, et al. Extreme caudal agenesis. Possible drug-related etiology? [J]. J Reprod Med, 2002, 47 (3): 241 - 245.

[52] Salavastru CM, Chosidow O, Boffa MJ, et al. European guideline for the management of scabies [J]. J EurAcad Dermatol Venereol, 2017, 31 (8): 1248 - 1253.

[53] De Santis M, Lucchese A, Carducci B, et al. Latanoprost exposure in pregnancy [J]. Am J Ophthalmol, 2004, 138 (2): 305 - 306.

[54] Schaefer C, Peters PW. Intrauterine diethyltoluamide exposure and fetal outcome [J]. ReprodToxicol, 1992, 6 (2): 175 - 176.

[55] Schaefer C, Peters P, Miller RK. Drugs during pregnancy and lactation: treatment options and risk assessment [M]. Academic Press, 2014.

[56] Selcen D, Seidman S, Nigro MA. Otocerebral anomalies associated with topical tretinoin use [J]. Brain Dev, 2000, 22 (4): 218 - 220.

[57] Shapiro J. Safety of topical minoxidil solution: a one-year, prospective, observational study [J]. J Cutan Med Surg, 2003, 7 (4): 322 - 329.

[58] Shapiro L, Pastuszak A, Curto G, et al. Safety of first-trimester exposure to topical tretinoin: prospective cohort study [J]. Lancet, 1997, 350 (9085): 1143 - 1144.

[59] Society PaCOTT. Recommendations for isotretinoin use in women of childbearing potential [J]. Teratology, 1991,

44：1-6.

［60］ Sparsa A，Bonnetblanc JM．Lithium［J］．Ann Dermatol Venereol，2004，131（3）：255-261.

［61］ Sudakin DL，Trevathan WR．DEET：a review and update of safety and risk in the general population［J］．J Toxicol Clin Toxicol，2003，41（6）：831-839.

［62］ Suwalsky M，Villena F，Marcus D，et al．Plasma absorption and ultrastructural changes of rat testicular cells induced by lindane［J］．Hum Exp Toxicol，2000，19（9）：529-533.

［63］ Van Tol RR，Kleijnen J，Watson AJM，et al．European Society of ColoProctology：guideline for haemorrhoidal disease［J］．Colorectal Dis，2020，22（6）：650-662.

［64］ Wagenvoort AM，Van Vugt JM，Sobotka M，et al．Topical timolol therapy in pregnancy：is it safe for the fetus？［J］．Teratology，1998，58（6）：258-262.

［65］ Weber G，Vigone MC，Rapa A，et al．Neonatal transient hypothyroidism：aetiological study．Italian Collaborative Study on Transient Hypothyroidism［J］．Arch Dis Child Fetal Neonatal Ed，1998，79（1）：F70-72.

［66］ 邓晓辉，车斌．常见皮肤病的妊娠期用药评价［J］．海峡药学，2018，30（6）：4.

［67］ 鞠强．中国痤疮治疗指南（2019修订版）［J］．临床皮肤科杂志，2019（9）：6.

［68］ 陆小年，徐金华．尖锐湿疣治疗专家共识（2017）［J］．临床皮肤科杂志，2018，47（2）：3.

［69］ Schaefer C，Peters P，Miller RK．Drugs during pregnancy and lactation：treatment options and risk assessment［M］．山丹，杨东凯，罗辉，等译．北京：科学出版社，2010.

［70］ 田广红，陈雷，卢秉忠．浅谈几类药物对婴幼儿用药的注意事项［J］．广东药学，2004（004）：014.

［71］ 王冰松，王涛．妊娠期青光眼的药物治疗［J］．国际眼科纵览，2020，44（5）：5.

［72］ 吴玉秀．浅谈妊娠期皮肤病的特点及用药的注意事项［J］．当代医药论丛，2014（5）：2.

［73］ 许爱娥，周先成，余土根，等．壬二酸乳膏治疗寻常型痤疮的临床观察［J］．浙江预防医学，2004，16（6）：2.

［74］ Briggs G，Freeman R，Yaffe S，et al．Drugs in pregnancy and lactation［M］．杨慧霞，段涛，译．北京：人民卫生出版社，2008.

［75］ 张建中．中国雄激素性秃发诊疗指南［J］．临床皮肤科杂志，2014，43（3）：5.

［76］ 中华医学会皮肤性病学分会，中国医师协会皮肤科医师分会，中国康复医学会皮肤性病委员会，等．中国尖锐湿疣临床诊疗指南（2021完整版）［J］．中国皮肤性病学杂志，2021，35（4）：16.

第二十四章　妊娠期维生素、矿物质和微量元素的使用

一、妊娠期维生素、矿物质和微量元素

维生素和矿物质是存在于动植物体内的有机营养物质，在维持机体的正常代谢和机能方面有着举足轻重的作用，但并非所有维生素都至关重要。维生素失调可以分为 3 类。①维生素缺乏（hypovitaminosis）：是指一种或多种维生素不足；②维生素缺乏症（avitaminosis）：是指一种或多种维生素耗尽；③维生素过多症（hype rvitaminosis）：是指某些维生素使用剂量过多，并因此中毒。

妊娠期由于代谢的改变、胎儿的生长以及卵黄囊和胎盘对某些维生素的吸收增加，使得母体对维生素的需求加大，尤其是维生素 A、维生素 B_1、维生素 B_2、维生素 B_3、维生素 B_6、维生素 B_{12}、维生素 C 及叶酸。可能需要在妊娠期补充叶酸。平衡多样的日常饮食是维生素的最佳来源。但某些维生素（如维生素 A 或维生素 D）的过量服用，可能会在体内蓄积引起中毒症状，对母体和胎儿的健康产生影响。

二、妊娠期维生素的合理使用

（一）维生素 A

维生素 A 又称视黄醇，是一种脂溶性维生素，它既可以来源于动物类食品如鱼油和肝脏，也可以通过 β-胡萝卜素的形式存在于蔬菜中。维生素 A 对细胞分裂、胎儿的骨骼、器官发育、免疫系统的维持、胎儿视觉发育以及孕产妇的眼睛健康和夜视能力的维持是非常重要的，它与维生素 C 一样也可以在胚胎中累积。

维生素 A 最开始是以国际单位 IU 进行计量，从 1974 年开始，美国以视黄醇当量（retinolequivalent，RE）为单位，也就是 1 RE＝1 μg 视黄醇，或 6 μg β-胡萝卜素，或 3.333 IU 维生素 A。

妊娠早期，内源性维生素 A 代谢物在孕妇血清中的浓度会有所降低，为 0.26～7.7 μg/L。Wiegand（1998）的研究显示，即使每天补充 30 000 IU 维生素 A，3 周后其代谢物异维 A 酸和维 A 酸的峰值只会稍高于之前所测的浓度。Malone（1975）的研究显示，在妊娠中晚期，内源性维生素 A 代谢物的浓度会增加至早期水平的 150%。WHO 指南建议补充维生素 A 时可与其他干预措施如饮食多样化和食物强化等协同应用，以改善维生素 A 的摄入。建议参考妊娠期健康饮食指南，通过健康膳食来获取足量的营养。2018 年中国营养学会颁布的《中国居民膳食营养素参考摄入量》中，中国妊娠妇女在妊娠早期的膳食维生素 A 推荐量为 700 RE/d，妊娠中晚期为 770 RE/d。不能因为预防孕产妇和婴儿的发病或死亡，将妊娠期补充维生素 A 纳入常规产前保健中。

维生素 A 对动物有致畸作用，过量或缺乏都可能会导致胎儿畸形。在维生素 A 日常摄入量超过 3 倍推荐量的地区，当地人民服用维生素 A 补充剂时不但不会获益，当补充剂量超过 10 000 IU 时，发生不良反应的潜在风险反而会升高。

Rosa（1986）最先探讨了每天服用大于 25 000 IU 的维生素 A 制剂时，会出现类似类视黄醇致畸现象，引起特征性"类视黄醇效应"的可能性。Teratology S 的研究显示，在 20 世纪 80 年代末，根据畸形学协会的意见和监管机构的要求，很多国家的生产厂家改变了复合维生素制剂产品的组分，使得每天的维生素 A 剂量不超过 6 000 IU。然而，Miller（1998）在欧洲畸形学信息服务网络（ENTIS）的研究

表明，在妊娠早期服用更高剂量如 50 000 IU 的维生素 A 时，没有表现出致畸作用，未能证实 Rothman（1995）观察到的高剂量维生素 A 能引起神经嵴异常的结论。Mastroiacovo（1999）的一项有 423 名孕妇参与的维生素 A 研究，包含 311 个活产婴儿和 120 个孕妇每天服用高剂量维生素 A（50 000 IU）后分娩的婴儿，结果显示高剂量维生素 A 并未增加胎儿的出生缺陷率。

一项回顾性研究表明，女性在妊娠前一年内每天服用超过 10 000 IU 的维生素 A 会增加婴儿大动脉错位的风险，但是受到影响的小孩很少，而且这些结果尚未被其他研究证实。另一项回顾性研究中也表明，胎儿出现唇腭裂与孕妇体内维生素 A 的含量之间没有关系。

目前并未出现食用肝脏会导致胎儿畸形的相关报道。研究表明 100 g 肝脏里含有高达 400 000 IU 的维生素 A。Buss（1994）的药物代谢动力学研究显示，食用肝脏后，人体血清中维生素 A 或"最终的致畸剂"——全反式维 A 酸的峰值含量，仅是服用维生素 A 片剂后峰值含量的 1/20，但是其血药浓度增加了 3～5 倍，因此，建议孕妇应谨慎食用含肝脏的食物。

β-胡萝卜素，又称维生素 A 原，需要时可在机体内转换成维生素 A。Miller（1998）和 Polifka（1996）的研究均显示，即使是高剂量的 β-胡萝卜素也不会增加血清中视黄醇的浓度，且不会出现任何致畸风险。

另一方面，维生素 A 缺乏影响着全球约 1 900 万名孕妇，且大多发生在非洲和东南亚区域。维生素 A 对于维持妊娠期女性的健康和胎儿的生长发育至关重要。在维生素 A 缺乏已构成严重公共卫生问题的地区，夜盲症患者人群占比达到 5% 以上，这些地区则建议在妊娠期补充维生素 A，以预防夜盲症。

中国营养学会推荐孕妇服用维生素 A 不超过 3 000 IU/d，尤其是在营养均衡的情况下，一般没必要服用维生素 A 补充剂。若是疾病（如肠内吸收有限）导致的维生素 A 缺乏，则需要额外补充。若有偶然摄入超过 25 000 IU 剂量的情况，也不能因此选择终止妊娠，而是应通过后续详细的胎儿超声波检测来评估胎儿的情况。备孕女性不建议食用肝脏，但是偶尔食用肝脏也没关系。另外，妊娠女性食用 β-胡萝卜素是安全的。

（二）维生素 B_1（硫胺素）

维生素 B_1，又称硫胺素，是一种水溶性 B 族维生素，可作为一种重要的辅酶参与碳水化合物代谢。中国营养学会推荐妊娠早期维生素 B_1 的摄入量为 1.2 mg/d，妊娠中期为 1.4 mg/d，妊娠晚期为 1.5 mg/d。因为硫胺素可通过主动运输至胎儿体内，所以婴儿血液中维生素 B_1 的含量比母体中高。硫胺素有时被临床用于治疗妊娠剧吐，有研究指出，硫胺素可有效治疗妊娠剧吐造成的严重神经系统并发症。

在妊娠期通常没有必要补充维生素 B_1，目前没有数据表明过量使用硫胺素会导致畸形。

（三）维生素 B_2（核黄素）

维生素 B_2 又称核黄素，是能量代谢中一种重要的辅酶，是人类呼吸系统的必需品。核黄素能通过主动运输进入胎儿体内。中国营养学会推荐妊娠早期维生素 B_2 的摄入量为 1.2 mg/d，妊娠中期为 1.4 mg/d，妊娠晚期为 1.5 mg/d。胎盘能将母亲血清中的黄素嘌呤辅酶 I 转换成游离核黄素进入胎儿体内循环。由于游离核黄素反向运转至母体受限，因此胎儿体内有较高浓度的维生素 B_2。一般脐带血中维生素 B_2 的浓度是母体血液中的 4 倍。

妊娠期维生素 B_2 缺乏的发病率低，Heller（1974）和 Gerald（2008）的研究均表明，即使缺乏维生素 B_2，母体内的维生素 B_2 含量和妊娠结局之间也无相关性。Wacker（2000）认为维生素 B_2 缺乏可能是先兆子痫的一个附加危险因素。

在妊娠期一般没有必要补充维生素 B_2，如果服用剂量超过推荐剂量时，风险会增加。目前尚无过量维生素 B_2 会导致胚胎或胎儿毒性的相关报道。

（四）维生素 B_3（烟酰胺）

维生素 B_3 又称为烟酰胺，主要以辅酶的形式存在于所有的组织中，是人体内脂肪代谢、组织呼吸以及糖原分解所需的基本营养素。中国营养学会推荐妊娠期维生素 B_3 摄入量为 12 mgNE/d。

维生素 B_3 可主动运转到胎儿体内，在妊娠期缺乏的情况很少见，仅见于营养不良的妊娠女性。1948 年的一项研究显示，缺乏维生素 B_3 与妊娠期高血压疾病有关。

妊娠期通常没有必要补充维生素 B_2，其不良反应尚不清楚。

（五）维生素 B_6（吡哆醇）

维生素 B_6 又称吡哆醇，可作为一些氨基酸脱羧酶和氨基转移酶的辅酶参与氨基酸、碳水化合物、脂类的代谢过程。美国国家研究院推荐孕妇每天膳食中维生素 B_6 供给量为 2.2 mg/d。在北美，维生素 B_6 和多西拉敏联合用于治疗妊娠期剧吐。Cleary（1975）研究发现，妊娠期母体血液中维生素 B_6 的浓度会降低，而胎儿血液中的浓度是母体血液中的 3 倍。中国营养学会推荐妊娠期维生素 B_6 摄入量为 2.2 mg/d，UL 为 60 mg/d。目前没有明确的证据表明，轻到中度的维生素 B_6 缺乏会导致母胎并发症，也未发现大剂量维生素 B_6 会危害胎儿健康。

只有在使用异烟肼治疗结核或妊娠期恶心和呕吐的治疗等特殊情况下，才有必要补充维生素 B_6。

（六）维生素 B_{12}（氰钴胺素）

维生素 B_{12} 又称氰钴胺素，是核蛋白和髓磷脂合成、细胞增殖增生以及幼红细胞成熟所必需的一种动物蛋白成分。2018 年中国营养学会推荐妊娠期维生素 B_{12} 摄入量为 2.9 $\mu g/d$。妊娠期妇女维生素 B_{12} 缺乏很常见，吸烟会使其维生素 B_{12} 浓度进一步下降。缺乏维生素 B_{12} 会导致巨幼红细胞性贫血、恶性贫血和神经功能受损。正常妊娠女性血清中维生素 B_{12} 会出现轻度降低，但其肝脏中存储的维生素 B_{12} 含量不会减少，约有 3 000 μg。新生儿需要储存约 50 μg 的维生素 B_{12}，相对来说是比较少的。妊娠女性轻度缺乏维生素 B_{12} 很常见，不会对母体或胎儿造成显著的危害。

在欧洲国家的日常饮食中，维生素 B_{12} 摄入量为每天 5～15 μg。Reznikoff-Etiévant（2002）认为低浓度的维生素 B_{12} 是造成妊娠早期反复流产的一个危险因素。

妊娠不会引起维生素 B_{12} 缺乏，建议一般不必补充维生素 B_{12}。维生素 B_{12} 缺乏一般由饮食不均衡或纯素食引起，但若是缺乏维生素 B_{12} 引起妊娠期贫血，则需要进行相关的治疗。

（七）叶酸

叶酸是一种核蛋白合成和正常红细胞生成所必需的 B 族维生素，对血液的合成、胚胎和胎儿的生长发育等尤为重要。叶酸可以使同型半胱氨酸的浓度维持在较低水平，并且被机体代谢为有生物学活性的亚叶酸。当每天饮食均衡时，则不必过于关注叶酸缺乏对母体造血功能的影响，但若叶酸显著缺乏就可能会导致巨幼红细胞性贫血。

如所有的维生素和营养标准一样，专家组也制定了叶酸的标准需求量，不同国家、不同时期的标准有差异。我国国家科学院推荐妊娠女性每天服用叶酸 0.4 mg；对于叶酸缺乏的妇女、不能从饮食中摄入叶酸的妇女和多胎妊娠女性，推荐每天服用叶酸 0.5 mg。1970 年美国食品和营养委员会推荐孕妇的叶酸每天摄入量为 0.4 mg。1989 年减少至 0.27 mg，这是因为有研究显示健康成人每天摄入该量级的叶酸可以满足需求。1999 年，该机构为了保证孕妇体内有充足的叶酸含量，故又将推荐的叶酸每天摄入量增加至 0.45 mg。2006 年，英国推荐妊娠女性每天应摄入叶酸 0.6 mg。

1965 年，英国学者首次提出母体叶酸相对缺乏与胎儿神经管畸形（NTD）高发率间的关联。Smithells（1980）和 Laurence（1981）的研究发现，妊娠女性服用复合维生素制剂或叶酸可以预防NTD，但是 Teratology Society（1994）等多项研究表明，这可能会有复发的风险。美国、澳大利亚、古巴、英国、匈牙利以及中国的综合性研究发现，补充叶酸可能可以预防没有复发危险的 NTD。除了NTD，Bailey（2005）和 Czeizel（2004）等多个研究表明，叶酸对于其他出生缺陷如心脏缺陷、肛门闭锁以及流产也有预防作用。

叶酸和显性 NTD 之间的关联性尚未完全确定，目前流行病学研究还没有完全确定补充叶酸的预防作用，其生物学合理性也还未显示出来。需要注意的是，神经管的形成是在妊娠第 22～28 天，也就是在妊娠 42 天前，若补充叶酸对预防神经管畸形有效，则应至少从妊娠前开始补充叶酸且应持续至妊娠的第 8 周。

1988 年 1 月起，美国 FDA 开始要求谷类食品中叶酸的含量应达到 1.4 mg/kg，类似规定在其他国家也存在，如加拿大要求面粉中含叶酸 0.15 mg/100 g，智利要求面粉中含叶酸 2.2 mg/kg，英国要求面粉中含叶酸 0.24 mg/100 g，但一直到 2007 年才举行强制性增加面粉中叶酸含量的最终协商会。Czeizel（2006）认为食品营养强化最先是出现在匈牙利，但是并没有成功，这是因为增加面包和面粉中的叶酸含量，其成本也会增加。其他欧洲国家仍在探讨食品营养强化的议题。

值得注意的是，Kalter（2000）的研究发现，在对现有数据进行危险性评估后，仍存在着有关叶酸补充预防作用的疑问。叶酸不是预防畸形的万能药。

长期大剂量（>1 mg/d）补充叶酸有可能会带来健康风险，如增加一些癌症风险、掩盖维生素 B_{12} 缺乏的早期表现、加重神经系统退行性病变、与其他药物互相干扰、影响锌的吸收、降低叶酸吸收率和免疫力等。联合使用高剂量（5 mg）的叶酸增补剂会降低孕妇非复杂性疟疾治疗药物——磺胺多辛乙胺嘧啶的药效。在使用磺胺多辛乙胺嘧啶治疗或预防妊娠期疟疾的国家，则需要评估孕妇产前叶酸的服用方案。

没有高危因素的女性从妊娠前至少 3 个月起，每天服用叶酸 0.4 或 0.8 mg，且持续至妊娠第 12 周，以有效预防显性 NTD。此外，妊娠女性应多食用叶酸含量高的食物，如绿叶蔬菜和水果。对于存在新生儿 NTD 生育史的女性，则应每天补充 4~5 mg 叶酸，同时服用某些叶酸拮抗剂。妊娠期因缺乏叶酸引起的贫血，应按照一般方法进行相应治疗。

（八）维生素 C（抗坏血酸）

维生素 C 是一种水溶性的必需营养物质，为胶原形成、组织修复、各种代谢过程包括叶酸转化为亚叶酸以及铁离子代谢所必需的物质。中国营养学会推荐妊娠早期维生素 C 每天摄入量为 100 mg，妊娠中、晚期为 115 mg。

妊娠期女性普遍出现无症状的维生素 C 缺乏。缺乏维生素 C 容易引起坏血病、胶原蛋白代谢紊乱和出血。Malone（1975）研究发现脱氢抗坏血酸通过胎盘转运到胎儿体内后，维生素 C 会在胎儿体内蓄积，因此胎儿血液中维生素 C 含量是母体的 2~4 倍。对于服用维生素 C 是否会影响胎儿体内的氧化还原平衡，目前仍未明确。Zhang（2004）探讨了缺乏维生素 C 和妊娠期糖尿病之间的联系，并认为在妊娠中、晚期补充维生素 C 可以预防胎膜早破。

若妊娠女性饮食平衡则不必补充维生素 C。

（九）维生素 D 类

维生素 D 类是一组脂溶性的营养素，为人体健康所必需。美国国家研究科学院对正常妊娠妇女维生素 D 推荐允许量为 400 IU，即每天 10 μg。维生素 D 可促进肠内钙和磷的再吸收，缺乏维生素 D 会影响骨骼的生长和发育，造成儿童佝偻病和成人软骨病。维生素 D_2（麦角骨化醇）和维生素 D_3（胆骨化醇）存在于鲭鱼肝油、牛奶以及黄油中，在紫外线照射下可以转变成维生素 D 的活性形式，晒太阳是妊娠女性体内维生素 D 最重要的来源。婴儿出生的最初几个月内，尤其是母乳喂养的婴儿，其维生素 D 主要来源于母亲。Pitkin（1975）研究显示，维生素 D 在胎儿体内活性形式的比例与母体内的浓度相关，其浓度是母体的 70%~90%，但若母体缺乏维生素 D 时就会显著增至 >100%。

维生素 D 缺乏症在世界范围内普遍存在，中东和亚洲国家的孕妇中普遍患有维生素 D 缺乏症，它与先兆子痫、妊娠糖尿病、早产和低出生体重有关。Javaid（2006）的研究发现，妊娠晚期缺乏维生素 D 可能会大大减少胎儿的整体骨骼骨化，尤其是脊柱下段，脐血中钙的浓度低于正常浓度可能使骨化程度更差。对于患有维生素 D 缺乏症的孕妇，目前建议每天营养摄入量为 200 IU（5 μg）。

现有研究表明，大剂量的维生素 D 对试验动物有致畸性，但对人体的致畸性缺乏直接依据。维生素 D 能增强血钙活性，其水平可能与主动脉瓣上狭窄综合征的发病风险存在关联，该综合征通常发生在特发性高血钙的婴儿中。

双氢速甾醇是用于治疗甲状旁腺功能减退症的维生素 D 类似物。目前尚无妊娠期使用该药的研究，但常调整二氢速甾醇的剂量以维持正常的生理活动，故其出现生长发育毒性的概率较低。

帕立骨化醇是一种合成的维生素 D 衍生物，用于预防和治疗继发性甲状旁腺功能亢进症和骨质疏松症。目前缺乏妊娠期使用该药治疗的经验。

WHO 不建议所有妊娠女性通过服用维生素 D 来改善母体和围生期的结局，鼓励妊娠女性通过健康均衡的饮食来接受足够的营养。妊娠期禁用高剂量的维生素 D，因为这可能会引起孕妇和新生儿出现高钙血症。饮食均衡时没必要补充维生素 D，但如果有明确的维生素 D 缺乏症，就需要补充维生素 D，直至母体中的浓度恢复正常。这同样适用于 X 染色体显性遗传的抗维生素 D 佝偻病的高剂量治疗，一般胎儿在高达 20 000 IU/d 的剂量下不会受到影响。如果妊娠女性有磷酸型糖尿病，在母体症状允许的条件下应该考虑停止维生素 D 治疗。通常在伴有这些疾病的情况下，需要定期检查母体和新生儿体内的钙、磷浓度。

（十）维生素 E（生育酚）

维生素 E，俗称生育酚，是一种人体必需的脂溶性维生素。美国国家科学研究院对妊娠期维生素 E 膳食推荐量为 10 mg/d。中国营养学会推荐妊娠期维生素 E 的适宜摄入量为 14mg/d。妊娠足月时，母体中维生素 E 浓度为新生儿的 4～5 倍。妊娠期女性维生素 E 水平会持续升高。维生素 E 以被动扩散的方式通过胎盘屏障，因此胎儿体内的浓度取决于血浆脂质中的浓度。

妊娠期维生素 E 缺乏比较少见，建议营养状态良好的妇女可以从日常饮食中获取足够的维生素 E，没必要常规性补充维生素 E。目前尚未证实妊娠期维生素 E 缺乏或过量会引起母婴并发症。

（十一）维生素 K

维生素 K 是在人体新陈代谢中发挥重要作用的脂溶性维生素，其可以参与血液中凝血因子的合成，还可作为香豆素中毒的解毒剂。妊娠女性在正常情况下不需要额外补充维生素 K，这是因为肠道细菌可以产生足够量的维生素 K。服用抗惊厥药、利福平、异烟肼以及抗生素药等药物，均会引起维生素 K 降解或肠道菌群失调，导致维生素 K 缺乏，对于这一类女性就需要额外补充维生素 K。中国营养学会推荐妊娠期维生素 K 摄入量为 80 μg/d。

由于产前体内储备不足和母乳中维生素 K 缺乏，新生儿有发生维生素 K 缺乏性出血的风险。现有的系统评价证据表明，在新生儿出生时使用维生素 K 可以有效预防维生素 K 缺乏性出血。加拿大儿科协会和加拿大家庭医师学院建议对新生儿常规肌内注射单剂量 0.5～1.0 mg 的维生素 K。

（十二）复合维生素制剂

复合维生素制剂经常会以处方药和非处方药的形式于妊娠期被应用。但是关于额外补充复合维生素是否能预防胎儿出生缺陷，还一直存在争议。因为无论复合维生素制剂是作为补充药物还是预防药物，至今仍未证实其作用。

对于健康孕妇是否需要预防性使用复合维生素制剂，目前还存在争议，因为健康平衡饮食中维生素的含量已经可以满足机体的需求，且若药物使用不合理，高剂量的维生素 A 和维生素 D 还可能会产生胚胎毒性。不过大多数复合维生素制剂包含 β-胡萝卜素和视黄基酯，有助于减少服用维生素 A 的风险。

三、妊娠期矿物质和微量元素的合理使用

（一）铁

人体中含铁总量为 30～40 mg/kg，其中 65%～70% 与血红蛋白（Hb）结合。亚铁离子进入肠道内被吸收进入血液，血液中的铁与铁转运蛋白结合后，再通过胎盘屏障进入胎儿体内。妊娠女性血容量的增加会使得机体对铁的需求也增加，胎儿和胎盘的组织生长也需要更多的铁。妊娠开始后，母体血浆容量的增加多于红细胞的增加，出现血液稀释的现象，导致体内血红蛋白密度相对减少，整个妊娠过程中血红蛋白浓度会下降 20 g/L，分娩结束后母体血容量恢复正常，血红蛋白也会上升到正常浓度。妊娠过程中胚胎对铁的需求量会从 4 mg/d 增至 6.6 mg/d，但铁的排泄量是 1.5 mg/d，因此妊娠女性需要

铁约 5 mg/d。当食物对铁的补充不能满足妊娠期需求时，体内储备的铁就会随着母体中血红蛋白的降解而被动员，导致缺铁性贫血。

口服铁（Ⅱ）盐适于妊娠期铁的补充，它可以很好地被机体吸收。维生素和微量元素添加到铁（Ⅱ）口服剂中的作用还未被证实。叶酸会降低铁的吸收率，因此不推荐两者联用。在服用铁（Ⅱ）制剂的过程中，有 15%～20% 的患者会出现胃肠道不良反应，这会使得患者更换药物甚至停止服药，妊娠晨吐也会进一步促使患者停药。Singh（2000）建议显著性贫血患者通过胃肠外给药方式来补充铁制剂，如葡萄糖酸铁（Ⅲ）配合物与其他抗贫血药物联用可以大幅度降低妊娠期输血的需要。中国 2014 年指南建议血清铁蛋白<30 μg/L 的孕妇可通过口服药物补铁。无法检测血清铁蛋白的医疗机构，应根据孕妇所在地区缺铁性贫血的发病率高低来确定妊娠期和产后的补铁方案。

对于铁过量的情况，如果血清中铁的浓度>55 μmol/L 或者明显服用过量，孕妇出现无意识的癫痫发作并伴有循环休克时，应采用静脉注射螯合制剂去铁敏的疗法。孕妇出现铁中毒的治疗方式与非孕妇一样，一般不会危害到胎儿。

建议血清铁蛋白<30 μg/L 的孕妇口服补铁。若因某些原因需要胃肠外补铁则应静脉注射铁（Ⅲ）制剂。

（二）钙

人体内的钙总量占体重的 1.5%～2.0%，基本上所有的钙与磷酸盐和羟基磷灰石形成复合物存在于骨骼中，其每天需求量是 800～1 000 mg。钙的代谢和胎儿骨骼的生长，受母体中维生素 D 的代谢以及妊娠引起的不同激素如甲状旁腺激素、降钙素、皮质激素、雌激素等活性变化的影响。钙可以透过胎盘屏障转运到胎儿的体内。妊娠晚期甲状旁腺激素在胎儿体内的浓度较低，而降钙素浓度较高，因此胎儿的骨骼发育会加速。参考营养学会关于妊娠期钙摄入的建议，孕妇在妊娠早期的钙摄入量应不低于 800 mg/d，妊娠中期不低于 1 000 mg/d，妊娠晚期不低于 1 200 mg/d，并且上限为 2 000 mg/d。2013 年 WHO 发布的《孕妇补钙指南》中明确提到补钙应作为产前保健的一个重要部分，因适量补钙可有效预防妊娠女性发生子痫，尤其适合于子痫前期高危人群及低钙摄入的发展中国家人群。需要注意的是，铁和钙补充剂之间可能发生负性相互作用，故不要同时服用这两种微量营养素，而应间隔数小时服用。

还需要注意的是，应避免以钙的磷酸盐形式给药，因为其会引起腿部肌肉痉挛；有机钙盐（如柠檬酸钙、天门冬氨酸钙、葡乳醛酸钙、葡萄糖酸钙）更适于钙的补充。

建议妊娠女性从妊娠中期开始坚持每天饮用 500 ml 牛奶，牛奶具有较好的补钙作用，它除了含有较丰富的钙元素以外，还含有一些其他的营养物质如维生素 D，有助于促进钙元素的吸收。对于无法从食物中获取足量钙元素的妊娠女性来说，则需在专业医生的指导下合理选用钙剂进行补充。一般来说，通过合理膳食和补充钙剂这两种方式基本能满足妊娠女性日常所需的钙元素。

（三）氟化物

氟化物被广泛应用于牙科以预防龋齿。女性在妊娠期每天补充约 1 mg 的氟化物可降低婴儿的龋齿率，但对于采取何种补充方式（如口服氟片或饮用氟化水），仍存在着争议。在胚胎牙齿的发育阶段摄入过量的氟可能会引起氟牙症。近年来，水中的氟化物浓度已经得到调控，尽管如此，万冕（2017）开展的流行病学研究发现，氟牙症的患病率仍呈逐年上升趋势。女性在妊娠早期服用普通氟化物可能会引起生殖毒性，比如增加唐氏综合征的发病率，但并没有形成相关的结论。在妊娠中晚期，长期过度暴露于氟化物的个案中发现过出生缺陷儿，但是在偶然使用含有 25 mg 氟化物药物治疗骨质疏松症的情况下，未曾出现过缺陷儿。

建议不要同时使用钙（包括牛奶制品）和氟化物，因为两者会形成无法吸收的氟化钙不溶物。禁止使用高剂量的氟化物来治疗骨质疏松症，但若偶然摄入也无须立即终止妊娠或进行额外的诊断检查。

（四）锶

锶用于治疗妇女绝经后的骨质疏松症。目前尚无有关妊娠期使用锶的足够数据。有研究表明，锶具有诱导染色体断裂的效应。Sharma（1989）研究提示，锶会影响人和动物的精子获能及啮齿动物卵细胞的激活。

Fraser（1987）建议妊娠女性不应使用锶，因为锶可能存在着诱变作用。

（五）双膦酸盐及其他骨质疏松药物

阿仑膦酸（阿仑特罗）、羟乙膦酸、伊班膦酸、氯膦酸、替鲁膦酸、帕米膦酸、唑来膦酸以及利塞膦酸等均是骨溶解抑制剂，临床用于治疗绝经后骨质疏松症、畸形性骨炎以及其他的溶骨性疾病。目前尚无有关在妊娠期使用上述药物的系统研究。Ornoy（1998）的实验表明，这些物质可能会透过胎盘屏障，影响胎儿的骨骼发育。

Ornoy（2006）的临床研究发现，在妊娠前或妊娠早期接触过阿仑膦酸钠的 24 位孕妇，其婴儿均没有发生严重的出生缺陷。另一份病例报告提到，在妊娠期每天暴露于 10 mg 阿仑膦酸钠的健康新生儿，在 1 岁之前其骨骼结构发育正常。Andreadis（2004）的病例报告指出，在妊娠早期进行乳腺癌化疗的孕妇，在妊娠中期和晚期均服用了唑来膦酸，在妊娠第 35 周分娩，经过 1 年的随访调查发现其孩子的生长发育正常。

阿仑特罗在人体中的血药浓度低，半衰期短，这一性质降低了其进入胎儿体内的药物量。但动物试验证实，阿仑特罗可以通过胎盘在鼠胚胎体内蓄积，因此需要考虑该药物在胎中蓄积的可能性。虽然阿仑特罗不会引起动物骨骼结构异常，但可能会在母体和胎儿中产生毒性。

建议妊娠期不宜使用双膦酸盐和其他骨质疏松症治疗药物，若妊娠早期偶然使用这些药物也无须立即终止妊娠或进行额外的诊断检查。

（六）碘

在妊娠期使用碘化钾和抗感染制剂碘，关键要考虑碘对婴儿甲状腺功能的影响。由于水溶性和离子化碘处于动态平衡中，故所有的碘化物和碘制剂都被认为是一大类。

碘化物易透过胎盘到达胎儿体内，长时间或近足月使用碘化物会引起胎儿和新生儿甲状腺功能减退症、甲状腺肿，但是短时间内使用可能不产生危害。

多项研究表明，妊娠期使用聚维酮碘会存在潜在的危险。分娩前，若在局部、阴道和会阴使用聚维酮碘，可显著增加碘的吸收，致使部分新生儿出现甲状腺功能低下的现象。

大量的处方药物和非处方药物都含有碘化物和碘，建议妊娠期女性在专业医生的指导建议下合理使用这些药物。美国儿科学会提出，妊娠期禁用碘化物祛痰。妊娠中、晚期应用碘化钾会存在风险。

（七）微量元素

一般来说，除了使用锌来治疗 Wilson 病外，妊娠期不需要补充锌、铬、铜或硒等微量元素。在 Brewer（2000）的前瞻性研究发现，有 26 名患有 Wilson 病的妊娠女性每天 3 次，每次服用 25～50 mg 锌后，均顺利产下婴儿，其中 1 名婴儿心脏出现异常，1 名有小头畸形。但这些结果不能充分证明锌具有致畸作用。

硒是谷胱甘肽过氧化物酶的重要组成部分，可参与抗氧化应激。饮用水中含有高浓度的硒会引起硒中毒，并被认为与流产有关，但是目前尚无明确的数据可以证实这一点。

建议除了明确缺乏微量元素或有特定适应证如 Wilson 病外，在妊娠期没有必要补充锌、铬和铜等微量元素。但若妊娠女性偶然服用了这些微量元素，也无须立即停止妊娠或进行额外的诊断检查。

参考文献

[1] Andreadis C, Charalampidou M, Diamantopoulos N, et al. Combined chemotherapy and radiotherapy during conception and first two trimesters of gestation in a woman with metastatic breast cancer [J]. Gynecol Oncol，2004，95 (1)：252-255.

[2] Guidelines Review Committee. Guideline：vitamin A supplementation in pregnant women [M]. Geneva：World

Health Organization，2011.

[3]　Berry RJ，Li Z，Erickson JD，et al. Prevention of neural-tube defects with folic acid in China. China-U. S. Collaborative Project for Neural Tube Defect Prevention [J]. N Engl J Med，1999，341 (20)：1485 - 1490.

[4]　Bower C，Stanley FJ. Dietary folate as a risk factor for neural-tube defects：evidence from a case-control study in Western Australia [J]. Med J Aust，1989，150 (11)：613 - 619.

[5]　Brewer GJ，Johnson VD，Dick RD，et al. Treatment of Wilson's disease with zinc. XVII：treatment during pregnancy [J]. Hepatology，2000，31 (2)：364 - 370.

[6]　Burk DT，Mirkes PE. Summary of the 1993 Teratology Society Public Affairs Committee Symposium："Folic Acid Prevention of Neural Tube Defects：Public Policy Issues" [J]. Teratology，1994，49 (4)：239 - 241.

[7]　Buss NE，Tembe EA，Prendergast BD，et al. The teratogenic metabolites of vitamin A in women following supplements and liver [J]. Hum Exp Toxicol，1994，13 (1)：33 - 43.

[8]　Casanueva E，Ripoll C，Tolentino M，et al. Vitamin C supplementation to prevent premature rupture of the chorioamniotic membranes：a randomized trial [J]. Am J Clin Nutr，2005，81 (4)：859 - 863.

[9]　Cleary RE，Lumeng L，Li TK. Maternal and fetal plasma levels of pyridoxal phosphate at term：adequacy of vitamin B6 supplementation during pregnancy [J]. Am J Obstet Gynecol，1975，121 (1)：25 - 28.

[10]　Eichholzer M，Tönz O，Zimmermann R. Folic acid：a public-health challenge [J]. Lancet，2006，367 (9519)：1352 - 1361.

[11]　Czeizel AE，Dudás I. Prevention of the first occurrence of neural-tube defects by periconceptional vitamin supplementation [J]. N Engl J Med，1992，327 (26)：1832 - 1835.

[12]　Fraser LR. Strontium supports capacitation and the acrosome reaction in mouse sperm and rapidly activates mouse eggs [J]. Gamete Res，1987，18 (4)：363 - 374.

[13]　Groenen PM，Van Rooij IA，Peer PG，et al. Low maternal dietary intakes of iron，magnesium，and niacin are associated with spina bifida in the offspring [J]. J Nutr，2004，134 (6)：1516 - 1522.

[14]　Hartmann S，Brørs O，Bock J，et al. Exposure to retinoic acids in non-pregnant women following high vitamin A intake with a liver meal [J]. Int J Vitam Nutr Res，2005，75 (3)：187 - 194.

[15]　Heller S，Salkeld RM，Körner WF. Roboflavin status in pregnancy [J]. Am J Clin Nutr，1974，27 (11)：1225 - 1230.

[16]　Javaid MK，Crozier SR，Harvey NC，et al. Maternal vitamin D status during pregnancy and childhood bone mass at age 9 years：a longitudinal study [J]. Lancet，2006，367 (9504)：36 - 43.

[17]　Källén BA，Olausson PO. Use of folic acid and delivery outcome：a prospective registry study [J]. Reprod Toxicol，2002，16 (4)：327 - 332.

[18]　Kalter H. Folic acid and human malformations：a summary and evaluation [J]. Reprod Toxicol，2000，14 (5)：463 - 476.

[19]　Krapels IP，Van Rooij IA，Ocké MC，et al. Maternal nutritional status and the risk for orofacial cleft offspring in humans [J]. J Nutr，2004，134 (11)：3106 - 3113.

[20]　Laurence KM，James N，Miller MH，et al. Double-blind randomised controlled trial of folate treatment before conception to prevent recurrence of neural-tube defects [J]. Br Med J，1981，282 (6275)：1509 - 1511.

[21]　Malone JI. Vitamin passage across the placenta [J]. Clin Perinatol，1975，2 (2)：295 - 307.

[22]　Mastroiacovo P，Mazzone T，Addis A，et al. High vitamin A intake in early pregnancy and major malformations：a multicenter prospective controlled study [J]. Teratology，1999，59 (1)：7 - 11.

[23]　Miller RK，Hendrickx AG，Mills JL，et al. Periconceptional vitamin A use：how much is teratogenic? [J]. Reprod Toxicol，1998，12 (1)：75 - 88.

[24]　Mitchell LE，Murray JC，O'brien S，et al. Retinoic acid receptor alpha gene variants，multivitamin use，and liver intake as risk factors for oral clefts：a population-based case-control study in Denmark，1991—1994 [J]. Am J Epidemiol，2003，158 (1)：69 - 76.

[25]　MRC Vitamin Study Research Group. Prevention of neural tube defects：results of the Medical Research Council Vitamin Study. MRC Vitamin Study Research Group [J]. Lancet，1991，338 (8760)：131 - 137.

［26］ Mulinare J, Cordero JF, Erickson JD, et al. Periconceptional use of multivitamins and the occurrence of neural tube defects ［J］. JAMA, 1988, 260 (21): 3141-3145.

［27］ Ng E, Loewy AD. Position Statement: Guidelines for vitamin K prophylaxis in newborns: A joint statement of the Canadian Paediatric Society and the College of Family Physicians of Canada ［J］. Can Fam Physician, 2018, 64 (10): 736-739.

［28］ Ornoy A, Wajnberg R, Diav-Citrin O. The outcome of pregnancy following pre-pregnancy or early pregnancy alendronate treatment ［J］. Reprod Toxicol, 2006, 22 (4): 578-579.

［29］ Ouma P, Parise ME, Hamel MJ, et al. A randomized controlled trial of folate supplementation when treating malaria in pregnancy with sulfadoxine-pyrimethamine ［J］. PLoS Clin Trials, 2006, 1 (6): 0010028.

［30］   Patlas N, Golomb G, Yaffe P, et al. Transplacental effects of bisphosphonates on fetal skeletal ossification and mineralization in rats ［J］. Teratology, 1999, 60 (2): 68-73.

［31］ Pitkin RM. Vitamins and minerals in pregnancy ［J］. Clin Perinatol, 1975, 2 (2): 221-232.

［32］ Polifka JE, Dolan CR, Donlan MA, et al. Clinical teratology counseling and consultation report: high dose beta-carotene use during early pregnancy ［J］. Teratology, 1996, 54 (2): 103-107.

［33］ Reznikoff-Etiévant MF, Zittoun J, Vaylet C, et al. Low Vitamin B (12) level as a risk factor for very early recurrent abortion ［J］. Eur J Obstet Gynecol Reprod Biol, 2002, 104 (2): 156-159.

［34］ Robertson DS. Selenium—a possible teratogen? ［J］. Lancet, 1970, 1 (7645): 518-519.

［35］ Rosa FW, Wilk AL, Kelsey FO. Teratogen update: vitamin A congeners ［J］. Teratology, 1986, 33 (3): 355-364.

［36］ Rosenberg IH. Folic acid and neural-tube defects—time for action? ［J］. N Engl J Med, 1992, 327 (26): 1875-1877.

［37］ Rothman KJ, Moore LL, Singer MR, et al. Teratogenicity of high vitamin A intake ［J］. N Engl J Med, 1995, 333 (21): 1369-1373.

［38］ Schaefer C, Peters P, Miller RK. Drugs during pregnancy and lactation: treatment options and risk assessment ［M］. Academic Press, 2014.

［39］ Sharma A, Talukder G. Effects of metals on chromosomes of higher organisms ［J］. Environ Mutagen, 1987, 9 (2): 191-226.

［40］ Shaw GM, Croen LA, Todoroff K, et al. Periconceptional intake of vitamin supplements and risk of multiple congenital anomalies ［J］. Am J Med Genet, 2000, 93 (3): 188-193.

［41］ Singh K, Fong YF. Intravenous iron polymaltose complex for treatment of iron deficiency anaemia in pregnancy resistant to oral iron therapy ［J］. Eur J Haematol, 2000, 64 (4): 272-274.

［42］ Smithells RW, Sheppard S, Schorah CJ, et al. Possible prevention of neural-tube defects by periconceptional vitamin supplementation ［J］. Lancet, 1980, 1 (8164): 339-340.

［43］ Public Affairs Committee of the Teratology. Teratology Society position paper: recommendations for vitamin A use during pregnancy ［J］. Teratology, 1987, 35 (2): 269-275.

［44］ Tamura T, Picciano MF. Folate and human reproduction ［J］. Am J Clin Nutr, 2006, 83 (5): 993-1016.

［45］ Tejero E, Perichart O, Pfeffer F, et al. Collagen synthesis during pregnancy, vitamin C availability, and risk of premature rupture of fetal membranes ［J］. Int J Gynaecol Obstet, 2003, 81 (1): 29-34.

［46］ Vergel RG, Sanchez LR, Heredero BL, et al. Primary prevention of neural tube defects with folic acid supplementation: Cuban experience ［J］. Prenat Diagn, 1990, 10 (3): 149-152.

［47］ Wacker J, Frühauf J, Schulz M, et al. Riboflavin deficiency and preeclampsia ［J］. Obstet Gynecol, 2000, 96 (1): 38-44.

［48］   Mcguire S. WHO Guideline: Vitamin A supplementation in pregnant women. Geneva: WHO, 2011; WHO Guideline: Vitamin A supplementation in postpartum women. Geneva: WHO, 2011 ［J］. Adv Nutr, 2012, 3 (2): 215-216.

［49］ World Health Organization. World health statistics 2013: a wealth of information on global public health ［R］. World Health Organization, 2013.

［50］ World Health Organization. WHO recommendation：calcium supplementation during pregnancy for prevention of pre-eclampsia and its complications ［R］. World Health Organization，2018.

［51］ World Health Organization. Nutritional interventions update：Vitamin D supplements during pregnancy ［R］. World Health Organization，2020.

［52］ Wiegand UW，Hartmann S，Hummler H. Safety of vitamin A：recent results ［J］. Int J Vitam Nutr Res，1998，68（6）：411-416.

［53］ Zhang C，Williams MA，Frederick IO，et al. Vitamin C and the risk of gestational diabetes mellitus：a case-control study ［J］. J Reprod Med，2004，49（4）：257-266.

［54］ Zhang C，Williams MA，Sorensen TK，et al. Maternal plasma ascorbic Acid（vitamin C）and risk of gestational diabetes mellitus ［J］. Epidemiology，2004，15（5）：597-604.

［55］ Schaefer C，Peters P，Miller RK. Drugs during pregnancy and lactation：treatment options and risk assessment ［M］. 山丹，杨东凯，罗辉，等译. 北京：科学出版社，2010.

［56］ 万冕，周学东，郑黎薇. 孕期健康和环境暴露对牙发育的影响 ［J］. 华西口腔医学杂志，2017，35（4）：5.

［57］ Briggs G，Freeman R，Yaffe S，et al. Drugs in pregnancy and lactation ［M］. 杨慧霞，段涛，译. 北京：人民卫生出版社，2008.

［58］ 中国医药教育协会临床合理用药专业委员会，中国医疗保健国际交流促进会高血压分会，中国妇幼保健协会围产营养与代谢专业委员会，等. 中国临床合理补充叶酸多学科专家共识 ［J］. 医药导报，2021，40（1）：1-19.

［59］ 中华人民共和国国家卫生健康委员会. 中国居民膳食营养素参考摄入量第2部分：常量元素 ［R］. 2018.

［60］ 中华人民共和国国家卫生健康委员会. 中国居民膳食营养素参考摄入量第4部分：脂溶性维生素 ［R］. 2018.

［61］ 中华人民共和国国家卫生健康委员会. 中国居民膳食营养素参考摄入量第5部分：水溶性维生素 ［R］. 2018.

［62］ 中华医学会围产医学分会. 妊娠期铁缺乏和缺铁性贫血诊治指南 ［J］. 中华围产医学杂志，2014（7）：4.

第二十五章　妊娠期中药的使用

一、妊娠期中药使用背景

（一）妊娠期应用中药安全性认识的国外背景

妊娠期中药的应用在世界范围存在一定的普遍性，其主要原因是大多数人认为，作为天然物质，中药对人体无害。在美国进行的研究显示，4 239 例妊娠妇女中，妊娠期使用中药的比例为 9.4%。对澳大利亚的 2 526 例调查研究显示，妊娠期使用中药的孕妇比例为 20.26%。意大利的 1 044 例妇女调查显示，有 35.23% 的妊娠妇女在妊娠阶段曾使用过中药。595 例来自尼日利亚的妊娠妇女调查显示，有 67.5% 使用过中药。在其他国家如英国、土耳其、伊朗，妊娠期使用中药情况也很普遍。

美国食品药品监督管理局（FDA）在 1966 年提出了《人体使用药物安全性评价生殖发育毒性指南》，并颁布了妊娠期用药安全性分级。随后，世界各国以此为基础，先后制定了有关农产品、化学品、药品、食品等的生殖发育毒性试验指南及妊娠用药分级。各国妊娠期用药分级制度基本相同，妊娠妇女用药一般分为 4～5 级。

（二）妊娠期应用中药安全性认识的国内背景

早在《神农本草经》里就有对妊娠期用药危险性的描述，在长期的医疗实践中，古代医家观察到某些药物具有损害胎元的副作用，体现为胎动不安、滑胎、堕胎等，将其列为妊娠禁忌药，是中药药性理论的重要内容之一。《珍珠囊药性赋》里汇总了妊娠期服药的禁忌类别，并绘制成歌："蚖斑水蛭及虻虫，乌头附子配天雄；野葛水银并巴豆，牛膝薏苡与蜈蚣；棱莪代赭芫花麝，大戟蝉蜕黄雌雄；砒石硝黄丹皮桂，槐花牵牛皂角同；半夏南星与通草，瞿麦干姜桃仁通；硇砂干漆蟹爪甲，地胆茅根与蟅虫。"

此歌中提到的中药材可以分为 3 类。

（1）绝对禁用的剧毒药：芫青（青娘子）、斑蝥、天雄、乌头、附子、水银、巴豆、芫花、大戟、硇砂、地胆、红砒、白砒。

（2）禁用的有毒药：水蛭、虻虫、蜈蚣、雄黄、雌黄、牵牛子、干漆、蟹爪甲、麝香。

（3）慎用药：茅根、木通、瞿麦、通草、薏苡仁、赭石、芒硝、牙硝、朴硝、桃仁、牡丹皮、三棱、莪术、牛膝、干姜、肉桂、生半夏、皂角、生南星、槐花、野葛、蝉蜕等。

历代本草均有对妊娠禁忌药的记载和讨论，《神农本草经》最早记载了 6 种具堕胎作用的药物；梁代《本草经集注》收录了堕胎药方 40 余种；隋代《产经》集中列举妊娠禁忌药 82 种；宋代《妇人大全良方》以歌诀形式列举了妊娠期禁忌药 69 种；明代缪希雍提出忌用药青皮、槟榔等 70 余种；2005 版《中国药典》收载妊娠禁忌用药 69 种，其中慎用 38 种，忌服 5 种，禁服 26 种。2015 版《中国药典》收载 99 种，其中禁用 39 种，慎用 60 种。

妊娠妇女患病时一般首选中药进行治疗，其中，具有保胎、清热解毒和化痰止咳作用的中药使用最多，占中药使用总数的 41.62%。随着人类生存质量的提高和医疗保健条件的不断改善，围产期安全用药日益受到全社会的普遍关注。中药里有不少种类会危害妊娠。如：清热解毒的中药如大青叶、板蓝根有直接兴奋子宫平滑肌的作用，量大可导致流产；马兜铃酸、昆明山海棠、槟榔等具有致突变和致癌作用；天花粉蛋白、青蒿素等具有胚胎毒性。

板蓝根是临床清热解毒和治疗肿瘤的常用药物。庞竹林等人的研究发现，板蓝根对小鼠精子具有致畸作用，会增加哺乳动物染色体畸变率，提示板蓝根对哺乳动物体细胞和生殖细胞均具有一定的遗传毒性，在临床上使用应慎重，特别是用来治疗感冒的时候。任何药物的毒性作用都与药物的剂量相关，如临床需要使用该药物，需在医生的指导下，开具正确的用量和疗程处方。

黄芪为传统中药，性温味甘，具有补气升阳、固表止汗之功，可用于治疗妊娠期高血压，黄芪甲苷为其主要药理成分。朱玉平等对黄芪甲苷胚胎毒性、胎儿毒性及致畸性进行研究发现，黄芪甲苷在 1 mg/kg 以上剂量时对 SD 大鼠具有一定的母体毒性，在胚胎毒性方面，在 1.0 mg/kg 以上剂量时出现活胎率降低、死胎率增高的现象；对受试动物的胎儿发育无明显影响，胎儿体重、身长、胎盘质量、骨骼发育情况无影响，无明显的致畸作用。结果表明黄芪甲苷主要影响胚胎的早期发育，具有一定的胚胎毒性。但在黄芪甲苷在低于 1 mg/kg 以下剂量时，并未出现相关的胚胎毒性，妊娠期是可以在医生的指导下正确使用的。

二、妊娠期使用中药的危险性分级

卵子受精后，胚胎和胎儿的发育分为 3 个阶段：不敏感期、敏感期和低敏感期。

1. 不敏感期（末次月经后 28 天）　药物对胚胎的影响在这个时期的特点是"全或无"，"无"代表胎儿未受到药物影响，"全"代表胎儿受致死剂量药物的影响而死亡（流产），一般不会导致胎儿畸形。

2. 敏感期（末次月经后 29～70 天）　胎儿器官分化主要集中在这个时期，如循环系统（心脏）、中枢神经系统（脑）、肌肉骨骼系统（四肢）、感受系统（眼、耳）等。这个时期，胚胎对药物最敏感，易发生严重畸形。

3. 低敏感期（妊娠 9～38 周）　即大多数组织发生和功能成熟期。不过药物可能影响到生长和功能方面，如精神发育和生殖功能。

参考美国 FDA 采用的药物对妊娠期危险性分级制度办法，结合传统中药理论中药的性味及功效特点对妊娠期的影响，天津中医药大学首次提出中药妊娠期应用的危险性分级标准，对建立中药妊娠期用药分级制度作初步的探讨，见下表。

中药妊娠期应用的危险性分级标准

危险级别	分级标准	妊娠期应用建议
1级	为剧毒药或大毒药，或药性作用峻猛之品，或逐瘀破血药，临床资料或实验研究显示有明显的致流产、致死胎、致畸、致突变、抗生育作用等	可能使孕妇产生严重的不良后果，必须严格禁止使用
2级	为一般毒性药，药性较强的祛瘀通经药和泻下药；实验研究提示有兴奋子宫平滑肌的作用，尚无临床资料或实验研究提示有明显的生殖毒性作用	对孕妇可产生不良反应，应权衡利弊后慎用
3级	为一些辛温香窜药、消导药和利尿药；尚无临床资料或实验研究提示有生殖毒性作用	这类药物毒性较小，药性也较为缓和，但对孕妇也存在不利影响，仍需谨慎使用

三、传统中药理论对妊娠期用药禁忌的论述

中药是我国特有的传统用药，按中药的性味特点论述妊娠禁忌大毒、大热、大寒之品：大毒之品——信石，可直接毒伤胎元；大热之品——乌头，易灼津伤阴耗血，或热扰冲任而易损动胎元；大寒之品——安宫牛黄丸，可冲任胞脉气血凝滞，令宫寒胎冷而不长。

按中药的功效特点论述妊娠禁忌具有祛瘀破血、攻下、峻下逐水、通利除湿、破气通窍等功效的中药：祛瘀破血药——三棱，因祛瘀破血可使血运加速，血不循经而妄行致伤损胎元；攻下药——大黄，攻下之品易伤中气，使气不载胎，胎气下陷；峻下逐水药——甘遂，峻下逐水之剂易夺阴伤血，耗气损胎；通利除湿药——木通，过于渗利水湿或祛风除湿易伤损阴液，影响血分而损及胎元，或使气机下陷，胎元不举；破气通窍药——枳实，行气破气、辛香走窜之品易致气机紊乱而伤动胎元，或影响血分

而动胎。

随着中药制剂的发展，中成药因其服用方便，使用相对安全等优点，越来越多的妊娠妇女倾向于使用中成药，根据中医药相关理论，某些中成药妊娠期禁用或慎用，总结如下。

（1）清热类：如六神丸、牛黄解毒片、连翘败毒丸、牛黄清火丸、牛黄清胃丸等，因攻下、泻下之力较强，易致孕妇流产。

（2）消导类：如槟榔四消丸、清胃和中丸、香砂养胃丸、大山楂丸、六味安消胶囊等，都具有活血、行气、攻下之效，故易流产。

（3）理气类：如木香顺气丸、十香止痛丸、开胸顺气丸、通心络胶囊等，多为下气破气药，行气解郁力强而被列为孕妇的禁忌药。

（4）理血类：如小金丹、虎杖片、颈复康颗粒、三七伤药片、云南白药胶囊、桂枝茯苓胶囊等，因祛瘀活血力过强，导致流产。

（5）开窍类：如冠心苏合丸、苏冰滴丸、安宫牛黄丸等，因为内含麝香，芳香走窜，易损伤胎儿之气，孕妇用之恐至堕胎。

（6）含乙醇的中成药及其抗肿瘤药物：乙醇类中药可使下丘脑-垂体-肾上腺素轴功能异常导致子代生长发育缓慢，也可以导致头小畸形以及其他面部异常的改变。对于国公酒、风湿跌打药酒、舒筋活络酒等药酒及酊类中药，妊娠期间应禁止使用。许多具有抗癌作用的中药如含黄樟醚的细辛、丽江山慈菇的秋水仙碱等也显示出较强的致畸作用，妊娠期应禁止使用。

中医药是中华民族文化的瑰宝，几千年来为人民群众的健康发挥着重要作用。中药学理论虽对妊娠禁忌中药很早就有认识，但是仍有一定的限制。在中医药传统理论中，对妊娠禁忌药的理由是多种多样的，其中引起堕胎是最早也是最主要的理由。但是随着社会的发展，对中医的认识深入和优生优育要求的提出，现代医学对中药的遗传毒性和生殖毒性进行了大量的研究。

（1）商陆：水煎液在一定剂量时对小鼠具有潜在致突变性，且小鼠胚胎肝嗜多染性红细胞明显比骨髓细胞对药物敏感。

（2）番石榴：对孕鼠总增重、胎仔平均体重及平均身长均有不同程度影响。

（3）汉防己甲素：对实验小鼠具有遗传毒性。

（4）九节菖蒲：有胚胎毒及致畸趋向。

（5）石菖蒲、水菖蒲：含α-细辛醚，可使妊娠大鼠体重增长受抑制，胚胎吸收率增加，并对大鼠染色体有断裂效应，提示对孕鼠有一定的毒性及胚胎效应。

（6）羌活：染色体畸变试验和微核试验阳性，表明有致染色体突变作用。

（7）半夏：对妊娠大鼠及胚胎有毒性，有致畸作用。生半夏＞姜半夏＞法半夏。

（8）紫杉醇：胚胎毒性。

（9）甘遂：胚胎毒性。

（10）猪苓：增加胎儿患高血红素血症的风险。

在用于促孕、保胎、催乳及其他产后病的复方中药制剂中，也存在一些不安全的因素。如卫生部颁中药17册收载品种"嫦娥加丽丸"，用于"功能性不孕症"，而处方中含有国务院规定的28种毒剧药之一的"蟾酥"。卫生部颁中药1册收载品种"子宫锭"，用于"不孕症"，处方中含有28种毒剧药之中的两种："雄黄"及"红丹"。卫生部颁蒙药1册收载品种"吉祥安坤丸"，用于"产后发烧，心神不安，头昏头痛，腰膝无力，四肢浮肿，乳腺肿胀"，处方中含有"朱砂"。孕妇使用中药时，必须在执业医师或药师的指导下辨证用药，不得随意服用大补之品，用药剂量不宜过大，疗程不宜过长，忌擅自随意服用药物，以保证用药安全及优生优育。

四、妊娠期疾病治疗中药的选择

妊娠期用药原则：妊娠期用药，需要保胎与治病并重。在辨证论治的同时，强调用药安全，主张妊娠期治疗应分期而治，用药灵活，治病与安胎并重。

用一首打油诗概括为：

中药优点不用说，天然安全功效多；

妊娠用药要灵活，早期防滑晚防缩；

安全第一别大意，妊娠禁忌需牢记；

治病安胎要兼顾，保障患者优生育；

传统毒性不小觑，生殖遗传毒性要考虑。

妊娠治疗应据妊娠阶段不同而异——以下为妊娠期各阶段的中药应用情况：

（一）妊娠早期防滑

妊娠早期，即妊娠 13 周末之前。若妊娠早期孕妇咳嗽剧烈或久咳不愈，可引起异常胎动、流产等。故合理安全用药显得尤为重要。用药过程中，需掌握几个禁忌："滑下、攻下药不用""耗血动血药不用"。如川芎、桃仁等药，虽有行气驱寒之功，但其活血破滞之力较大，易伤胎元。地龙、蝉蜕等虫类药虽能祛风止咳，对于风邪外感者有良效，但因其走窜力强，妊娠之体，虽实而虚，临床须慎用为宜。中医常说"产前宜凉，产后宜温"，然而并非全然。产前一般宜凉，但如板蓝根、大青叶、天花粉等清热解毒中药虽是治疗上呼吸道感染的常用药，但板蓝根、大青叶中含有靛玉红成分，有研究发现，板蓝根对小鼠精子具有致畸作用，可增高染色体畸变率；天花粉有抗早孕作用；此外，虽然杏仁能润肺止咳，白果能化痰定喘，均是肺科常用药，但由于杏仁含苦杏仁苷有小毒，且可润下，白果含氰化物有毒。因此，妊娠期临床选药应慎之又慎。

（二）妊娠中晚期防缩

妊娠中晚期，即妊娠 14 周及以后，孕妇需预防子宫平滑肌收缩，防止流产或早产的发生，因此建议"通窍药不用"。妊娠感冒或哮喘患者，常有鼻塞流涕等鼻炎表现，但不宜选用苍耳子、细辛、辛夷等通窍药。苍耳子有小毒，能损伤肝肾；细辛有遗传毒性；辛夷则易发生子宫收缩，不利胎儿。针对肺痈、肺积患者，薏苡仁虽有清热健脾功效，但现代药理已证实薏苡仁对子宫平滑肌有兴奋作用，薏苡仁有类激素样作用，体外实验发现薏苡仁提取物可降低雌二醇和孕酮水平，用薏苡仁喂食小鼠，可促使子宫收缩，因而有诱发流产的可能。而麻黄性温，偏于燥散，现代药理研究证明其含有 β 受体激动药样作用的麻黄碱成分，故虽能止咳平喘，但易加速心率，有可能导致胎动不安，不宜用于妊娠。

（三）治病与安胎并用

所谓"上焦如雾，非轻不举"，针对上呼吸道感染，当多选用轻剂，重剂则伤胎。妊娠期外感风寒，临床可多选用荆芥、防风等驱散风寒；妊娠期外感风热或痰热壅肺，可选用清肺、理气、和胃等缓去实的中药，如紫苏梗、黄芩、陈皮、竹茹、桑叶、款冬花、贝母、紫菀、连翘等。无论妊娠早期还是妊娠中晚期，由于染色体异常、接触有毒物质或药物、母体患有严重的全身性疾病或生殖器官疾病、免疫因素或母儿血型不合等因素，易出现流产，坚持安胎与治肺药并用，以保证孕妇和胎儿的安全为要旨，常选用黄芩、紫苏梗、杜仲等中药；黄芩长于清解肺热而安胎，适宜用于妊娠外感及治疗肺热咳喘；紫苏梗长于理气宽胸，宽胸则肺气得舒，气急可平，是降逆止呕之要药；杜仲长于补肾纳气安胎，可用于肾虚不纳之虚喘患者。故该三药在妊娠咳家、喘家而言，用之最宜。

（四）危急重症

《黄帝内经》有云："有故无损亦无损"，妊娠病积聚邪实，如非峻烈之品不足以去其邪，非邪去不足以安其胎者，虽用之而无妨母体胎儿。原文就是强调若患有急危重症，危及生命之时，治疗患者可不必拘泥于妊娠"禁汗、禁利、禁泻"等禁忌，应该针对具体的病情权衡利弊，辨证施治，适度可选用性味峻烈的药物或者有毒的药物或西药，学古不能一味尊古。如妊娠期高凝状态，子宫动脉血流阻力高时，可以酌情用活血的药物如当归、丹参等；妊娠伴有宫腔积液，可选用三七活血化瘀。注：临床研究表明，小剂量三七粉可以化瘀止血，促进积血吸收或排出，但用药期间需监测患者阴道流血情况，及时复查 B 超观察宫腔积液变化。若出现阴道流血异常增加、鲜红色阴道流血，须立马停药，并告知医生和护士。

参考文献

[1] Broussard CS, Louik C, Honein MA, et al. Herbal use before and during pregnancy [J]. Am J Obstet Gynecol, 2010, 202 (5): 29.

[2] Fakeye TO, Adisa R, Musa IE. Attitude and use of herbal medicines among pregnant women in Nigeria [J]. BMC Complement Altern Med, 2009, 9 (53): 1472 - 6882.

[3] Holst L, Wright D, Nordeng H, et al. Use of herbal preparations during pregnancy: focus group discussion among expectant mothers attending a hospital antenatal clinic in Norwich, UK [J]. Complement Ther Clin Pract, 2009, 15 (4): 225 - 229.

[4] Ozsoy SA, Katabi V. A comparison of traditional practices used in pregnancy, labour and the postpartum period among women in Turkey and Iran [J]. Midwifery, 2008, 24 (3): 291 - 300.

[5] Schaefer C, Peters P, Miller RK. Drugs during pregnancy and lactation: treatment options and risk assessment [M]. Academic Press, 2014.

[6] Zhang AL, Story DF, Lin V, et al. A population survey on the use of 24 common medicinal herbs in Australia [J]. Pharmacoepidemiol Drug Saf, 2008, 17 (10): 1006 - 1013.

[7] Zaffani S, Cuzzolin L, Benoni G. Herbal products: behaviors and beliefs among Italian women [J]. Pharmacoepidemiol Drug Saf, 2006, 15 (5): 354 - 359.

[8] 庞竹林, 汤郡, 朱蔚云, 等. 板蓝根对试验性小鼠遗传毒性的影响 [J]. 广州医学院学报, 2000 (03): 43 - 46.

[9] Schaefer C, Peters P, Miller RK. Drugs during pregnancy and lactation: treatment options and risk assessment [M]. 山丹, 杨东凯, 罗辉, 等译. 北京: 科学出版社, 2010.

[10] Briggs G, Freeman R, Yaffe S, et al. Drugs in pregnancy and lactation [M]. 杨慧霞, 段涛, 译. 北京: 人民卫生出版社, 2008.

[11] 朱玉平, 张天宝, 万旭英, 等. 中药黄芪甲苷对 SD 大鼠致畸性的研究 [J]. 中成药, 2010, 32 (10): 3.

图书在版编目（ＣＩＰ）数据

妊娠期合理用药 / 邹威, 王华主编. — 长沙 ： 湖南科学技术出版社,
2024.3
ISBN 978-7-5710-2692-9

Ⅰ. ①妊… Ⅱ. ①邹… ②王… Ⅲ. ①妊娠期－用药法 Ⅳ.①R984

中国国家版本馆 CIP 数据核字(2024)第 042841 号

RENSHENQI HELI YONGYAO

妊娠期合理用药

主　　编：邹威　王华
出 版 人：潘晓山
责任编辑：李　忠
出版发行：湖南科学技术出版社
社　　址：长沙市芙蓉中路一段 416 号泊富国际金融中心
网　　址：http://www.hnstp.com
湖南科学技术出版社天猫旗舰店网址：
　　　　　http://hnkjcbs.tmall.com
邮购联系：0731-84375808
印　　刷：长沙鸿和印务有限公司
　　　　　（印装质量问题请直接与本厂联系）
厂　　址：长沙市望城区普瑞西路 858 号
邮　　编：410200
版　　次：2024 年 3 月第 1 版
印　　次：2024 年 3 月第 1 次印刷
开　　本：889mm×1194mm　1/16
印　　张：12.5
字　　数：374 千字
书　　号：ISBN 978-7-5710-2692-9
定　　价：78.00 元